医学临床
教育概论

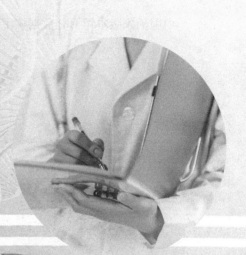

主编 琚保军 王永霞 申 琪

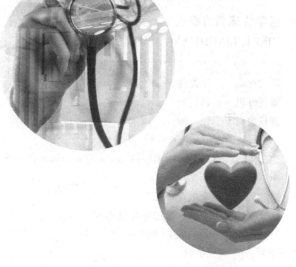

郑州大学出版社

图书在版编目(CIP)数据

医学临床教育概论／琚保军，王永霞，申琪主编. －－ 郑州 ：郑州大学出版社，2023. 11

ISBN 978－7－5645－9896－9

Ⅰ. ①医… Ⅱ. ①琚…②王…③申… Ⅲ. ①临床医学－概论 Ⅳ. ①R4

中国国家版本馆 CIP 数据核字(2023)第 165435 号

医学临床教育概论

YIXUE LINCHUANG JIAOYU GAILUN

策划编辑	李龙传	封面设计	曾耀东
责任编辑	吕笑娟	版式设计	苏永生
责任校对	张 楠	责任监制	李瑞卿

出版发行	郑州大学出版社	地　址	郑州市大学路 40 号(450052)
出 版 人	孙保营	网　址	http://www.zzup.cn
经　销	全国新华书店	发行电话	0371-66966070
印　刷	郑州宁昌印务有限公司		
开　本	787 mm×1 092 mm　1 / 16		
印　张	19.75	字　数	458 千字
版　次	2023 年 11 月第 1 版	印　次	2023 年 11 月第 1 次印刷

书　号	ISBN 978-7-5645-9896-9	定　价	79.00 元

作者名单

主 编

琚保军　王永霞　申 琪

副主编

孙士玲　刘鸣昊　张 建
阮 慧　高天雨

编 委

（按姓氏笔画排序）

马庆亮　王利豪　仝 岩
司春婴　刘 平　关徐涛
孙建华　李 桓　李志鹏
李岚汐　李亮平　吴云虎
张维怡　陈文军　赵 丽
赵 菡

前　言

　　医学临床教育是一门新的边缘学科,开展医学临床教育的目的是有效地、合理地配置资源,充分提升医学临床教师的教育教学能力,开拓其心理学、教育学、社会学等学科视野,使之能够适应真正的实践性教育教学活动。医学临床教育属于医学教育的范畴,又与一般医学教育有所区别,正确认识、全面理解和把握医学临床教育的概念、特点等,不仅有助于医学临床教育活动的顺利开展,更有利于医学临床教育活动的质量保障。随着经济、政治、文化建设的发展,我国医学临床教育事业将会面临许多的新情况、新问题和新挑战。对于这些发展中出现的情况与问题,只要我们坚持实事求是的原则,遵循医学教育的基本规律,一定会妥善解决。我们有理由相信,在新的历史时期,我国医学临床教育事业将会得到持续健康稳定的发展,从而为促进和适应经济发展与社会进步做出更大的贡献。

　　本书客观地归纳医学临床教师的工作范畴与特点,并依照医学临床教育的特点,分析医学临床教育中的相关问题,帮助医学临床教师成长,以期对医学及相关专业学生的教育教学起到针对性的帮助作用。本书共分十二章,阐明了医学临床教育发展简史、医学临床教育的定义与研究范围、医学临床教师职业定位与素养、医学临床教师的教学风格、医学临床教学模式、医学临床教育教学过程的规划与内涵、医学临床教学艺术、现代医学临床教育技术、主体性教育、医学临床德育、医学临床教育教学研究、医学临床教育评价与测量等内容,对于医学临床教师的培养具有系统性的指引作用。

　　本书不仅适用于医学高等院校临床教师职业能力发展培训,也可供基层医学教育工作者阅读参考。

　　由于编者能力有限,书中如有不当之处,恳请读者批评指正。

编者

2023 年 10 月

前　言

目　录

第一章 医学临床教育发展简史

一、中国古代医学临床教育

（一）先秦时期

西周以前的医学临床教育大致包括朴素的经验传承和神秘的巫医传承两部分内容。春秋战国，由于"天子失官，学在四夷"的影响，教育的主导权下移到民间，医学临床教育进入早期的师徒传承阶段。

朴素的经验传承主要发生在人类社会的早期。人们逐渐获得了一些辨别食物和毒物的知识，这些经验的最初产生，在多数的情况下仅仅是散在发生，后来发展至集体行为的经验传承，并开始由少数人集中掌握。至原始社会末期，人类在医学方面积累了较丰富的知识和技术，如关于蛇伤、箭伤、出血、扭伤、肿痛、刀伤、烧伤、痢疾、分娩、狂犬病等的治疗方法，并将这些方法借传说中人类始祖伏羲、神农、黄帝之口，进行总结和传承。伏羲制九针而有针灸，神农尝百草而有药物，黄帝论经脉而有医理。

殷商时期对病因的认识，除了外伤性致病因素，诸如后来中医所划分的由外感六淫、内伤七情等引起的疾病，都不能被正确地认识。因此，一旦遇有诸如此类不知所由的疾病，人们就往往认为是神灵、鬼魂导致。"医源于巫"也更能显现出中国医学"幼年"时期的懵懂历程，在这段时期，经验、知识的积累往往借助于"童话"来完成。随着医疗经验的逐渐积累，人的思维能力逐步提高。各种过去熟视无睹的因果现象开始引起了人们的注意，经验的传承已经不单单只是传承了，人们在传承的同时学会了观察和思考。

在中国医药学发展的历史长河中，师承教育形式是中国医学临床教育的主要模式，也是中医药得以延续和发展的主要因素。师承教育是随着有很强技艺传授性特点的行业的发展需求而逐渐形成的。中医学依赖师承教育形式，夏商周时期，政府垄断着知识和教育资源，称之为"学在官府"。随着周天子权威的动摇、解体，学术逐渐下移于民间，并向"四夷"扩散。

（二）秦汉时期

秦汉时期是中国医学学术体系建立时期，中国医学的理法方药体系得以确立。这一时期的医学临床教育没有政府主导，主要以家传或师承私学的形式存在。东汉张仲景《伤寒杂病论》中以六经论伤寒、以脏腑辨杂病，形成了一套理法方药相结合的体系，建立了辨证论治的基本规范。他确立了四诊、八纲、脏腑、经络、三因、八法等辨证论治的基本理论,并日趋成熟,为后世医学临床教育提供理论基础。西汉淳于意在继承前人学术经验的基础上,创立医案记录体系,反映了早期医案淳朴可鉴的学术风格,不仅为后世医家书写医案树立了榜样,更为后世医学临床教育提供实证依据。华佗创用麻沸散施行外科手术,在学术思想上启迪了外科医家。《神农本草经》为代表,集东汉以前药物学术经验之大成,对历代本草学和方剂学发展有着深远的影响。

师徒传承在两汉期间传承线索也更明晰,如仓公师徒之间的传承、郭玉师徒之间的传承、张仲景师徒之间的传承、华佗师徒之间的传承。汉代师承关系有两个特点,一是传术,二是传书,二者密不可分并出现因材施教、兼顾徒弟原有的知识水平和爱好的教育思想。

(三)魏晋南北朝时期

这一时期各科临证经验进一步充实,治法丰富,在内科、外科、骨伤科、妇儿科、急救、药学、针灸学都有了突出进步。在玄学思想影响下,服石之风大盛,并使炼丹术迅速发展,由此既引起许多新的疾病的产生,推动了药物学的发展。

晋朝是我国官学医学临床教育事业的开端。东晋时期皇家设置药园,从事药学人才的培养,北魏宣武帝时发布加强医师考核和普及医学的诏令,旨在推行医学临床教育。设立太常,兼管医学临床教育,行教育考核之职。设立医馆,考核医师。后魏创立太医博士和太医助教等职务。

(四)隋唐时期

隋代的医事系统包含医学临床教育机构的太医署及地方医疗机构。在专业设置方面,已有了医和药的分工。隋代的医学临床教育还沿袭南北朝以来家传和师徒传授的传统。唐代的医学临床教育无论是教学组织、专业设置等都受到隋代影响,并以隋代的方法为基础。唐代是中国封建社会的鼎盛时期,以局部地区或个人医学经验从事医疗实践和著述活动的局面被打破,医药文化绚丽纷呈,医药学思维活跃,内外交流频繁,出现空前昌盛的局面。医药学术和疾病防治的研究趋向深入细致,治疗针对性更强。兴办医学临床教育,形成较完整的医学临床教育体系,同时注意医药学术和防治知识的规范和普及,培养医学后继人才,促进医药卫生事业的发展。唐代,从中央到地方已形成了较为完整的医学临床教育体系,还吸收外国留学生入学,对后世学校式医学临床教育的发展有奠基作用。隋唐政府主持修订医药书籍作为学校教材。

尽管家传和师授仍为唐代培训医生的主要方式,就教育制度上说,政府主办的医学临床教育在继承隋制的基础上,已有了显著的发展,并且日臻完善。唐代的学制较为完备。从总体上可以分为中央政府直接设立的学校和地方设立的学校两大类。中央政府直接设立的学校,又分为直系与旁系两种。中央直系学校由国子监直接管辖。唐代太医署承隋制,加强了医政的管理及教育的职责,明确设医、针、按摩、咒禁四科,各科均有博士、助教教授学生,有医工、医师辅助教学,明显加强了太医署的教育职责。太医署的学生入学后,首先学习共同基础课,然后分别学习临证各科的主要课程。唐代太医署的考核制度更加严格,入学后由博士进行月考,每季由太医令承亲自主考,年终则要由太常承总试。考试成绩突出可提前毕业,反之令其退学。地方政府设立的学校,也分为直系与旁系两类。直系学校有府学、州学、县学、市学与镇学之分,旁系学校分为医学与崇玄学。

唐代的医学临床教育在我国医学临床教育史上是一个十分重要的发展时期,有明确的专业设置和学制,教学内容和课程设置健全,教学方法有较大进步。此外,医学临床教育不完全靠学校培养,而是采用生徒、贡举、制举三法并用,有利于多种渠道培养人才,对以后中国的医学临床教育,乃至日本、朝鲜古代医学临床教育的发展都有积极的影响。

(五)宋金元时期

宋代视医学为仁政,创设不同职能的医政机构,广授医官兴办医学临床教育。征集医书验方,并多次大规模编集方书和本草书籍等,为医学的传播提供了必要的基础。在医学考试方面,宋代结合科举考试制度,建立完整规范的医官选任和医学临床教育考试制度。

宋代开国之初,承唐制,设有太医及翰林医官,但太医署并无医学临床教育职能,官办医学临床教育体系尚未建立。庆历年间设立中央医学临床教育机构,地方医学也渐兴起,各州郡都有医学博士、助教,其他规章都模仿太医局。南宋仍设置太医局,进行医学临床教育,开展医学考试。金朝的医学临床教育皆仿宋制,医政方面,主要的医政机构有太医院与尚药局,地方上也有医疗机构,均兼有医学临床教育的职能。

元代的医学校在学生管理方面,学生除要定期就学、按月完成题目、年终参加总评外,未见有过错处罚等规定,对医学教授等医官则有更严格的考核措施。元代实行的医户编籍制度,可使政府基本掌握业医人户情况。各地普遍设立医学校,强制性要求业医人员学习太医院颁发的题目,并行统一标准考试。这在中国古代医学临床教育和医学考试史上,都留下了非常重要的一笔。

(六)明清时期

明代的学校制医学临床教育与宋元相比较变化不是很大。全国普遍设立学校,且凡征服边境在建立地方政权的同时,也须设立医学,规定地方医学兼管医学临床教育,并设立府正科、州典科、县训科等学官专司。由此可见明代的地方医疗卫生及教育机构进一步完善。明代医学校的课程设置基本上和元代相似。各科医生均设必修课程,不同的专业学习相应的专业课程。对规定的课程,要求学生必须熟读详解。考试时则依据经典医书中出题,让学生笔写默答。

鸦片战争前,清代的医学临床教育大体上承袭宋、明以来的制度。医学临床教育有中央设办的,也有地方设办的。清代许多医家为了普及医学知识,编撰了一大批医学通俗读物和医学入门书籍,对于普及医学临床教育起到很好的促进作用。与此同时,各家医案著作大量问世,也为教学提供了较丰富的参考资料。鸦片战争后,传统的医学临床教育每况愈下,官办的传统医学临床教育已面临崩溃的边缘。

二、中国近现代医学临床教育

18 世纪末与 19 世纪初,大量的传教士和西医医生进入中国,我国的医学和医学临床教育,在传统的医学临床教育基础上,出现了中西汇通派,汲取西医教育的特点,逐步形成了中、西医学临床教育互相并立、互相渗透的局面。

20世纪以后，西医在创办医院的同时，开办医学院校。当时，在华的主要教会大学先后设置医学系或医学院，或在教会医院的基础上创办医学院和护士学校，从而使教会医学校在我国迅速发展起来。

北洋政府颁布的高等教育学制与章程，主要借鉴日本做法，同时融入一些中国本土特色，明确规定了医学临床教育的修业年限和必修科目。从此，我国医学临床教育纳入正式的教育系统。北洋政府在北京、直隶、江苏、浙江、广东等地先后设立一批国立和公立医学专门学校。在此期间，教会医学校也得到了一定发展，中国自办的医学校，任教的教职人员几乎都是这些外国人办的医学教育机构培养出来的医生。

南京临时政府教育部于1912年10月公布的《大学令》，规定了医学教育的学制及课程设置，规定私立大学设置医科者须开具临床实习用医院之平面图及临床实习用患者之定额，解剖用尸体之预定数量，并呈请教育总长认可。教育部、原卫生部为了提高医学教育的质量和水平，还于1929年组织成立医学教育委员会，委员会负责派人员出国学习考察，拟定医药专科以上学校毕业生统一考试办法、医学院及医药专科学校的课程标准和医学院及医药专科学校设备标准。至1949年，共建有国立、公立、私立医科校系38处、药科校系12个、牙科校系6处，有在校生约14 000人，累计培养正式医生20 000余名。

中华人民共和国成立后，医学院校主要来源于两个渠道，一是原民国时期各地建立的公、私立医学院校和教会学校；另一个则是来自解放区的医学院校。医学院校普遍存在布局不合理、规模小、办学条件差的情况。为了改变这一状况，国家对高等医学教育进行全面的整顿和改革，将综合性大学医学院/系独立出来，合并规模较小的医学院校，把沿海部分学校有计划地迁往内地缺少医学院校的省区，并出台一系列规章制度和政策文件。20世纪90年代，随着新一轮高等教育体制改革的不断深入，打破了高等医学教育走单纯专科化发展的模式，许多独立设置的医学院校并入综合性大学或并入多科性院校。2001年后开设八年制临床医学专业教育。

高等医学教育在规模扩张并进入大众化发展阶段的同时，医学临床教育理念、人才培养模式以及具体的教学运行过程也随之发生了巨大变化。在理念方面，国际化、研究型、复合型、高水平成为这一时期医学临床教育的目标追求，也成为主要特色。各高等医学院校纷纷在办学过程中积极寻求医学教育国际合作，努力开展科学研究，不断提高办学层次和水平，力图将新的办学理念融入教学及管理过程。

三、国外医学临床教育

国外医学临床教育的起源与我国医学临床教育没有太大差别，自从人类诞生，便开始与自然界和疾病作斗争。随着社会分工、医巫分离，社会出现了专职医生。漫长的封建社会，师徒式教育方式为其主要的教育形式。

在6世纪至13世纪的数百年间，欧洲完全处于教会的统治之下，医学理论受到"经院哲学"强烈的左右。

14世纪至16世纪，在人文主义的号召下，文艺复兴运动使人们摆脱了"经院哲学"与"神学"的束缚。实验哲学思想兴起极大地推动了包括医学在内的整个自然科学的进步，促使医学临床教育在教学内容、教学方式上开始重大的变革。随着近代医学体系及其诸学科的逐步形成,一批教育学家的教育思想、理论的传播与实践,到了19世纪末,在欧洲许多国家,尤其是德国,基本建立起了医学教育近代课程体系,以及考试制度等教学管理制度。正是医学科学以及相关其他科学的巨大进步,使医学临床教育形成包括教学自由、学习自由、研究与教学结合、研究与学习结合以及强调临床实践教学的特点。

1876年,以德国大学为样板,美国开始了大学革命。由于有了明确的办学目标和培育人才的标准,以及充足的经费和设备、精心设计的课程、管理良好的实验室可供临床教学使用的附属医院,全体教师可以毫无保留地致力于教学研究和教学工作,并将医疗工作与教学工作结合起来。1920年到1945年,美国医学院校的医学临床教育课程总体结构相对稳定,课程内容不断完善,教学与研究的相互联系不断加强,医学临床教育处于稳步发展的时期。从20世纪医学教育的总体模式上看,这个被现在人们称为传统医学模式的基本结构仍然处于主导地位,说明其具有客观的合理性。

第二次世界大战之后,美国等国家的科学技术迅速发展,新知识、新技术不断涌现,医学临床教育为与此相适应,在传统的教学模式中,只能采取扩充教学内容、膨胀医学课程的办法,这使得医学院校普遍出现了学生学习负担过重的情况;同时,传统的教学模式亦暴露出在发展学生智能和加强临床与基础结合方面受到制约的弊端。80年代之前,西方医学临床教育一直尝试打破以学科为中心的传统,综合推出新的课程,培养和发展学生认识问题与解决问题的能力。然而到了80至90年代,不仅难以对这种打破学科界限的横向或垂直综合模式做出肯定性的结论,而且相当多实施这种模式的医学院又折回到改良传统模式的路子上。医学临床教育课程在总体上仍不能排斥以学科为中心,但在许多情况下可在传统模式的基本框架中,通过一定教学内容的组合,来实现综合教育的目的。

随着经济、政治、文化建设的发展,我国医学临床教育事业将会面临许多的新情况、新问题和新挑战。对于这些发展中出现的情况与问题,只要我们坚持实事求是的原则,遵循医学教育的基本规律,一定会妥善解决。我们有理由相信,在新的历史时期,我国医学临床教育事业将会得到持续健康稳定的发展,从而为促进和适应经济发展与社会进步做出更大的贡献。

第二章 医学临床教育的定义与研究范围

第一节 医学临床教育概述

医学临床教育属于医学教育的范畴,又与一般医学教育有所区别,正确认识、全面理解和把握医学临床教育的概念、特点等,不仅有助于医学临床教育活动的顺利开展,更有利于医学临床教育活动的质量保障。

一、医学教育

医学教育在中文百科检索中的定义为按照社会的需求有目的、有计划、有组织地培养医药卫生人才的教育活动,一般多指大学水平的医学院校教育。

医学教育是指培养医学实践者的教育活动,或者是指培养一名医务工作者的教育过程,包括在校医学教育,以及毕业后住院医生和专科医学培训,也包括医学继续教育。世界各地医学教育和培训方式差异性很大,丰富多样的教育方法被用于医学教育当中,促进了医学教育成为活跃性的教育研究领域。

目前,三阶段连续统一体的医学人才终身教育是国内外医学教育界比较认同的医学教育理念。第一阶段是医学院校教育或称为基本医学教育,学生在医学院校中接受人文科学、基础医学、预防医学和医学临床等多学科的教育,掌握医学基础知识、基础理论和基本技能。第二阶段是毕业后医学教育,学生从医学院校毕业以后,进入医院和医疗机构接受住院医师规范化培训,同时考取国家执业医师执照,一般经过三到五年通科培养,合格后再向专门方向发展,成为专科医师或全科医师。第三阶段是继续职业发展或继续医学教育,是在完成毕业后医学教育以后,为符合医学科学的发展和社会需求,继续不断掌握新能力的终身自我教育过程。三个阶段紧密衔接,形成连续统一的整体。

二、医学临床教育

医学临床教育是指为医、药、护、技及医药卫生相关专业培养具备医、药、护、技等专业理论基础、实践技能、人文精神,并具有一定科研水平、服务意识的医药卫生及其相关专业的专门人才的学科,主要是指在医疗机构及医学临床课程内进行的医学教育活动。

医学临床教育是培养临床医药专门人才的教育活动,属于医学教育的范畴,其除具备教育与医学教育的共性特点外,又因为学科专业、培养对象和培养要求等不同,具有不同于其他专业教育的特殊性,主要体现在教育的主要职能内涵、教育教学的规律和研究对象等方面。

准确把握医学临床教育定义的内涵,需要明确以下问题。

(一)医学临床教育与医学临床专业教育的区别

医学教育分为医学基础教育、医学临床教育和医学预防教育。医学临床教育是研究疾病的发生发展规律,探讨诊断和治疗对策教育规律的学科,主要指医学教育中侧重实践活动的教育部分。医学临床教育是直接面对疾病、患者,对患者直接实施治疗的科学,内容丰富,涉及面广,包含诸多临床学科,在现代医学教育中占有重要地位。医学临床教育传统上分为内科学、外科学、妇产科学、眼科学、耳鼻咽喉科学、皮肤病学和口腔医学等的教育教学,但随着医学教育的迅速发展,这些学科进一步分化为门类众多的专业教学学科,如内科学按照系统和级别分为呼吸病学、消化病学、心血管病学、内分泌病学、血液病学、肾脏病学、风湿病学、传染病学、神经病学、精神病学。医学临床教育的专业化有利于培养学生对疾病的深入研究能力,提高其诊断和治疗水平。

医学临床专业教育主要是指在校教育,医学临床教育的本科阶段包含在校学习期间最后一年的临床实习和医学临床科目的教学活动及实践讲授。医学临床教育的教学活动重点在于对学生进行基本的、系统的、集中的医学及其相关基础知识、基本理论、基本技能的教学,同时要求学生能够具备基本的医学道德、医学伦理水平以及对医学前沿知识、科研现状的掌握。医学临床教育侧重于学生或学习者在医疗机构(尤其是教学医院或其他医疗部门)及医学临床课程内的教育教学活动,在这一阶段的学习活动过程中,学习者从在校医学教育的以书本理论为主的学习形式逐渐向以实践理论、实践技能的掌握及提高,实践思维能力的培养为主的学习方式。学习者需要克服教条主义的束缚,进行经验医学的训练和培养。

(二)医学临床教育与继续医学教育的关系

依据"医学教育是培养医学人才的三阶段连续统一体的终身教育过程"这一理论,医学临床教育也是继续医学教育的重要组成部分,两者有紧密的联系,也有明显的区别。

1.医学临床教育是在校医学教育的自然延续和过渡,也是检验在校医学理论教育的重要途径　学生通过在校的教学活动掌握的基础知识、基本理论和基本技能,可以通过医学临床教育阶段的技能培训、实践活动进行查缺补漏、巩固和提高;能够通过接触实际病例积攒临床经验、接触行业最新进展及诊疗标准,凡此等等均属于医学继续教育的内容。所以,医学临床教育可以作为继续医学教育的一种重要的教育手段和途径,也是医学教育与实践联系最紧密的阶段,对医疗及其相关专业从业者的技能、经验、处理突发事件的能力培养具有其他阶段的医学教育教学不可比拟的优势。

2.医学临床教育又不同于一般意义上的继续医学教育

（1）医学临床教育与继续医学教育不同的是教学对象的广泛性和多样性，前者的教学对象包括在校生、进修生、规培生等，只要是在医疗机构的执业范围内进行的与医学有关的教育活动均属于医学临床教育范畴。例如，在校生的医学临床科目理论与实践教学、临床实习，规培生的医师规范化培训，进修生的学习，医疗机构举办的培训、讲座、学术会议等。

（2）继续医学教育一般以学习者个人的专业需求或者心理需求为出发点，追求个人理论水平、实践能力的提高和进步。医学临床教育的目的除此之外，还包括行业准入设置、技术标准的更新、最新的诊疗指南的推广等，从理论到技能和思维形式全方位培养医疗卫生人才。

（三）医学临床教育的研究对象

医学临床教育侧重于医疗机构及医学临床课程内进行理论与实践学习的阶段，故医学临床教育的研究对象除一般医学教育活动学习者外，其研究对象还包括医疗部门的带教医生、护士、药师以及其他医学相关专业技术人员。医疗部门的医学相关技术人员一般没有经过系统、严格的教育学或医学教育学的理论学习和教育技术训练，在医学临床教育活动中，从事教育教学活动的医生、护士等教学行为受其自身的素质、对教学的理解以及施教者的性格等人为因素的影响。在这种状况下，医学临床教育的教学质量、效果具有极大的波动性，医学临床教育也遇到了新的挑战和机遇。

医学临床教育的研究对象还包括医学临床教育的一般规律、教育教学设计、教学形式、教育评价、医学临床教育科研等方面，探讨、研究医学临床教育的研究对象对于准确把握教育教学规律、手段、教学效果等均有不可忽视的重要作用。

（四）医学临床教育在医疗人才培养方面的作用、地位

医学教育是系统培养医学及相关专业的医药卫生基本素养专业人才的科学，具有基础性、系统性等特征。医学临床教育是在医学教育的基础上，对医学及其相关专业的学习者、从业者进行临床科目理论及实践教学的医学教育活动。另外，医学临床教育更加侧重于对学习者进行临床技能等方面的专业训练，更重视学习者动手能力、临床思维能力的培养和提高。

（五）医学临床教育活动所涉及的主要教育教学手段

医学教育中的在校教育阶段，主要使用教学活动的面对面教学手段，实现理论的传授、技能的训练以及思维方式的培养等。当然，随着现代教育技术的进步和发展，医学教育即使是在校教育阶段，也可以通过问题式学习、翻转教学活动、慕课、微课等在线教育教学手段辅助甚至是部分替代传统教学活动。而医学临床教育可以采用的手段更加灵活、多样，除以上介绍的医学教育所采取的教学手段外，学生还可以通过现场观摩、实践操作，参加病例讨论、学术会议、技能培训甚至是师带徒形式等参与实际临床实践活动，获取教学活动过程中无法获取的知识、理论、技能，以及相关专业的前沿知识、最新进展等。

综上所述，医学临床教育有区别于传统医学教育的研究对象、教学手段和在医学专业人才培养方面的作用和功能。传统医学教育是基础,医学临床教育是医学教育的自然延续和重要补充,两者共同保障医学教育全过程的教育教学质量,保障医学人才培养质量。

三、医学临床教育的特点

正确认识医学临床教育的特点,有利于从事医学临床教育的教师、学习者、管理者从其特点出发,做好医学临床教育的组织、实施、评价、管理等相关工作,更好地促进医学临床教育的质量保障、促进人才培养质量的提高。

(一)医学临床教育具有较强的实践性

从医学临床教育的概念来看,医学临床教育活动主要发生于医疗机构及医学临床课程内,涉及的知识、技能等侧重考察学习者临床实践能力及思维方式的掌握及运用,故医学临床教育具有较强的实践性。医学临床教育的实践性要求施教者必须具备较强的专业素养和对教育教学方法有一定的认识和掌握,既可以为学习者提供最新、最全面的专业指导,也可以利用教育教学技术使教学效果得到有效的保障;对于学习者来说,在医学临床教育实施的过程中,认识其实践性也能使其学习行为趋向合理化方向发展,更加注重实践能力以及临床思维方式的训练和学习。故从医学临床教育活动的主要内容来看,其实践性的特点尤为突出。

(二)医学临床教育过程强调人文性

医学是探讨医学与人文结合的科学。医学的研究对象是人,服务对象、实践载体也是人,这就决定了医学具有高度的人文性。医学模式已经向"生物-心理-社会医学"模式转变,临床医务工作者不仅要掌握生物医学知识,还要掌握人文科学知识。对于临床医务工作者来说,在其专业活动过程中,面对的服务对象是人,在治疗患者疾病的同时需要注重对其心理、情绪、行为习惯等问题的了解,这不仅是对临床医务工作者的职业要求,也是在临床诊疗效果上的技术要求。所以,对于临床专业从业者来说,自然科学与人文科学两者同等重要。对于培养临床医务工作者的医学临床教育者来说,在教育教学过程中强调教育教学行为的人文性非常重要。

具有高素质的人文道德和精湛的专业技能,是合格的临床医务工作者的标准。这就对临床医务工作者的培养提出了更高的要求,需要在对临床医务工作者培训专业技能的同时,还要进行人文道德素质的培养,使临床医务工作者德才兼备。

(三)医学临床教育研究对象的广泛性

医学临床教育的研究对象包括医学教育、教育评价、临床专业技术活动从业者及学习者、行业最新进展及临床诊疗标准,以及临床医疗卫生机构的教育环境、相关资质等,相比于一般医学教育的研究对象而言,其广泛性、特殊性异常明显,并且某些因素具有时变性。例如,行业最新进展及临床诊疗标准等都会随着相关的研究进展而发生变化,这就要求医学临床教育活动在具体实施过程中也要随着标准和规范的变化实时调整,这也是对临床医务工作者在其技能和专业素养培养上的必然要求。

由于医学临床教育研究对象的广泛性的特点,使得医学临床教育在实施过程中受到的影响因素随之增加,教育活动的质量保障也面临诸多挑战,任何环节处理不好、反馈信息不能及时促进教育活动的改进,都会影响医学临床教育教学质量。医学临床教育教学质量的下降,随之而来的是临床医务工作者的专业素质降低,导致医疗机构诊疗水平的下降,影响人民卫生事业的发展。所以,医学临床教育的质量保障体系即医学临床教育评价、医学临床教育教师素养与发展等相关学科要与医学临床教育教学活动紧密联系、密切配合、实时监测、及时反馈,切实保障医学临床教育的教育目标得到落实,从而保障医学临床教育质量。

(四)医学临床教育教学组织管理的特殊性

首先,在于教学形式的多种多样,除一般医学教育所具有的理论教学、实验课、讨论课和自学等形式外,医学临床教育还有面对患者的临床见习和实习。临床见习和实习是在医学临床教学的最后阶段,在附属医院或教学医院进行的教育教学活动,是医学教育过程中对学生所学理论、知识和技能进行综合训练的重要环节,其目的在于培养学生的临床实践能力,为其毕业后从事医疗、预防工作打下坚实的基础。其次,医学临床教育的周期较其他专业长,我国医学本科教育的主导学制为 5 年,这就标志着教学总过程长、学习的课程门类繁多,要求对课程的主次、先后做出妥善的安排。各门课程虽有相对的独立性,但人体是统一的整体,各门课程间必然有着相互交叉渗透的密切联系,因此教学时就必须注意其连续性、相关性和整体性。既要重视基础,又要避免基础与临床的脱节、理论与实际脱节。应尽量使学生较早地接触患者,多获得感性认识。再次,医学临床教育教学的实践部分一般在动物体和人体上进行,这更增加了教学组织工作的复杂性。临床医务工作是特殊的职业,除通过书本、教学活动吸取前人的经验和学习新知识、新技术外,还必须通过亲身的医疗实践进行学习。学生在以患者为见习、实习对象时,既要学习获益,又要注意不使患者增加痛苦。除对学生进行爱护患者的教育外,严密的组织是很重要的。最后,在教学方法上,由于临床医务工作者在为患者诊断、治疗疾病时,必须依据患者的病情和客观检查的结果进行分析判断,方能提出正确的诊治方案,因此,应注意培养学生独立分析问题和解决问题的能力。

(五)医学临床教育的终身性

医学临床教育活动的进行虽然主要集中在医疗机构或卫生部门内,但是作为继续医学教育的重要组成部分,对于学习者、从业者的医学临床教育可以延伸至其医疗职业生涯的每一个阶段。学习者可以出于自身实际的需要或者主观意愿,以个人或集体的形式参加相关医疗机构内的医学临床教育,也可以参加相关行业、专业协会组织的培训和学术会议等。只要学习者不脱离医药卫生行业,由医学专业特点决定的学习者或从业者终身性的医学临床教育就是不可避免的,因而,医学临床教育具有终身性的特点。

认识医学临床教育的终身性特点,可以帮助开展医学临床教育的有关部门制定长期的教育教学计划、制定不局限于本专业的教学设计、采用灵活有效的教学手段;也可以帮助学习者加强对医学临床教育活动的重视,促进其主动、自觉地参加医学临床教育活动,从而促进自身专业素养的提高和整个医疗行业、专业的进步和发展。

四、医学临床教育的主要职能

高等医学教育的特定任务是为国家培养高级医学专门人才,为医疗卫生事业、为社会主义现代化建设服务,这一任务是通过高等医学院校来实现的。高等医学院校的主要职能概括起来是:培养高级医药专业人才,开展医学科学研究,进行各种形式的社会医疗卫生服务。作为医学教育的重要组成部分,医学临床教育也有以上三方面的职能,但是相对于一般教育来说,具有目标具体、实践性强等特点。

(一)培养高级医药专业人才是医学临床教育最基本的职能

在当今科学技术迅猛发展的时代,高等医学院校必须培养出高质量、高水平的医药专业人才,才能适应我国现代化经济建设的需要,这不仅是我国教育事业的指导方针,也是当今世界教育改革的发展趋势。因此,医学临床教育在实现培养高级医药专业人才的重要任务时,必须把握好以下几点。

1. 适应现代化的需要 现代化的医学临床教育主要体现在教学内容上。在当前科技迅猛发展、知识飞速更新的时代,医学临床科学的发展日新月异,医学临床教育教学内容必须反映现代医学科学的最新成就,把国际先进水平作为教学的起点,引导学生接近医学科学的前沿;同时要把主要精力放在打好基础,使学生掌握基础理论、基本技能和发展智力能力上。有了宽厚而坚实的基础、较强的自学能力和独立工作的能力,学生才能在未来的岗位上不断接受新的知识,较好地适应现代化科学技术发展的需要。

2. 放眼世界 考虑到当前国家医疗卫生形势和医学发展趋势,医学临床教育培养高级专业人才,必须为适应世界性的新技术革命挑战做准备。为此必须重视加强交流和联系,及时了解当今医学临床教育改革的形势,注意吸取先进经验,结合我国实际,调整和改革培养人才的措施和形式,力争培养的人才既具有国际先进水平又具有中国特色。

3. 面向未来 要适应社会科技知识日新月异飞速发展的特点,不仅要给学生现成的知识,而且更重要的是教给他们如何获得知识,培养他们具有高瞻远瞩、勇于创新的精神。苏联教育家赞科夫提出,知识总是每 7~10 年翻一番,学生毕业后必然会遇到不熟悉的新知识,这些新知识不可能在短暂的大学时代学到。因此,要求学生有较高的自我发展能力,能够在实践中发展自身的智慧、才能和独立性、创造性,这些能力必须在学校期间加以培养,打好基础。医学临床教育莫不如此,其作为培养医疗专门人才的重要教育阶段,在培养学习者专业技能的同时,必须时刻注重对其思维方式、学习能力、创新能力、人文素养等方面的培养和发展、提高。

(二)开展医学科学研究是医学临床教育的重要职能

在医学临床教育体系中,各级各类医疗教学机构具有进行科学研究的优越条件。一是有大批具有高水平的专业教师、科研人员、医疗技术人员;二是专业齐全,学科门类众多,高等医学院校不同于专门的科研机构和单纯的医疗单位,为了教学的需要,其拥有从基础到临床的所有学科,有利于基础与基础、基础与临床、临床与临床各学科间的相互结合、相互协作;三是拥有丰富的图书资料和完善的仪器设备;四是知识密集,信息多且新,交流较快、较广。医学院校、医疗部门等开展科学研究,在发展医学科学的同时促进了教学成果直接应用于教学中,丰富、充实教学内容,提高教学质量。

(三)医疗卫生服务是医学临床教育的重要环节

医学临床教育只有在医疗卫生实践中才能实现理论联系实际、理论指导实际、实践促进理论的更新和改进等。医疗卫生服务过程与医学临床教育的教学活动密不可分,所以医疗卫生服务的质量,直接影响医学类临床教育教学的质量,进而给医疗卫生服务提出了更高的要求。从医疗卫生服务与医学临床教育相互联系的特点上来看,医疗卫生服务既是教学的手段,又是高等医学教育的最终目的。

五、医学临床教育的现状

(一)医学临床教育的师资队伍整体水平有待进一步提高

1. 管理者缺乏对医学临床教育认知度　医学临床教育教学活动一直存在,我国的本科医学教育的学制设置中也设置专用时间,让学生进行临床实践,积累临床实践经验,加强对理论的认识和理解。但是医学临床教育作为一个独立的医学教育学科门类来说,相关医疗行业的医药卫生部门从业者,尤其是管理者对其认识不是很多,甚至是闻所未闻。如由于认知水平较低、医学临床教育管理体系不完善甚至缺失,造成相关医疗部门对医学临床教育的不重视、不关心等,医学临床教育的师资队伍建设滞后,甚至妄谈师资队伍建设。

2. 从业者缺乏教育教学培训　医疗部门的医学专业及其相关专业的从业者是医学临床教育师资队伍的主力军,但是以我国现行的医疗体制以及人事制度来说,进入临床医疗或相关部门的均是医学及其相关专业的毕业生,他们有非常专业的医学知识和较强的医学素养,但是均未接受过系统专业的教育教学理论、技能等相关培训,甚至有些人连基本的普通话都说不好,更不要谈申请教师资格证。既精通医学专业知识又接受过教育教学相关培训、具备教师资格、有热情有能力的培训人员缺乏,也造成了医学临床教育培训的不系统。

(二)医学临床教育的质量保障与管理体系存在缺失

医学临床教育活动的质量与效果、学习者在完成相关医学临床教育后的理论水平及实践能力是检验医学临床教育人才培养质量的重要标准,也是可以通过量化的指标进行测量和评价的。制定科学、合理、有效、可靠的医学临床教育质量保障与管理体制等,可以为保障医学临床教育人才培养质量保驾护航。但是,医学临床教育各实施机构在此方面仍有很大欠缺,尤其是对医学临床教育师资队伍的培养上,缺少方法、制度和意识。所以,为了调高医学临床教育人才培养质量,加强质量保障与管理体系建设至关重要。

(三)医学临床教育与医学基础教育的衔接存在断链

医学教育的三阶段理论是比较广泛为大家接受的医学教育理论,医学临床教育是其中非常重要的阶段,对于医学人才的培养、医学思维的训练、医学技能的掌握和提高有着不可替代的作用。医学临床教育与医学基础理论教育两个阶段相互衔接,从理论和实践两个方面强化医学理论、技能的学习和训练。但是从目前来看,医学临床教育阶段的教学活动与医学基础理论教育的教学活动存在分歧,临床实践中某些检验指标和诊疗指南不断更新,但是医学基础理论教育的教材往往是滞后于行业最新进展的,这样就会对学习者造成困惑,也容易影响教学效果。

(四)医学临床教育重要性认识度较低

医学临床教育是在医学基础教育的自然延续,也是继续医学教育的重要组成部分,链接了两个医学教育的重要阶段,在医学人才培养过程中的作用非常重要。但是,医学临床教育在医学教育体系、医疗部门、医学人才教育培养中的重要作用并没有被予以充分的重视和关注,不利于医学临床教育的发展,也不利于人才培养质量的保障和提高。

医学临床教育是医学教育的重要组成部分,是培养医学及其相关专业人才的教育活动,其主要教育活动发生在医疗机构及医学临床课程内,教育对象面向所有从事医学临床及其相关专业的学习者、从业者,教学手段涵盖教学活动、临床实践、医学技能培训、医学思维培养等。医学临床教育在医学及其相关专业人才培养过程中有承上启下的重要作用,充分把握医学临床教育规律、特点、功能及现状等,可以加强医学临床教育体系建设,促进医学临床教育进步。

第二节　医学临床教育属性

属性是事物的性质与事物之间关系的统称,其涵盖了事物的性质与事物的关系。任何属性都是属于某种事物的,事物属性有特有属性,也有共有属性。特有属性是指为一类事物独有,且不为其他类事物所具有的属性,通过事物的特有属性可以区别和认识事物。共有属性则是很多类事物,甚至所有事物具有的相同属性,通过共同属性可以联系、对比事物。正确认识事物的属性,对于了解其发生演变规律、活动特点及其影响因素等具有不可忽略的作用。

一、认识医学临床教育属性的意义

医学临床教育依据社会卫生事业和医学临床科学发展的规律和特点,运用教育科学的基本原理和方法,研究医学临床教育活动的基本规律,讨论培养符合社会需要的临床医药专业人才的相关理论及方法,并探讨医学临床教育的实施与管理等。研究医学临床教育除了必须熟悉教育学、医学教育学的基本概念和基本理论外,还需要熟悉和掌握医学临床专业知识,了解医学临床教育的性质和特点,才能真正深入探讨并得出医学临床教育的特殊规律。

二、医学临床教育的固有属性

教育是人类特有的有意识的活动,人类教育中无论是生产经验的传授,还是社会行为规范的教导,都是人们在依托社会需要的前提下,有明确意识驱动下的有目的的行为。教育是人类社会特有的传递经验的形式,可存在于个体意识之中,也可脱离存在于个体意识之外,可超越时间限制和空间地域的阻隔。教育是有意识的,以影响人的身心发展为目标的社会活动,区别于其他以物质产品或精神产品的生产为直接对象的社会生产活动。

医学临床教育属于教育活动,其是教育行为,是传递医学经验、拓展医学应用范围、创新医学理论、强化医学技能的教育活动,具备教育活动的一般规律、影响因素,是教育活动在医学临床领域的具体化。认识其固有属性,可以将一般教育学原理及技术应用于医学临床教育的教学活动中,找到符合人类认知规律的医学临床教育知识的学习方法和传递技巧,提高医学临床学习及教学活动的质量。

三、医学临床教育的实践性

与一般医学教育不同,医学临床教育是发生在医疗机构及医学临床课程内的教育教学活动,教师均为临床一线专业技术人员,教学场所涵盖病房、手术室、各种检查科室,以及药学、护理等各个临床相关部门或岗位,教学内容涵盖内、外、妇、儿、药、护、技等学科门类,教学活动均以专业实践能力的培养为主,故其实践性属性与其他医学教育相比,有着明显的差异。医学临床教育活动的教育实施者是在医疗机构执业的各级各类医师、药师、技师、护师以及相关专业管理人员等,教育对象包括医学院校在校生、进修生、规培生等,故从医学临床教育活动的实施过程来看,其实践性比较明显。

(一)医学临床教育对象的实践性

医学院校在校生的医学临床课程学习阶段及临床实习阶段,要求依照理论联系实际的原则,在临床教育教学实施者指导下通过实践加强对基础知识、基本理论、基本技能的训练,并培养学生严谨的科学作风、严肃的学习态度和严密的工作方法,提高学生独立学习、独立思维、独立工作的能力。医学临床教育的主要任务是对临床实践能力的培养,故其学习活动主要集中在实践性上。从医学临床教育对象来看,实践性是医学临床教育的自然属性和内在要求。

(二)医学临床教育实施者的实践性

医学临床教育的实施者是具有医学、药学、护理、医技及管理等相关专业技能的医疗机构工作者,利用其专业理论知识、临床实践技能等对医学临床教育的实施对象进行医学及其相关专业的知识、理论、技能以及专业经验、医德医风、人文情怀等的传授和影响。如果教育者本身实践能力缺失,即使其教学能力再强,也无法胜任医学临床教育教学活动,无法输出合格的医学教育教学成果。从医学临床教育活动的实施者方面来看,实践性是医学临床教育的必然要求。

(三)医学临床教育产出的实践性

医学临床教育活动产生或者输出的是医学及其相关专业的理论、技能、思维方式方法、实践经验、人文精神等极具实践性的成果或者产出。故从医学临床教育活动成果或者产出来看,实践性是医学临床教育的外在表达。

（四）医学临床教育评价的实践性

医学临床教育评价是保障医学临床教育教学活动质量、保障医学人才培养质量、保障医学科学发展的重要手段，通过测量及统计等方法，达到对教育教学各个要素的客观认识和对教育教学活动各个环节的有效反馈，从而促进教育目标的调整、教学方法的优化等。无论是医学临床教育测量还是医学临床教育统计，其涉及的医学临床教育活动均是专业性、实践性的理论和知识、技能等，获取的数据和信息也需要与医学及其相关专业的行业标准和诊疗指南等相对比后才能做出客观评价。故从医学临床教育评价活动来看，其实践性属性也是医学临床教育的核心要素。

（五）医学临床教育管理的实践性

医学临床教育活动发生于医疗机构及医学临床课程内，其管理者也必然是医疗机构的管理人员，虽然可能不是医学相关专业人员，但其必须对医学及其相关专业有所了解。其次，在医学临床教育活动的实施过程中，相关的医学临床教育管理制度，如临床教研室制度、教学人员资格制度、教学评价制度等都要以医学临床教育相关专业分类或专业标准来制定。故从医学临床教育管理方面来看，其实践性是医学临床教育活动实施的质量保障。

四、医学临床教育的人文性

医学是研究人体生命、健康、疾病以及防病治病的客观规律的自然科学。医学以人为研究对象，重视对人的生存状态的直接关注，重视对人的权利、人格、尊严、健康需求以及未来命运的终极关怀，其在本质上是人学，蕴含着浓厚的人文意蕴和人文本性。医学临床教育作为医学教育的重要组成部分，其蕴含的人文性也渗透在其本质中，不可或缺。

（一）人文性是医学临床教育适应现代发展趋势的需要

随着现代医学模式的发展，社会、心理、环境等众多因素的融入，医学进入了综合哲学、人文、社会、心理等多视角、系统研究的崭新时代，现代医学科学内涵也将朝着社会化、整体化、综合化的趋势发展。把健康与疾病放在整个自然、社会的背景下，运用整体观点、系统方法，才能促进医学的发展。医学发展的综合化，即现代科技向医学领域广泛渗透、融合，越来越广泛地涉及多学科、多领域的知识内涵，尤其是人文社会领域，势必对医疗政策的制定、医疗机构的设置、医疗服务的手段和导向产生重要影响，人文医学的观念和人文医疗体系将进一步走进医学临床之中。传统医学临床教育已不能促进现代医学的发展，其发展更需要人文精神的培育滋养，从不同角度、不同层次去研究人文医疗体系是医学临床教育必然的方向。

（二）人文性是医学临床教育改革和发展的重要内容

现代发展趋势要求不断更新医学临床教育的观念，树立超前的医学临床教育理念。在培养具有主体精神、创新能力、全面发展的高素质的医学人才的同时，在以人为本的基础上树立大医学观，从医学的科学和人文双重性质上定位，培养医学教育主体品格，才能从根本上达到医学临床教育以人为本的目的。科学与人文的融合成为医学临床教育发展的趋势。在医学临床教育中渗透人文精神,加强人文素质教育,是当前医学临床教育改革、发展中探寻的热点问题。

（三）人文性是医学临床教育的践行要求

实现医学临床教育从重医轻文到医文并重的转变,关键在医学临床教育管理。管理者要牢固树立人文观念,教师要认真践履人文职能,学习者要自觉培养人文修养。

1. **管理者的人文观念**　在现代大学里,只有人文精神才能把各学科、各专业联系成为有机整体,从而把人文精神灌注到大学的教育理念、课程设置、理论与实践教学、校园文化等各方面。完成这一整合的,唯有教育管理者。因此,医学临床教育的各级管理者,应当牢固树立人文观念,切实推行人文管理,以充分发挥现代医学临床教育医学的社会服务功能及管理的人文职能。

2. **教师的人文职能**　教师的职责更多在于激励学生思考,教师将逐渐成为顾问、交换意见者、帮助发现矛盾论点者而不是拿出现成真理的人。教师的真正职能是担任学生未来的设计者,为学生设计应有的超前的认知结构、发展方向、价值准则和人格修养,把学生的未来引入教育,实现对学生的智力开发、智慧启迪,为学生接受终身教育设计框架,以利于学生的全面发展。教师职能的转变,要求从事医学临床教育的教师必须加强自身的人文修养,并通过自己的思考和研究,把创造性思维和高尚品德传承给学生,启发学生的创新意识以及献身科学的兴趣与愿望,为全心全意为人类社会服务做好充分准备。

3. **学习者的人文修养**　现代教育归根结底是人本教育,人本教育培养的学生首先要懂得立身做人的基本道理,学会修身做人。作为医学临床教育的培养对象,应懂得什么叫合格的医务工作者,怎样去当合格的医务工作者。我国古代师圣孔子说:"欲修其身者,先正其心;欲正其心者,先诚其意;欲诚其意者,先致其知,致知在格物。"这段话深刻揭示了学生人文修养的内涵,即思想道德修养、健康素质修养、专业知识修养和实践技能修养。

（四）人文性对医学临床教育提出的要求

在不断充实医学临床教育体系中人文教育内容,继续深化人文医学教育观念,从课程体系、课程内容及教学方法上积极进行有效改革的同时,还应做好以下几方面的工作。

在理论研究上,应努力把握好 3 个方向:寻找医学临床教育与人文教育之间的融合点;探寻医学临床教育与人文教育融合的规律;探明影响医学临床教育与人文教育融合的主要因素。

在实践层面,要把握 3 条措施:人文精神的培养要贯穿于整个医学临床教育的过程;在课程设置上要把人文精神与医学临床教育融为一体;在教育评价内容上,要充分考虑并设置人文教育相关项目,并适当提高考核的比重。

在开展人文教育的过程中,要把人文知识内化为人文品格和人文精神,融人文精神于医学临床教育的改革实践中。

医学临床教育归根结底是医学教育,是人类为传递医学知识、促进医学科学发展、保障人类健康的自发的、主动的、积极的教育、学习活动,其实践性与人文性要求医学临床教育的参与各方应充分认识规律、把握规律、遵循规律,在医学临床教育教学活动中才能充分利用制度保障其各项教育目标得到落实,人才培养质量得到提高。

第三节　医学临床教育制度

探索和建立科学、规范的医学临床教育制度,优化医学临床教育评价反馈机制,充分调节和改进医学临床教育活动自身的教育行为,是保障医学临床教育活动顺利进行、教育活动质量稳步提高、不断走向成熟和发展的法宝和有力武器,是医学教育发展的必然要求。

一、教育制度

教育制度是国家各种教育机构的体系,其受一定社会的政治、经济、文化的影响和学生身心发展特点的制约。教育制度有广义和狭义之分。广义的教育制度是指国家为实现其国民教育目的,依据教育规律和国家的方针政策,从组织系统上建立起来的所有教育结构体系和有关的规章制度。教育结构体系包括学前教育、各级各类学校教育、成人教育、社会教育、儿童和青少年校外教育的机构,以及各类教育的行政管理机构,还包括各机构间的组织关系、各机构的任务、组织管理等。其设置主体是国家,是国家教育方针制度化的体现。广义教育规章制度包括教育领导体制、办学体制、学校管理体制,以及招生、考试、分配、奖惩等制度。狭义教育制度是指学校教育制度,学校教育制度是教育制度的主体,简称学制,是指一个国家各级各类的学校系统具体规定学校的性质、任务、入学条件、修业年限及彼此之间的关系。学制的建立为实施正规的学校教育提供了基本的制度保障。

国家教育制度和学校教育制度的确立和发展,受社会经济、政治、文化、科学技术水平、社会制度以及民族、历史传统等多种因素的影响和制约,并与之相适应。学校教育制度的建立是否正确与完善,直接影响国家教育事业的发展、生产力水平的提高和受教育者的身心发展。

二、医学临床教育制度

医学教育的各级各类学校教育体系也是国民教育制度和学校教育制度的组成部分。医学临床教育制度是医学临床教育教学活动的组织实施、评价反馈、科学研究和管理方式等相关要素的规范化、科学化制度,符合教育科学、医学科学发展规律,是保障医学临床教育活动质量的活动方针和行为准则,更是指导医学临床教育活动实施的指南针和方向盘,涵盖医学临床教育活动的各个环节。

(一)医学临床教育活动的组织与实施制度

教学计划下达后,各临床学院的教研室主任和教学秘书应依照教学任务负责安排、分配学时,从相关临床科室及相关部门选派年资较高且有一定教学经验的教师进行授课,高级职称人员必须参加授课;新开课的临床教师必须通过教研室组织的试讲,试讲未通过者,不能承担讲课任务。

参加医学临床教学的教师必须认真备课,并写好教学设计。各临床科室及相关部门要保证临床教师有充分的备课时间。教师应积极进行教学方法改革,不断补充新的教学内容,不断改进教学手段,认真做好课前准备(如制作多媒体课件等),采用新的教学手段,不断提高教学活动效果。涉及固定教学或课程体系中的教学活动,相关临床教师应做到向教学办报备申请。

(二)医学临床教育的管理制度

1.临床教研室制度　依据原卫生部《高等医学院校教研室工作条例》,结合各教学医院、临床医疗机构实际情况,制定临床教研室制度,是从结构设置上保障医学临床教育质量。临床教学研究室是按照一门课程或几门课程设置的教学和科学研究的基层组织。按照教学计划的规定,认真完成所承担课程的教学任务,结合专业课的教学做好教书育人工作,不断提高教学质量,有计划地完成各级教师的培养提高工作,适当承担与本学科有关的其他实际工作。

临床教研室主任负责领导和组织执行教学计划、选编教材、拟订教学大纲、编制教学进度表与授课计划、开展教学法研究等教学工作;领导和组织集体备课;领导和组织青年教师培养工作;领导所属课程的建设与管理工作;组织对本教研室成员进行思想政治、教学质量、科研成果、学术水平、工作作风和工作态度等方面的考核,提出奖惩及晋级的建议;主持教研室会议,教研室工作中的重大问题,应提交教研室会议讨论。

临床教师的根本任务,是认真教好学生,完成医学临床教学任务,按"三基"(基础理论、基本知识、基本技能)和"三严"(严肃态度、严格要求、严密方法)的要求培养学生,为此,各级教师均须承担一定量的教学工作;中级职称以上的教师均应参加医学临床教育科学研究工作,在教研室统一领导下完成一定量的教学科学研究任务,努力了解和掌握本学科的新进展、新成就,不断提高自己的学术水平和外语水平;较高年资的教师有责任指导较低年资的教师提高业务水平和教学水平;各级教师都有责任承担教研室分配的教学行政工作或其他工作;临床课教师除完成教学任务外,尚须承担自身医疗工作。

2.医学临床教育教师资格规定

(1)医学临床教育教师专业及教学能力

1)医学临床教育教师首先应按照国家和学校相关规定及程序,参加岗前培训,接受与医学临床教育教学相关的考核,并取得与教学水平相对应的教师资格证书,具备独立进行医学临床教育的基本能力。

2)按照相关规定及程序,参加学校组织的岗前培训,接受与医学临床教育教学相关的考核和检查,针对个人考核结果及时做出调整。

3)对于准备不足或者不能够胜任教学工作的教师,责令其本人加强锻炼学习并参加以提高医学临床教育教学水平为目的的在职培训,限期进行考核,针对考核结果,按照相关规定最终做出裁定。

（2）医学临床教育教师师德修养

1）应热爱祖国,坚持四项基本原则,遵守相关法律、法规,以社会主义核心价值体系为基础,培养学生树立正确的世界观、人生观和价值观,确保学生德、智、体、美、劳等各方面全面发展。

2）应当热爱教育事业,贯彻党的基本教育方针政策,遵守相关法律、法规,形成良好的职业道德,关心、爱护学生,充分发挥个人模范榜样作用。

3）应当遵守医学临床教育教学规定,履行个人职责,完成医学临床教育教学任务。及时更新医学临床教育教学理念,遵循教育规律,在医学临床教育教学过程中学习探索新的人才培养模式,提升医学临床教育教学质量。

（三）医学临床教育的评价制度

医学临床教学评价在教学活动过程中起着控制和调节作用,检查教学工作是否达到教学目标,评定学生学习效果,帮助带教教师改进教学工作,完善和改革教学管理,从而达到提高教与学质量的目的。

1. 医学临床教育教学评价的要求

（1）强调带教教师与学习者对自己教与学行为的分析与反思,建立以自评为主,教研室、科室、教学管理部门等共同参与的评价制度,使教师与学习者从多种渠道获得信息,不断提高教与学水平。

（2）要依据国家课程标准对各学科、各学段的教学要求,以及国家对不同阶段的学生在知识与技能、过程与方法、情感态度与价值观等方面的基本要求。

（3）教学方案的设计及其实施过程应能依据课程标准的基本要求,确定教学目标,使之适合于学生的经验、兴趣、知识水平、理解能力和其他能力。

（4）教学评价是教师发展性评价的重要组成部分,教学评价结论主要用来进行纵向比较,以期发现教师变化的轨迹,提高教师教育教学能力以及促进教师自我价值的实现。在达成评价结论时需要教师的积极参与,评价结论应是个体化的,应重视通过评价反馈与教师一起提出改进建议。

2. 医学临床教育教学评价的内容　教师在教学过程中应与学生积极互动、共同发展,要处理好传授知识与培养能力的关系,注重培养学生的独立意识和自主精神,引导学生质疑、调查、探究,在实践中学习,促进学生在教师指导下主动地、富有个性地学习。教师应尊重学生的人格,关注个体差异,满足不同学生的学习需要,创设能引导学生主动参与的教学环境,激发学生的学习积极性,培养学生掌握和运用知识的态度和能力,使每个学生都能得到充分的发展。

（1）知识与技能

1）符合临床医学教育标准要求:能依据临床医学教育标准对学科的要求,结合教学目的来确定教学目标。

2）适合学生学习实际:能依据学生的年龄心理特点、学科认知水平及学习需求确定教学目标。

3）基本能按教学目标完成医学临床教育教学任务。

4）教师应与学生积极互动、共同发展,要处理好传授知识与培养能力的关系。能组织、指导学生学习学科知识,利用相关的学习资源拓宽学生的知识面,让学生从中去感悟知识、学习知识,并能掌握知识。

5)改变医学临床教育教学仅注重知识传授的倾向,帮助学生形成积极主动的学习态度,促进学生在教师指导下主动地、富有个性地学习,乐于探究知识的生成、变化和发展。

6)能依据学科特点创设形式多样的实践情景,把学到的知识运用到实践中去,培养学生搜集和处理信息的能力、获取新知识的能力、分析和解决问题的能力。

7)能依据学生的生理、心理和年龄特点,注重学生良好学习习惯的培养、良好学习行为的养成。

(2)过程与方法

1)教学过程的组织:医学临床教育教学过程是学生的学习活动过程,教师与学生要共同创造学习环境。教师应紧扣学习主题,有序地组织、指导学生开展学习、实践活动,实现在活动中培养学生的实践能力和创新意识。

2)学习方式的引导:医学临床教育教学活动能为学生提供讨论、质疑、探究、合作、交流的机会,充分让学生主动参与、乐于探究、勤于动手,提倡交流与合作的学习方式。学生自主探索、合作的过程要真实、自然。

3)思维的发展:医学临床教育教学活动的问题设计、实验操作、作业布置等,能激发学生的思考和想象,具有可操作性,有利于学生的思维发展,有助于培养观察力、想象力及反思意识。

4)学生差异的关注:面向全体学生,关注学生的个体差异,关注学生个性的发展,鼓励发挥个性特长。

5)教学方法的运用:能灵活运用适合学生学习实际的、促进学生发展的教学方法,体现其科学性和可操作性,并在教学过程中呈现教学方法的多样性,能依据医学临床教育规律及教学内容选择适当的现代教学手段进行教学,并把运用这些教学手段进行求知的过程展现出来。

(3)情感态度与价值观

1)教学氛围:能创设平等、民主、和谐的教学氛围。师生平等交流,生生合作和谐,杜绝放任自流不负责任的现象。

2)学习兴趣:教师的教学语言、教学行为能激发学生的学习兴趣,鼓励学生积极参与学习活动,主动探究知识,合作交流进行学习。

3)自信心:善于创设能让学生体验成功的情景,教学过程能体现学生自信心建立的心理进程,体现激发学生奋发上进的精神面貌。

(4)教学基本功

1)教学语言准确大方,普通话规范准确。

2)板书设计合理、工整、美观。

3)教学态度亲切自然,应变能力强。

第三章 医学临床教师职业定位与素养

教育系统是以人的集合为主要构成要素的社会系统。在教育系统中,人的集合主要是指教师和学生,教师是教育系统中最基本的要素之一。教师是传递和传播人类文明的专职人员,教师的工作作为培养人的高级劳动,连接着人类社会的过去、现在和未来,关系着国家和个人的前途与命运,这就要求教师必须具备与劳动特点相适应的基本素质。而且,教师的劳动具有执行者和工具相融合的特征,即教师的劳动工具不仅仅是教材、方法等,更主要的是教师的自身条件,所以教师素质的高低直接影响教育的效果。

医学临床教师承担着培养合格医务工作者的责任,医学临床教师的素养对实现医学教育目的和提高医学临床教育的质量有直接影响。医学临床教师的素养是指职业内在的规范和要求,是职业过程中展现出来的综合品质,主要指在对职业理性认识基础上的职业价值取向及其行为表现,大致包括职业态度、职业技能和职业道德等方面。

医学临床教师的素养是教师在先天生理的基础上,通过后天环境影响和教育训练所获得的,内在的、相对稳定的、长期发挥作用的身心特征及其基本品质结构。医学临床教师承担着医学临床教育的人才培养、社会服务、科学研究、文化传承创新等重要职能,医学临床教师的综合素养,影响医学临床教育人才培养的质量和高等医学教育的发展。医学临床教师素养的提高不仅是教师专业化和职业化的实践基础,更是临床教师可持续发展的源泉。

第一节 医学临床教师的职业定位

教师职业是一种专门职业,国际劳工组织(ILO)和联合国教科文组织通过了《关于教师地位的建议》,认定教师是经过严格训练和持续不断的研究才能获得并维持专业知识和专门技能的公共业务人员。教师是教育者,承担着培养合格社会成员、延续人类发展的重要职责。

医学临床教师是承担医学临床教育教学活动的人员,医学临床教师扮演着双重角色,既是临床医生,又是教师。在当前医疗卫生制度和医疗保险制度的双重变革中,医学临床教育是医学教育的关键阶段,是学生由以理论学习为主向以临床实践工作为主的医务工作者转变的主要环节,临床教师承担着将学生培养成合格医务工作者的重任。

一、医学临床教师的职业定位

美国著名教育家亚伯拉罕·弗莱克斯纳(Abraham Flexner)教授在著名的《弗莱克斯纳报告》中建议,医学院校和综合性大学相结合,在四年制教育中,前两年以学习基础医学及理论课程为主,后两年以医学临床教育为主。即在医学教育后期,学生必须到与医学院校联系的医院,通过理论课程、临床见习和实习等,加强临床思维和技能训练。该报告为后续政策做了表率,奠定了北美医学临床教育体系的基础,也为全世界的医学教育临床提供了典范。

随着社会的高速发展和教育改革的不断深入,我国的高等教育面临着严峻的挑战。作为高等教育重要组成部分的医学教育,在医疗保险制度和医疗卫生制度的双重变革中,更是面临巨大压力。医疗卫生和每个人的切身利益密切相关,将医学及相关专业学生培养成为一名合格的医务工作者,不仅是医疗保健的需要和就业市场的需要,更是社会大众的需要。医学临床教育是医学教育的关键阶段,医学临床教育中承担教学任务的人员即为医学临床教师。在医学临床教育教学过程中,临床教师的教学能力直接影响医学人才的培养质量。

二、医学临床教师的职责和角色

教师的职业性质赋予了教师各种职责,教师的主要职责在于向学生传递知识和社会主导的道德规范。"工程师"论是工业化的教育模式,这种论断忘记了教育是活生生的生命间的对话,学生是有灵性、有主体性的人,他们的灵魂不是被灌输、被塑造的,而是被唤醒、激发和升华的。"园丁论"是相对于"工业模式"的"农业模式",认为学生就像种子,有自己的生长发展规律,教师的作用只在于浇水、培土。这种观点无视了学生发展的多种可能性,无视学生是在与外界的交往互动中成长的。"传道者""塑造者"的角色定位,都把教师看作是知识的权威,是社会价值的代表,教师的唯一作用就是把这些东西灌输给学生,而学生是没有自主选择和决定的权利的。这种思想在有限知识的时代占据着优势地位并具有存在的合理性。知识经济和网络时代的到来,给社会生产、生活等诸多方面带来了深刻的变革,同样也冲击了教育领域中的陈旧观念,引发了教育教学方式的变革,对教师的职责提出了新的要求。这些都势必向教师旧有的角色发出了挑战,新的时代呼唤教师角色的转变。

(一)教师是学生自主学习、自我建构知识的引导者

高速发展的信息社会打破了工业时代封闭状态的教育,教师不再是知识的唯一输出者,四通八达的网络信息源为学生提供了获得知识的广泛途径。如今学生已完全置身于开放的教育情境中,教育时空的界限被打破,教育资源共享,知识更新迅速,这些都要求学生从过去被动接受学习的状态转变为自主选择、自我建构知识体系的主动学习者。所

以,教师作为文化知识传授者的角色逐渐淡化,他的作用主要体现为激发学生的求知欲,教会学生如何学习,帮助学生自主地发现、组织和管理自己的知识体系。《学会生存(教育世界的今天和明天)》一书中概括了当今教师的职责所在:教师现在越来越少地传递知识,而越来越多地激励学生思考;除正式职能外,教师将成为顾问、交换意见的参加者,帮助学生发现矛盾论点,而不是拿出现成真理的人。教师必须集中更多的时间和精力去从事那些有效果的和有创造性的活动:互相影响、讨论、激励、了解、鼓舞。

(二)教师是学生成为"完整人"的促进者

现代教育理念更加凸显教育必须促进每个人全面发展的基本原则,要求改变工业社会片面追求物质文明而导致人的理智单向发展的状况,恢复"人作为个体、家庭成员、社区成员、国家公民、生产者、发明者、创造性的梦想者等具有丰富内涵的个性",使人在认知、审美、道德、情感、创造等方面得到全面而充分的发展。联合国教科文组织国际21世纪教育委员会报告中提出了教育的四大支柱,要求教育必须围绕促使每个学生学会求知、学会做事、学会共处、学会做人,充分发挥自己的潜能,成为21世纪学习社会的主人这一使命来重新设计和组织。因此,今天的教师不仅仅是学生知识学习的指导者,而且是使每个学生都能发现、发挥和加强自己的创造潜力和内在财富,成为一个健全的时代新人的促进者。

(三)教师是学习者和研究者

面对知识更新飞速,社会对教师期待日渐提高的时代,有限的职前教育对教师来说已经越来越不够用了,教师要想更好地胜任教师工作,使职业生涯焕发出更加旺盛的生命力,就必须不断更新和充实自我,成为一名终身学习者。教师的成长离不开终身的学习,同时也离不开对教育实践的不断反思和研究。不研究教育的教师不可能提高自己的教育水平,也不可能成为好的教师。不断地学习可以促使教师更自觉地关注教育现象和问题,加深对教育的思考和理解。反过来,也只有在研究中发现问题、产生困惑,才会进一步激发教师的求知欲望。

三、医学临床教师的权利和义务

(一)医学临床教师的权利

医学临床教师的权利作为一种职业权利,与医学临床教师的义务相适应,主要由相关的法律给予规定和保证。医学临床教师的权利是以公民的基本权利为基础,围绕履行医学临床教育教学职责依法行使的权利和享有的权益。医学临床教师的权利是医学临床教师顺利工作、正常生活和维护其合法利益所不可缺少的法律保证。

医学临床教师除了享有国家宪法所规定的公民一般权利外,还应当享有《中华人民共和国教师法》第二章第七条所规定的教师应当享有的权利。

(1)进行教育教学活动,开展教育教学改革和实验。

(2)从事科学研究、学术交流,参加专业的学术团体,在学术活动中充分发表意见。

(3)指导学生的学习和发展,评定学生的品行和学业成绩。

(4)按时获取工资报酬,享受国家规定的福利待遇以及寒暑假期的带薪休假。

(5)对学校教育教学、管理工作和教育行政部门的工作提出意见和建议,通过教职工代表大会或者其他形式,参与学校的民主管理。

(6)参加进修或者其他方式的培训。

同时,医学临床教师还享有《中华人民共和国医师法》第三章第二十二条规定的权利。

(1)在注册的执业范围内,按照有关规范进行医学诊查、疾病调查、医学处置、出具相应的医学证明文件,选择合理的医疗、预防、保健方案。

(2)获取劳动报酬,享受国家规定的福利待遇,按照规定参加社会保险并享受相应待遇。

(3)获得符合国家规定标准的执业基本条件和职业防护装备。

(4)从事医学教育、研究、学术交流。

(5)参加专业培训,接受继续医学教育。

(6)对所在医疗卫生机构和卫生健康主管部门的工作提出意见和建议,依法参与所在机构的民主管理。

(7)法律、法规规定的其他权利。

(二)医学临床教师的义务

医学临床教师的义务是指临床教师依法应尽的责任。权利与义务是对等的、不可分割的。任何医学临床教师都不能只行使权利而不履行义务,当然也不能只履行义务而不享受权利。用法律规定教师的义务,是规范医学临床教师行为的必要手段。医学临床教师除了必须承担宪法规定的公民一般义务外,还应当依据《中华人民共和国教师法》的规定承担教师应当履行的义务。

(1)遵守宪法、法律和职业道德,为人师表。

(2)贯彻国家的教育方针,遵守规章制度,执行学校的教学计划,履行教师聘约,完成教育教学工作任务。

(3)对学生进行宪法所确定的基本原则的教育和爱国主义、民族团结的教育,法制教育以及思想品德、文化、科学技术教育,组织、带领学生开展有益的社会活动。

(4)关心、爱护全体学生,尊重学生人格,促进学生在品德、智力、体质等方面全面发展。

(5)制止有害于学生的行为或者其他侵犯学生合法权益的行为,批评和抵制有害于学生健康成长的现象。

(6)不断提高思想政治觉悟和教育教学业务水平。

同时,医学临床教师还应该履行《中华人民共和国医师法》第三章第二十三条中规定的义务。

(1)树立敬业精神,恪守职业道德,履行医师职责,尽职尽责救治患者,执行疫情防控等公共卫生措施。

(2)遵循临床诊疗指南,遵守临床技术操作规范和医学伦理规范等。

(3)尊重、关心、爱护患者,依法保护患者隐私和个人信息。

(4)努力钻研业务,更新知识,提高医学专业技术能力和水平,提升医疗卫生服务质量。

（5）宣传推广与岗位相适应的健康科普知识,对患者及公众进行健康教育和健康指导。

（6）法律、法规规定的其他义务。

四、医学临床教师的专业优势与弊端

医学临床教育是医学教育的重要组成部分。高质量的医、药、护、技水平受惠于学生在医学院校学习和住院医师培训阶段的高质量教学,而作为医学临床教育的实施者,医学临床教师在其中发挥着无可替代的作用。医学临床教师的双重角色使其在教学活动中既有优势又有弊端。

（一）医学临床教师的专业优势

医学临床教师的优势在于有较高的理论素养和丰富的临床经验,善于理论联系实际,能够依据讲授内容和学生需要选择合适的病例,高效、灵活地贯彻临床实践教学计划,通过与学生的互动给学生提供更多的尝试机会,增强其主观能动性,从而提高学生的实习质量和综合素质。

医学临床教师身兼医务工作者和培养学生的双重责任,在职业道德上,医学临床教师不仅要受医德要求的规范,而且也要受师德要求的制约。所谓"师德",是教师的人格品性所指,即教师在教育教学工作中所必须恪守的道德规范与行为准则。师德直接影响育人氛围与质量、学生的成长成才以及学校的精神风貌与人文底蕴。医学临床教师自身爱岗敬业的作风和严谨求实的学风,对病患的关爱和对不良风气的抵制都是"师德"的反映。医学临床教师在临床实践和教学过程中通过人格辐射力、教学引导力、感召影响力等实现对"师德"的践行,影响和塑造着学生的世界观、人生观、价值观。医学高等院校承担着为社会输送优秀医学人才的重任,培养出德厚术精、博施济众的医务工作者,才能让他们用实际行动和品格魅力营造风清气正的良好医疗氛围,从而减少医疗矛盾,缓解医患关系,形成医生与患者互尊互爱的良性循环。

（二）医学临床教师的专业弊端

1. 缺乏对临床教师职责的认识　重临床、重科研、轻教学,导致许多医学临床教师对临床教师的职责和临床教学的意义认识不足,加之临床和科研任务繁重,使其无心于教学。受传统医院工作职责和晋升机制影响,医学临床教师大都把精力集中于医疗技术的提高及写论文、出成果上。临床教学效益显效慢,难有成就感,部分医学临床教师由于收入降低、临床锻炼机会减少而产生抵触情绪。因此,有些医学临床教师不愿投身医学临床教育工作,即使承担了医学临床教育工作也不注重加强自身教学素质的提高。

2. 缺乏教学素质和教学能力的训练,教育教学基本功欠缺　医学临床教师大都未经过系统的教育学、教育心理学等教育教学理论的学习,对教育方法和现代教育技术掌握不够;缺乏与学生沟通能力和教学活动应对能力,教学实践不足;不了解专业培养目标,不能很好地理解教学计划、教学大纲,教材熟悉不够;参考资料选择不当导致对教学深度的把握不准;考试试卷设计和分析不够合理等都在一定程度上影响临床教学质量。

3. 知识结构单一,人文科学知识和人文修养欠缺　医学临床教师大多毕业于医学院校,医学院校专业课程较多,很多人文课程包括医学人文课程如科学技术哲学、卫生法学、医学伦理学、心理学等没有开设或课时很少。参加工作后的医学临床教师由于繁忙的临床工作与专业技能提高的双重压力,很少有人能够通过自学或课程学习来弥补这一缺陷,这与高等医学院校附属医院的临床教师素质要求极不相称,会影响医学临床教育的质量和医务工作者的培养。

第二节 医学临床教师的素养与层次

素养,即修习涵养,也就是一个人的修养或素质。医学临床教育是精英教育,医学临床教师在完成日常医疗和科研工作的同时,还要做好教学工作,这就要求医学临床教师必须具备更高的素养。

一、医学临床教师素养的层次与结构

医学临床教师的素养层次大致可分为以下方面:人格心理素养;科学、人文、信息素养;教师综合素养;医学临床教育素养。医学临床教师素养四个层次之间的关系表现为由下至上,四个层次的专业性依次加强。人格心理素养是基础,承载着其他素养的发展。科学、人文、信息素养三者需要均衡发展,这两层素养都需要长期积累和发展。教师综合素养在前两者基础上形成,是人格心理素养和人文科学信息素养与教师专业的结合,包括沟通合作、反思创新等。医学临床教育素养与医学临床教育行为密切相关,由人格心理、科学人文信息两层素养与医学临床教育相互作用而形成,是对教师素养的更高层次要求。

医学临床教育素养的结构主要包括三个方面:医学临床教学知识、教学能力和教育精神。医学临床教学知识是医学临床教师成为"专业"的基础。核心素养时代下对教师知识的要求更加严格,教师不仅要知道"教什么"和"怎么教",还应该具备广博的科学文化素养,以及在教学过程中进行自我建构的实践性知识。医学临床教学能力是教师成为"专业"的条件,具体指教师组织临床医学教育活动,对学生有选择地施加有目的、有影响的主体"行动能力",并在教学实践中不断更新提升的能力。医学临床教育精神是医学临床教育素养的最高体现,是教师在医学临床教育教学过程中经历的升华,也是教师进行医学临床教育活动的一种内在的动力系统,包括教学理想、教学情操等。

二、医学临床教师的基本素养

教师的基本素养是结构体系,教师的基本素养成分是教师的教育观念、教学能力、知识结构及个性品质等。我国许多研究都是从教师的师魂、师德、师风和师能等方面提出对教师的素养要求。要使医学临床教师的素养结构体现独特性和可操作性,基本可以从

医学临床教师履行职责的角度来提出医学临床教师的素质结构,包括专业精神、师德修养和业务素质三方面。

(一)专业精神

医学临床教师的专业精神是指医学临床教师作为医学临床教育人员所必须具备的教育理念,以及乐业敬业、进取创新和积极奉献的风范和精神。专业精神既是医学临床教师进取创新的动力源泉,也是教师形象的重要特征,没有专业精神的医学临床教师将同于一般职业雇员,很难有效地行使专业的权力和职责。

医学临床教师的专业精神体现在具体的工作中,有以下表现形式。

1. 兴趣　做任何工作,如果视为兴趣,就会感到非常愉快,爆发出强烈的热情,成为一个人从事这种工作的动力。有了兴趣之后就会孜孜不倦地努力以获得成功,获得成功的喜悦。哈贝马斯认为"知识"与"兴趣"有密切的关系,知识的追求必须依靠兴趣来支持,教育工作必须以兴趣作为基础才会感到快乐。因此,"兴趣"是哈贝马斯知识论的中心,也是医学临床教师从事医学临床教育教学工作的中心。教育的兴趣和教育的喜悦有不可分的关系,当医学临床教师体会到学生取得进步并获得社会承认的喜悦时,那就是"教育的努力获得了精神上的报酬"。

2. 态度　科学研究发现,教师的态度影响学生的行为。如国外的行为研究以及德国盛行的所谓"行为指导的研究",这两种以教师与学生聚在一起的行为为研究基础的研究把教师所持的态度分为以下三方面。

(1)责任:教师的态度就是要对教学负责任,有责任感才能发挥专业或敬业的精神,也就是以做好教师为志向,以教好学生为己任。

(2)价值:教师要把教育工作视为有价值的活动,要赋予学生包括知识、品格、集体感等各方面的有价值的活动。

(3)判断:教师的态度影响学生的判断,因为学生受教师的影响,常以教师的判断为判断。因此,教师对一切事物应该有正确的判断,以免对学生产生不良的影响。

从以上观点可以得知,教师的态度影响学生的行为,也影响学生的人生观和世界观,因此,医学临床教师应该有正确的人生观和世界观才能鼓励学生乐观与奋斗。

3. 理想　理想是奋斗与追求的目标。教育理想与教育目的有不可分的关系,两者都是教育所要奋斗与追求的最高价值层次。为了达到医学临床教育理想与教育目的,必须制定相应教学计划,有了教学计划才能按部就班地努力执行。把理想摆在价值层次的最尖端,是为了激励——即为了要达到理想的境地,受教育者和教育者必须共同奔赴,也就是受教育者必须不断地努力与奋斗,教育者适时引导才能达到预期的目的。

4. 热情　热情是促进心灵接触的有效媒介。每一个人由精神所负荷的心灵都有其亲近的人或物,通过唤醒而作心灵的接触,尤其是师生的接触具有唤醒的作用,这种接触是富有教育意义的,具有时空联系的。因此,精神生活在形而上的境界里有其根本的存在,精神的热情是形而上的驱动力,在心灵中是能量。医学临床教师就是要具有这种精神的热情才能不断地将教育之爱付出。

(二)师德修养

师德即教师的职业道德,是指教师从事教育教学工作所必须遵守的道德规范,其是调节教师活动及教师与学生之间、教师与教师之间、教师与家长之间等各方面关系的行为准则。医学临床教师的职业道德在很大程度上是教师个人道德修养的反映,在日常生活中富有爱心的教师对学生也比较具有爱心,平时凡事认真的人在工作上多半也会有较强的责任心。因此,医学临床教师必须加强个人的道德修养,并以此来提高自己的职业道德的水平,而职业道德的提高又有利于个人道德修养的升华。教师既是"经师",又是"人师"。古今中外许多关于教师的研究都非常重视师德修养,不仅把师德作为教师任职的基本条件,也把其作为一种教育的影响和手段。因此,师德也是教师的专业特征之一。

医学是集自然科学、人文科学属性为一体的综合性学科。医学教育的培养目标——救死扶伤的医务工作者体现着强烈的人文取向,即医学教育不仅需要传承医学知识和医疗技术,同时也需要培养学生高度的责任感和奉献精神。因此,作为医学临床教育目标的完成者,医学临床教师首先必须拥有良好的人文素养。医学临床教师不但在医学专业上以高超的技术水平为学生"传道、解惑",而且还要以良好的道德品质以及高尚的人格形象影响、教化学生,不断提升自身的育人意识和育人能力,努力成为集专家、教育者于一身的名副其实的"良师"。

(三)业务素质

教师的业务素质是教师教育教学工作所应具备的知识水平和工作能力,是教师履行职责的前提条件和取得教育教学效果的重要保证。教师的业务素质包括宽厚的知识、熟练的教育教学技能及鲜明的人格影响力。教师的业务素质大致包括三个方面:一是丰富的、超越所教学科范围的科学文化知识;二是扎实的专业知识;三是相关的教育知识与技能。

1.丰富的科学文化知识 丰富的科学文化知识是教师满足学生强烈求知欲和得心应手地教书育人的基础。医学临床教育工作的对象是有待于进一步塑造的人,因此其教学工作具有"人文性"特点,强调教师对基础文化知识的掌握。未来的优秀教师专业知识结构,将不再是"学科知识+教育学知识"的传统模式,应是多层复合的结构,其中处于最基础层面的是有关当代科学、人文的基本知识,以及工具性学科的知识技能;处于第二个层面的是学科专业性知识与技能;第三个层面是教师专业知识,主要包括教育学科类知识。医学临床教师不仅应具有渊博的哲学、社会科学、自然科学等方面的知识,而且要内化为个体的人文素质,从而成为一个具有崇高的精神境界、健全的人格及特质的人类灵魂的工程师。

2.扎实的专业知识 扎实的专业知识是教师教好所教学科的基本条件。医学临床教师首先是一名临床医务工作者,拥有深厚的专业素质是临床医务工作者的基本条件,而丰富的临床经验是专业素质的延伸和发展。医学科学的实践性、应用性特征,决定了医学理论必须经过反复的实践验证和询证操作才能成为真正有用的知识。因此,作为医学临床教师,不仅需要拥有深厚、广博的医学专业理论知识,还必须在医疗实践中不断积淀临床经验,通过从理论到实践再到理论的循环,强固、凝练自己的专业素质,真正使自己作为医学临床教师的同时,也是医学专家。

3.相关的教育知识与技能 相关的教育科学方面的知识、智慧与教育教学方面的能力和经验是教师把自己所知转化为学生所知、把自己所能转化为学生所能的独特智慧和艺术,是教师自己所知和自己所能本身所不能代替的。教学理论基础的欠缺和教学能力的薄弱是制约医学临床教师自身发展以及影响教学水平的主要因素。因此,面对以国际标准作为参照的医学人才培养新模式,必须强化医学临床教师教学理论基础与教学能力方面的素质要求。每个医学临床教师,都应当系统地学习教育教学理论,认识教育教学的一般规律,掌握教学基本技术和方法,并在实践中通过不断学习、研究与创新,使教学能力持续发展、提升。这种对于教师教学素质的强化,不仅是医师向教师角色转换的必需条件,而且是当今世界医学临床教师专业化发展的必然趋势,是医学临床教师提高教学水平的必由之路。

医学临床教师必须具备的教学能力和技能主要包括驾驭教材能力、教学设计能力、语言表达能力、教学活动调控能力、书写能力等。医学临床教师在准确掌握本学科知识的情况下,将之有效地传授给学生,必须在先进的教育理念的指导下,依据学生不同的心理特点、原有的知识结构对所讲授的教学内容进行分析、加工和设计,并依据需要选择适当的教学方法,安排恰当的教学活动。另外,作为知识的传播者,教师必须具备流畅、清楚、富有逻辑性地表达知识的能力。而且,临床教师要完成自己的教学任务,不断提高自身专业水平,需要进行的沟通和交流活动并不仅仅局限在教学活动中,还包括社会、家庭、学术组织及各类学术会议、学术小组活动等,因而要求必须具备良好的沟通能力。

三、医学临床教师的其他素养

(一)健康的心理素质

现代社会中,教师的角色越来越多样化,不仅社会角色增加,职能角色也变得多元化,频繁的角色转换和多方面的角色期望,使教师的角色冲突时常发生。教师也是血肉之躯,面临日益激烈的竞争和各方面的压力,如果教师不能对自己的心理状态做出适当的调整,就可能造成心理障碍和心理疾病。随着社会的发展,教师的心理健康越来越重要,这不仅关系教师的整体健康水平,也会影响学生的心理健康水平,最终就会影响教育教学质量和人才培养的质量。因此,教师良好的心理状态已成为履行其职责的重要条件。

(二)运用现代教育技术的能力

现代社会是信息化的社会,人们生活在信息的汪洋大海中,网络已四通八达,获取和处理各种信息将成为现代人生活中不可缺少的部分。教师职业是以获取和处理信息为主的职业,因此这方面的能力显得尤其重要。传统的教学手段往往是粉笔加黑板、投影等,效率比较低,表现力有限,已经不能够适应现代教育的要求和课程改革的需要。随着现代科技的发展及其在教育上的应用,现代教育手段不断问世,其优越性是显而易见的,如微课,不仅能够降低教师的劳动强度,更重要的是,只要运用得当,就能够明显地提高教学效果。教师必须掌握现代社会中的基本的信息技术,特别是要能够掌握运用电子计算机获取和处理信息的能力。作为新一代的教师,必须掌握多种现代教育技术,尤其是计算机辅助教学(CAI)和多媒体教学的知识和技能。

（三）具备教学反思能力

教学反思是指教师在教学过程中通过教学内省、教学体验、教学监控等方式辩证地否定主体的教学观念、教学经验、教学行为的积极的认知加工过程。反思能力是现代信息社会中个体生存和发展的重要素质之一，更是教师不断改善自身教学质量、提高教学能力的重要途径。教学是批判性、反省性、创造性的专业工作，正是在批判、反省中，教师的知识才得以积累。教师要保证教学的有效性就必须在教学中对随机发生的问题、对教学方式手段等的有效性、对学生反馈的信息、对教学活动随时变化的情境等进行有效的反思并做出适当的反应。教学反思能有效改进教学实践、完善教学理念，促进教师自身的专业成长。

（四）法律意识

国家现代化的标志之一是依法治国，教育现代化的标志之一是依法治教。随着教育的现代化进程，我国的教育立法逐渐完善。由于教育内部的关系越来越多样化、多元化，教育方面的法律纠纷和法律事件也越来越多，这是社会和教育进步的表现，说明越来越多的人开始运用法律手段来维护自己在教育方面的合法权益。在依法治教越来越深入人心的时代，教师都必须懂法守法。否则可能因不知法而犯法，酿成恶果、苦果，也可能忽视自己的合法权益受到侵害，不懂得运用法律手段去维护自身利益。

（五）适应时代发展的学习、发展能力

当今世界已进入信息时代，信息爆炸、全球化竞争、高新技术飞速发展、知识更新日新月异是这个时代的特征。医学领域也进入了空前发展时期，不仅医学科学本身以前所未有的速度发展创新，医学与其他学科间的关联、交叉、渗透也日益密切。在这一背景之下，医学临床教师必须拥有适应时代发展的素质，即持续学习新知识、实践新技术、应用新成果的能力，不断获取信息、分析应用信息的能力，以及富有时代气息的思维方式。医学临床教师的培养也应体现这一方面的前瞻性要求。

第三节　医学临床教师的发展

一、医学临床教师发展的紧迫性

随着社会的高速发展，教师的职能和角色已经发生了深刻的变化，社会赋予了教师新的使命，这极大地提高了教师工作的复杂程度和创造性，由此将对教师的自身发展提出更高的要求。不断深入的教育改革实践，也越来越要求有高素质的教师与之相匹配。教师的专业成长和发展已成为时代的迫切需要，教师的发展不仅仅直接影响教育改革的成败，关系教师历史使命能否顺利完成，而且关乎牢固确立教师职业观念，提高教师的社会和经济地位。

医学临床教师基本毕业于医学院校，主要从事临床工作。相比于院校教师，医学临床教师缺少系统的教育学、心理学知识和实践，在教学和指导学生、组织活动、语言表达与交流、教学活动调控等方面能力不足。而且，大部分临床教师对临床教学的责任性和必要性的认识不够；同时，随着知识的快速更新，临床教师也需要不断地自我学习、自我更新。医学临床教师的发展已经成为促进医学教育事业发展的重要因素之一。

二、医学临床教师发展的内容

（一）教育精神的发展

教师的教育精神是指作为教育专业人员的教师所必须具备的教育理念及乐业敬业、努力奉献的风范和精神。教师每一个环节的实践活动中都充满着"以人为本"的价值承担，都需要遵循一定的原则。这就是说，教育的实践需要教育理论的指导。教育精神既是教师进取创新的动力性素质，同时也是教师形象的重要特征，没有教育精神的教师将很难有效地行使专业的权利和职责。教师必须通过专业规范训练逐步养成教育专业人员的意识和态度，自觉按照教育规范来调整自己的思想言行的素养。师范学生通过教师教育，可以将从事教育事业的理想转化为献身教育的实际行动，在思想上做好从师任教的充分准备，对教师职业有清醒的认识和高度的责任感，形成正确、坚定的职业理想以及正确的教育观，树立素质教育的理念，并以此作为今后从事教育教学活动的行为规范和价值取向。医学临床教师毕业于医学院校，没有经过教育教学培训，在思想上普遍存在轻教学、重临床、重科研的现象，对医学临床教师的职业认识不够，责任感不强，因此，医学临床教师专业精神发展是医学临床教师发展的首要目标。

（二）教育知识的发展

教育知识是教师从事教育教学工作最基础的条件。教师要努力扩大知识视野，了解本教育学科的前沿信息及发展趋向，并能依据当代知识发展变化的状况，自觉地更新和优化知识结构，研究教育对象和设计教育教学方案，力求以有效的教育活动完成教书育人的使命。师范学生在校学习期间已经掌握教育教学必备的广博的科学文化知识、精深的学科教育知识、新兴学科与相邻学科的知识和扎实的教育学、心理学的理论知识，能够通过教育知识和手段的提高，运用教育知识来从事教学教育工作并提升教育水平，使自己成为高素质教育人才。医学临床教师的特殊性导致其在医学教育知识方面根基深厚，而在临床教学教育方面的知识较薄弱，因此，医学临床教师教育知识提升是临床教师发展的重中之重。

（三）教育技能的发展

教师教育技能是教师从事教书育人工作的重要条件。教师有目的、有计划地训练、培养教育教学的技能和实践能力，包括与学生交往、实施课程、运用信息技术进行教学等技能，能够帮助自己从繁重的、重复性的教学中解放出来，有时间和精力从事教育研究和使用个性化的教育方式。医学临床教师在认真学习和掌握各种知识的同时，还要注重学习并掌握各种与教师角色相关的技能，如语言表达能力、组织协调能力、人际交往能力、教学实践能力等。

除教师自身发展外,良好客观环境的创建也是医学临床教师发展的重要方面。如创建完善的教师培训体系;为教师提供严格而专门的职前训练;提供多途径、多形式的教师在职进修机会;为教师提供参与研究的机会,采取切实有效的措施鼓励其积极参与教育科研;建立教师教育团体;制定严格的教师选拔和任用制度;提高教师的经济和社会地位等。

三、医学临床教师发展的目的和途径

整体的医学临床教师的发展依赖国家、社会、医学临床教师群体的共同努力。而从医学临床教师自身来说,他(她)的发展是其在整个职业生涯中个体不断社会化的过程。医学临床教师发展的目标是通过终身的专业训练,获得教育专业知识技能,实现专业自主,表现专业道德,并逐步提高自身的素质,成为优秀的教育专业工作者。

(一)树立终身学习观念

当今时代是信息化时代,最显著的特点是学习已经成为人们的第一需要,终身学习将作为生活方式和社会普遍行为。在提倡终身学习的信息化时代,教师应首先成为终身学习的楷模。医学临床教师与传统职业教师有很大不同。首先,医学临床教师没有经过师范院校的专门训练,对于教育学、心理学知之甚少,对于教学过程、教学方法也不甚了解。其次,医学临床教师必须是合格的临床医务工作者,需要大量的临床实践和经验积累,同时,又要完成繁重的教学工作。无论在教学理论上,还是在时间支配上与院校教师相比都没有优势。管理者应该针对性地、适时地加强对临床教师的培训。医学是实践性科学,当代的医学改革要求未来的医务工作者必须集医疗、教学、科研于一身,医学临床教师必须明白终身学习、不断进步才能实现这一项伟大工程,这不仅仅有益于教学,而且有益于医疗和科研。时代要求我们所培养出来的医学临床教师不仅限于经验型教师、知识仓库型教师和技术型教师,而且要将他们培养成研究型教师、开拓型教师,要注重医学临床教师的持续发展能力和主体创造能力。这些都要求医学临床教师要具有终身学习的态度,使继续医学临床教育成为医院可持续发展的潜在生产力。

(二)构建医学临床教师职前、入职教育体系

职前教育是教师从业的重要基础,其可以提供作为教师所需的基础性知识和基本技能。目前,世界上并没有培养医学临床教师的专门学校,医学临床教师的职前教育就显得十分重要。医学院校可以参照院校教师岗前培训模式,并结合医学临床教育自身具体情况,与临床医学院共同构建医学临床教师的职前教育体系,组织所有承担教学任务的医学临床教师在入职前参加职前教育培训,聘请教育专业院校的教师讲课,对临床教师们进行高等教育学、教育心理学、教育管理学等教育教学基本理论与方法方面的系统指导,并进行考核,以其合格证书作为教师资格认定和专业技术职务聘任的依据之一。严格规范医务工作者作为教师的从业要求,完善临床教师的职前教育机制。要在法律的高度上规定医学临床教师在职教育的权利和义务,对医学临床教师接受在职教育的时间、年限、资金等给予政策支持,并建立相应的激励机制,为医学临床教师提供职后教育机会,鼓励医学临床教师的进修学习。

（三）建立教师职业发展平台

依据马斯洛的需求层次理论，人的最高需求是自我实现，而人的价值最终体现在自身的职业发展上。职业发展是人的最高需求，管理者应摆脱过去只研究如何使用教师、如何调动教师积极性的管理方法，而应该站在整个教师职业发展过程的角度来考虑如何开发教师潜力、发挥教师作用。把医学临床教师的职业目标与学校的组织目标统一起来，建立医学临床教师发展平台，规划好临床教师的职业生涯。个人发展平台要将医学院和个人的发展需要统一起来，并为之提供相应的条件，让每位临床教师都有持续学习、重塑自我、为自己的职业发展负责的愿望和行动。管理者要从临床和教学人才梯队建设出发，结合临床教师的个人发展需要设定职业发展规划，依据教师的个性、兴趣、专长，准确估计教师的能力，为每位教师确定个性化建设和发展方向，规划其职业道路，并制定阶段性目标，使临床专业建设和师资队伍建设同步进行，使科室和个人、教学和临床相互促进，共同发展。

（四）加强文化建设，创建支持教育教学的环境

发展靠管理，管理的基础在于文化。教师的发展需要环境支持，对于以医疗服务为中心任务的医院来说，医学临床教师的培养与发展更需要注重教育环境的建设。管理者应建立尊师重教的医院文化，自觉、积极地创建支持教育教学的环境，以各种制度和措施加强临床教学环境建设，保障临床教学各个环节拥有良好的条件支持。以提升医务工作者的医德素质为核心，营建以人为本、服务为本的文化氛围，强化医务工作者人文素养的培育及对临床实践的重视，促使临床教师由受制到主动再到自觉直至习惯性地担负教育教学责任、践行育人意识、修炼育人能力。医学临床教育质量的提高和发展也将水到渠成。

第四章　医学临床教师的教学风格

　　担任医学临床课程及临床实践教学的教师，在长期的医学教学实践中，经过了时间打磨和经验积累，逐渐形成自己的教学思维和教学习惯，包括在长期的医学教学实践中形成的技能、技巧的合理组合等教学特色，这就形成了医学临床教师的教学风格。这种教学风格体现着教师稳定的教学心理品质，是医学临床教师的教育思想、个性特点和教学技巧在整个医学临床教育过程中彰显的独特的、和谐的结合及经常性的表现。故医学临床教师教学风格的形成标志着其在医学教学艺术上趋于成熟和稳定。作为医学临床教师，自身的教学风格会影响学生的学习兴趣和学习质量，同时也是影响医学临床教师教学质量和教学效果的重要因素。

　　作为教师，教学风格最大的特点就是高度个性化。每位医学临床教师的教学风格都不尽相同。尊重教师教学风格的个性化，实质上是对教师独创性劳动的尊重。明确教学风格的含义，了解医学临床教师教学风格的主要特征，并按照自身性格特征和行为特点，逐步在临床课教学实践中培养和形成适合自己的个性鲜明而独特的教学风格，是每位医学临床教师追求的目标，也是优秀医学临床教师必备的素养。因此，医学临床教师需要结合自身教学特点和医学临床教育特点，打造个性化教学风格，以适应医学临床教育教学活动和学生学习需要，提高教学效果。这是医学教育教学理论不容忽视的课题，是医学临床教师进行教学活动和教学过程的基础。

第一节　教学风格的含义

　　教学风格是指教师在教育理论的指导下，经过长期教学实践和探索而形成的符合自己个性的独特的教学技巧，是教师在人格及教学方面表现出来的个人化偏好和习惯化行为方式，是通过长期教学实践的探索和追求逐步形成的，并逐步使之完善的教学活动，在教学观点、教学方式方法、教学技巧、教学作风、教学效果等方面综合体现出来的、稳定的、具有独特个性的教学特点与审美风貌。

一、教学风格的内涵

(一)艺术角度的内涵

"风格"一词最早来源于艺术,即教学是艺术,教学风格是教师教学艺术的格调、风貌,是教师个性魅力的外在表现。顾明远在《教育大辞典》中对教学风格的解释是"教学过程中,体现教师个人特点的风度和格调,是教师教学思想、教学艺术特点的综合表现,具有独特性和稳定性"。

(二)教育学角度的内涵

在教学论中,教学活动是师生共同作用的过程,是教师教学观点、方法与教学内容相结合的过程。因此,有学者把教学风格视为教师教学思想、方法和作风的独特表现。

(三)教育心理学角度的内涵

心理学领域中,"风格"用于描述不同个体在认知、学习、教学等方面存在的差异,即教师的教学风格是教师独特和一贯性的教学策略及教学方式、方法。

无论从哪种角度定义教学风格,均具备以下三个特点:第一,教学风格是在教学实践中逐渐形成发展起来的,要经历较长时间才能形成和达到成熟,具有相对稳定性;第二,教学风格具有独特性,与教师自身的个性息息相关,是教师自身个性的体现;第三,教学风格有特定的外在表现形式,即固定的教学方式、方法和技巧。

教师教学风格的核心是教学艺术个性化。教学风格是教师内外统一、形神兼备的整体。教学思想观点体现了教师教学的精神追求,是教学风格形成和发展的内源性动力;教学技巧彰显教师达到的教学艺术水平,是教学风格达到理想效果的强大技术保障;教学作风体现了教师教学直观可感的外在风貌,是教学风格审美的直接载体。教学风格是教师教学艺术个性化相对稳定的一种状态,具有成熟感、稳定感。经过长期的实践、一贯的追求,才能将教学艺术的独特品性磨炼成熟。教学风格是教师教学艺术进入较高境界的标志。

二、教学风格的构成因素

教学风格的构成因素及各因素的模式特点不仅对教师自身教学活动有重要影响,还对所教授学生的身心发展有极其重要的作用。教学过程的复杂性决定了教师教学风格构成因素具有多样性。在完整的教学过程中,教学风格的诸多构成因素相互联系,形成多层次、多因素的整体系统。构成医学临床教师教学风格的因素分为医学临床专业知识储备、心理、主观能动和外部等因素。医学临床专业知识储备因素和心理因素是教学风格构成的基础因素,也是形成教学风格的根基;主观能动因素和外界因素对教学风格的形成和发展则有着促进或抑制作用。医学临床专业知识储备因素和主观能动因素可以通过个人努力,凭主观能动性进行控制,是可控因素;心理因素和外部因素则不能被主观意志所控制,是不可控因素。

(一)医学临床专业知识储备和心理因素构成了教师教学风格的基础因素

1.道德修养水平、知识结构状况、教育教学能力,构成了教学风格的文化基础　教师职业是以脑力为主要劳动力的职业,医学临床教师在任教前除具有深厚的医学临床专业知识储备外,还需要经过专门的教师职业教育培训。医学临床教师要以完美的教学风格胜任临床课程的教学工作,不仅需要较高的社会文化修养,还需要良好的医学临床专业素养和教师职业素养。教师的职业道德修养水平、知识认知结构状况及教育教学能力,构成了其形成自己的教学风格的文化基础。其中,医学临床教师的医学人文水平,比如对医学及教育事业的热爱和献身精神、爱伤意识、对学生的爱护和关心、对教学工作的热情和责任心等,构成了医学临床教师教学风格形成的精神动力;教师的知识结构状况,如医学专业及其他文化知识的储备量、知识的广度与深度、医学专业知识与其他学科交叉融合能力等,构成了医学临床教师教学风格的一般知识基础;教师教学能力的强弱及特点,如组织管理能力、认知能力、设计能力、表达能力等,共同构成了教师教学风格形成的基本能力。

2.一般性的认知特征、意向性特征和个性心理特征构成了教学风格形成的心理基础　医学临床教师所受教育程度不同,各自生活经历与阅历不同,造成他们的认知品性、意向品性和个性特征也各不相同。其中,每位教师的认知品性,如感知能力和特点,思维模式,逻辑抽象思维或是具体形象思维、求同思维或是求异思维,思维的灵活性及反应速度,观察的敏锐程度,记忆力的强弱,注意力如何分配,语言表达方式等,都与形成不同的教学风格密切相关。意向性品性,如意志力的强弱、持久性,情感的特点,情感的丰富程度,情绪的控制能力,构成教师教学风格的情感因素。个性及心理特征,如兴趣、爱好、性格、气质类型等方面的差异,均会使教师的教学风格各不相同。

3.医学临床专业知识储备基础和心理基础对教学风格的影响　针对医学临床教师的教学风格来说,医学临床专业知识的储备基础和心理基础共同构成了教学风格的基础因素,这也是医学临床教师教学风格的根基。在医学临床的教学过程中常具有与医学临床相关的专业化的教学需求,这对教学建构既有很大的便利,又有很大制约。医学临床教师专业知识储备的深度和广度会对其教学艺术产生影响和制约,甚至影响医学临床教师教学风格所能达到的最高境界。故而医学临床教师教学风格的基础因素是医学临床专业知识储备基础和心理基础。作为教师教学风格的根基,其稳定程度和建构方式对以后医学临床教师教学风格的形成具有很大影响。

(二)对教学艺术的主观追求和探索是教学风格形成的主观能动因素

1.教学经验和教学个性是教师形成自己教学风格的必要前提　教学经验是指教师在长期教学过程中逐步积累起来的有关教与学的感性认识和处理教学问题的行为方式。包括教师通过自身的教学探索而形成的如何维持教学活动的教学秩序,如何对不同个体因材施教,如何对待不同性格、不同爱好的学生,如何处理教学活动上的突发事件等教学行为模式。医学临床教师教学经验的丰富程度受到许多因素的制约,其中,最主要的是教师的教学年限。随着医学临床教师教学年限的增长,教学经验将会日渐丰富。而稳定的教学风格,是要有丰富的教学经验做基础的。教学风格作为教学艺术达到较高境界的标志,离不开丰富的教学经验,但仅有教学经验还不够,还需要医学临床教师在认真教学的同时,通过对教学艺术不断追求和探索,在教学过程中逐渐体现出自己与众不同的教学特色或教学个性,并最终使这些教学个性达到稳定、成熟的状态。医学临床教师的教学个性是教师所从事的医务工作、兴趣、爱好、才能、气质等诸多因素在教学过程中的综合反映,是医学临床教师个人个性与其他教学因素相互作用的结果。具有某种个性品质的教师,在教学过程中总会或多或少地反映出与其个性类似的教学风格特征,当教师具备了一定教学艺术就能形成自己的教学个性。

教学活动是动态的开放系统,随着教学诸因素的改变而不断地调整、充实、发展和创新。随着教学经验的积累,教学艺术性不断增强,医学临床教师的主体个性在医学临床教育过程的各个环节得到完美体现,与教学观点、教学方法、教学作风完美结合,在教学实践中越来越显示出成熟的、科学的、较为稳定的风貌特征时,即可稳定个性化特点,形成自己的教学风格。

2.对教学艺术的主观追求和探索是医学临床教师教学风格形成的重要途径　在影响医学临床教师教学风格形成的诸多因素中,教师对教学艺术的主观探索和追求精神以及行为是医学临床教师教学风格形成过程中最活跃的因素。清醒的自我意识和不懈地对医学临床教育教学创新的执着精神,是医学临床教师在教学艺术追求与探索过程中的两大途径。清醒的自我意识要求教师对自身整体素质进行准确的评估,对自身教学个性的优势与不足心中有数,对自身教学过程、教学方法、教学作风、教学效果能不断调整,不断地改进和提高自身教学效果。医学临床教师在对教学艺术的追求中,要勇于进行教育教学创新,不断地总结和改进自己的教学方式方法,把教育创新作为推动自己提高教医学临床育教学质量的重要手段。医学临床教育实践中绝大多数已经形成自己教学风格的优秀教师对医学临床教育的见解、观点,对教学的改革及对医学临床教育事业的发展均起到了巨大推动作用,并通过相互的交流与反馈,不断地改进和完善自己的教学风格。

(三)影响医学临床教师教学风格形成的外部因素

1.医学临床教师教学风格的形成受社会传统和时代要求的影响和制约　随着时代进步和发展,教育界逐渐重视教学活动中学习者个体创造性和个性发展,在整个教育教学过程中也明确了师生主客体关系的新角色,在教学活动中强调发挥学生的主体作用和教师的主导作用,以及对创造性人才的培养,逐步认识到非智力因素在教学过程中的地位和作用。近年来,随着教育改革的深化,素质教育广泛实施推广,教学活动展现了许多值得借鉴的新型模式,如问题探究式、情境陶冶式、自学辅导式等;教学理论也不断创新,如问题教学、启发教学、情境教学、合作教学;在教学的方式方法上则注重以情导教,育教于心,生动活泼,严谨细腻,和谐自然,互教互学。这些新教学模式、理论与方法,是以现代教育思想和教育理论为指导,以先进、科学的教育原则为前提,形成了多种多样鲜活生动的教学风格。

2.教学内容和学情特点是影响教学风格的重要因素　不同的课程对教学的要求不同。医学临床教育教学活动内容之间差别较大,这就要求医学临床教师在医学临床教育教学活动实施过程中应依据自己教学活动内容特点,在已形成的较为稳定的教学风格基础上去适应不同教学内容的要求。同样,医学临床教师面对的学情也会有所不同,如学生掌握的基础知识状况、学习能力强弱、兴趣爱好等均存在差别,这些都会影响教师教学风格的形成及在教学过程中的运用。

三、医学临床教师教学风格的影响

(一)教学风格与教师专业发展

教师专业发展是指教师作为专业人员,在专业思想、专业知识、专业能力等方面不断完善的过程,是教师由医学临床教育的行业新人发展成为医学临床教育专家型教师的过程。教学风格是医学临床教师教学思想的直接体现,形成个性化、成熟的医学教学风格是医学临床教师专业成长的重要标尺和专业化成熟的标志。成熟的教学风格需要教师具有自己的教学思想、能够熟练运用的教学方法、进行富有成效的教学过程设计,以及拥有独具特色的教学语言,这些也正是教师专业化成长的基础。

(二)教学风格与学生发展

教师教学风格与学生学业成绩密切相关,在松散式教学活动管理、教师很少重视学生自主性和兴趣的自由型教学风格影响下,学生学业成绩水平较低。教学风格通过对学生人际交往技巧的潜移默化可以影响学生社会化过程,教师教学风格与学生个性、学习风格之间存在正向关系。

1. 教学风格与学生个性发展 医学临床教师教学风格对医学及相关专业学生个性发展起着示范、诱导和激发的作用,"严谨"的教学风格使学生的思维趋于周密,有助于形成独立思考的良好品质。教师的教学风格与学生发展之间是交互的过程。教师教学风格以暗示、感染、复现的方式对学生起隐性、潜移默化的影响;学生以反映、认同、模仿、内化等过程接受教师教学风格的影响。

2. 教学风格与学生学习风格 在学习风格形成初期,教学风格对学习风格起决定和引导作用,不同教学风格的教师会不同程度地调教出与之相匹配的学习风格的学生。当学生学习风格已形成,教师教学风格的影响就有正向与负向之分。如果教师教学风格与学生学习风格相匹配,则为正向影响,有助于学生高效完成学业任务,否则将阻碍学生学习。教师如形成多种教学风格,就可以依据学情因材施教。教师还要引导学生积极认识和调整自身学习习惯以适应教师教学风格,形成以良好学习策略为核心的认知风格。医学临床教师的教学风格是在医学临床教育教学实践中逐渐形成的,教学风格的形成与师生互动、学生评价、学生的学习能力及学习风格密切相关,直接影响教学效果。

教师的教学风格还影响学生的学习适应性,包括学生的学习成绩、学习态度、师生关系、学习习惯等方面。当学生对教师教学风格评价积极,学生对教师的满意度就高,与教师沟通较通畅,参与学习积极性高。教师的教学风格与学生的学习风格相适应,能最大限度地调动学生的学习积极性。

四、医学临床教师的教学风格对医学临床教育的现实意义

医学临床教师良好积极的教学风格不仅可以提高教师个人在医学及相关专业学

生中的威信,优化教学氛围,激发学生的学习动力,提高教学实效,甚至间接影响学生的学习态度和个性发展。因此,医学临床教师的教学风格理应受到重视并予以精心培养。

医学临床教育的培养目标是把医学及相关专业学生培养为适应国家全民大健康战略和未来全民医疗保健需求的医学及相关人才,是为人民卫生健康事业培养未来的保驾护航者。医学临床教师的教学风格,能从各个角度让学生感受到知识的光芒和人性的温暖,学生们更容易怀有悲天悯人的大医情怀和奋发图强的学习精神,学生的自我发展和择业方向也会受到深远影响。医学临床教师都应当精心培养适合自己性格和专业特色的教学风格,为医学临床教育事业贡献力量。

第二节　教学风格的形成过程

教学风格鲜明的医学临床教师不仅会受到学生的欢迎和社会的认可,也是教师自身发展的重要成就。教学风格的形成除了受到多方面因素的影响外,还需要经历若干年的探索、磨炼和培养,教师才能形成适合自身的独具特色的教学风格。

一、影响教师教学风格形成的因素

影响教师教学风格形成的因素包括内部因素和外部因素两方面。教学风格形成过程中,影响因素遵循一定的结合机制:内外部因素相互联系,缺一不可。

(一)影响教学风格形成的内部因素

1. 教师的主观能动性　形成稳定教学风格的教师通常要对教学充满热情。对教学投入精力,积极去探索有效的教学模式,从而形成自己的教学风格。在形成教学风格的过程中,教师的主观能动性及教师自身积极的性格将发挥积极作用。

2. 教师的知识水平　教师的知识水平可以从深度和广度两个范围来考量。教师知识水平的深度通常指教师的专业性知识达到的高度,这决定了教师教学水平的上限,也是教师教学的基础。教师知识水平的广度指教师在专业知识之外涉猎知识范围的大小,这决定了教师教学目标实现手段的多样化程度。具有一定教学风格的教师,在专业知识水平方面必须具备一定的深度,在专业知识之外涉猎知识也要达到一定的广度,才能在教学实践过程中通过学生比较容易理解的教学手段和方式把相关知识幽默地表达出来,以达到教学目标。

3. 教师的教学技能水平　教师的知识水平是教师教学风格的基础,教师的教学技能水平是教师把知识传播出去的具体方法和手段。教师最基本的教学技能就是在授课过程中不仅能把重点、难点和知识点讲解清晰透彻,还能把控教学活动的气氛和教学节奏。但相对于形成教师的教学风格来说,仅有这些是不够的。具备鲜明教学风格的教师,能够采用多种教学手段,通过相关知识的关联比对或者通过深入浅出的讲解达到教学目的。把专业知识深入浅出解析透彻且逻辑严密同样也是一种艺术性展现。具备一定教学风格的教师其教学技能通常都达到了一定艺术的高度。

(二)影响教学风格形成的外部因素

1.**教师所处的环境** 教师教学风格的形成,除了受到内部因素的影响外,还会受到多种外部客观环境的影响。外部环境通常包括两方面,首先是可视及的物质环境,通常指学校的教学硬件设备。教学硬件设备的齐全为教师采用教学手段提供了多种选择和保障。在当前环境下,计算机、手机等网络终端广泛的普及,微课和慕课等教学模式在各医学院校正逐步兴起。缺乏相关网络及各种平台及设备的支持,教师纵使有意愿和能力,也无法做出各种多媒体等相应的教学辅助工具,即使做出,也很难达到预期的教学效果。此外,教学环境则是无法看见的精神环境,包括学校教学和学习氛围及教师所处的学术氛围,是否拥有值得学习的公众榜样或标杆人物等。良好的学习、学术和教学氛围是促进医学临床教师钻研业务、提升教学方法、形成独特教学风格的良好动力和保障。树立具备独特教学风格的标杆型教师,可以作为其他教师在形成自身教学风格过程中的模仿对象和学习榜样。

2.**外部信息的传播及反馈** 医学临床教师教学风格的形成不是自身定义的,需要社会、学校及学生多方面的认可。教师在教学实践过程中,形成了某种教学风格,或者通过引导和培养形成了某种教学风格,需要在教学实践中达到良好的教学效果。教学效果通常会由学生在校园中传播开,也可以由学校的教学督导系统在教师和学生间传播并推广。教师教学风格信息的传播及反馈有两方面作用:其一,强化教师教学风格的作用,强化教师教学风格的自我定位;其二,在教师教学风格传播过程中的各种反馈,有利于教师不断改进、完善,最终形成趋于稳定的教学风格。

3.**激励机制** 具备自身教学风格的教师常常要比没有风格的教师在教学实践中付出更多的辛苦和努力,所以自发形成教学风格的教师是少之又少的。应设立相应激励制度,对具备教学风格的教师进行物质或是精神奖励,更易于培养出众多具备教学风格的优秀教师。

(三)影响教学风格形成的其他因素

1.**性别对教学风格的影响** 教学风格是否存在性别差异目前尚有争论,目前并无研究证明男女教师在教学风格的任何因素上存在明显差异,但男教师的教学风格之间的差异性大于女教师,男教师比女教师独立性更强、更有主见。

2.**教龄对教学风格的影响** 教师的教龄反映教师的从业经历,教龄不同的教师在教学态度、教育方式上存在显著差异。教龄对教学风格的影响与教师的受教育背景和个人工作经历有关,也显示了教学风格的持续发展性。这种持续发展性突出表现为教师通过积极地进行教学反思和经验积累,使原先的风格发生变化,逐渐形成新的教学风格。

3.**教育阶段对教学风格的影响** 处在不同教育阶段的学生,身心特征不同,教学目标不同,教师必须以不同方式方法组织教学。总体上,在针对医学专业专科学生教学时,教师通常倾向于引导整个教学过程,即以教师为中心的程度较高,同时也更加强调知识的掌握与应用。而面对医学专业本科学生教学时，教师在教学风格上则更注重学生自主学习能力的培养和提高，以学生为中心的程度较高。不同学业阶段对教学风格的影响，实际上反映了各阶段的学习者的身心特征与教育目标对医学临床教师教学风格的影响。

二、教学风格的形成过程

教学风格的形成是一个漫长的过程，需要教师在教育理论的指导下，经过长期不断的探索和实践，结合自身性格特点、知识结构、心理状况等各方因素，才能最终形成的符合自己个性的独特风格。个性化教学风格的形成通常会经历四个阶段：模仿借鉴期、独立发展期、创新尝试期、稳定发展期。

（一）模仿借鉴期

新任教师在教学实践初期，对教材分析、教学设计、教学活动组织、教学方法上存在诸多不足，故为提高新任教师的教学水平，促进新任教师的快速成长，学校层面往往会安排一位教学经验丰富的高年资教师对新任教师"传帮带"。在部分高等医学院校，还设立有青年骨干教师培养计划。通常情况下，学校会让新任教师先听老教师的课，再自己上课。新任教师要留心上课的流程，记录教学活动语言如精彩的导语、过渡语、提问语、评价语；认真观察老教师的教态、板书、语速、语音、语调，领会老教师对教材重点、难点把握和突破等的解决过程以及教学活动授课的生成过程。

新任教师听课目的是借鉴，切记不能一味模仿。新任教师入职后通常先从借鉴模仿开始，但模仿不能作为常态，目的是借鉴"他山之石"，以便更多地融入自己的思考和想法，甚至包括思考后的质疑。单纯的模仿难以进步，还需要融入鲜明的自我特色。新任教师在听课时要学会反思，在借鉴中加入自己的特点，才能彰显自己的教学个性与风格。听课不是仅仅简单地记录，要学会思考，知其然而后知其所以然才是有效的借鉴和学习。比如高年资教师为何如此创设情境进行导入？又是如何引导学生解决问题的？为何如此安排课的结构？小组是如何在教师的指导下进行合作探究的？高年资教师在哪些问题的设置上或知识点的讲解上语速语调发生变化以及如何变化？在知其所以然之后才会有取舍，才有质疑，才能有效借鉴并融入自己的想法，适合自己班级学情。因此，新任教师要进行探究式的借鉴学习，逐渐形成个性化教学风格。

（二）独立发展期

在经过一段时间模仿他人的教学后，通过独立思考，许多新任教师逐渐领悟出他人教学艺术的真谛，经过对他人经验的不断取舍、扬弃和改造、加工，再把他人成功的经验、规范的行为方式与自己的教学情况结合起来。新任教师将逐渐摆脱单纯模仿的模式，独立地进行教学操作、完成教学工作各个环节的任务。他们慢慢开始使用自己的语言、表达方式独立地进行备课、授课及进行课后辅导、学业考核及评定，并能依据教学大纲目标明确地选择教学内容，确定重点、难点，制定教学计划，以及采用适当的教学方法授课并能对教学活动环境和学生的听课情况及教学效果进行分析，以确定教学活动中各种教学事件的主次，灵活把控各教学环节并保证其顺利实施。

在独立发展阶段,教师虽已有了明确的教学目标及一定的教学活动操控性,但在教学技能上可能还不能达到迅速、流畅及变通。处于这一阶段的教师对教学更有责任感,在心理上更希望能像优秀教师那样形成自己的教学特色,这正是他们进一步提高教学水平的内在动力,也是促进他们进一步形成教学风格的动力。

(三)创新尝试期

在竞争日益激烈的当今,医学临床教育也从经验型转向创新型,所以培养创新型医学人才也是医学临床教育的重要任务之一,这就要求医学临床教师自身要具备创新精神。新任教师除必备扎实的专业知识外,还具备年轻、热情和富有创造力及创新精神这些优势,只是欠缺教学经验。如在教学流程上,新任医学临床教师可能会提出不同于传统教学设计的新思路;在教学方法上,他们或许会更愿意大胆尝试不同的教学手段以及乐于找到不一样的、更为有效的教学突破口。同时,他们更能借鉴其他教师缜密的教学活动构造,同时结合自己的思考大胆尝试新的教法。他们深知,只有激发起学生的兴趣才能营造出良好的教学氛围,收到良好的教学效果。传统的教学模式和方法,已经较难调动学生的学习积极性,这要求教师必须大胆创新教学设想,大胆创新教学活动,学生才会更喜欢,参与度更高。只要勇于创新,就会有不一样的临床课授课教学活动,更利于教师形成个性化教学风格。

在创新尝试阶段,新任教师会尽力追求新颖,凸显自我风采,但应注意过犹不及。如果盲目追求新颖,会造成教学风格华而不实。尤其在公开课及各类评比中,部分新任教师刻意追求设计的精彩,有时会特别用心设计某些环节,这本无可厚非,但过度强调设计,反而不易达到真正的教学目标。大胆尝试和创新的根本目的是要激发学生学习兴趣,从而提高授课效率,夯实学业,提升能力,所以大胆创新的前提是要"实",即求真求实。

(四)稳定发展期

部分医学临床教师往往觉得教学风格就是别出心裁,并且简单地认为是在形式上的创新。实际上,教学风格应是医学临床教师个人内涵、文化素养及医学专业基本功在教学上的折射。医学临床教师通过自身扎实深厚的专业知识,更好地把握医学临床教育教学活动的教学目标和重、难点,能够通过自身学习经历,清楚地了解学生认知特点,洞悉学习难在哪里,教师据此有所侧重,从而选择更有效的教学方法。在经过前面阶段的努力和尝试后,医学临床教师会逐渐形成属于自己的个性化教学风格,而且日趋稳定,或激情澎湃,或循循善诱,或抑扬顿挫,或充满诗意,或简单明快,或平实质朴等。

医学临床教师个性化教学风格的形成,是在经过自身不断努力后教学走向成熟的标志。教学风格不是短期内能形成的,其离不开教师的努力追求。正如罗丹所说:"在艺术中,有风格的作品才是美的。"对于医学临床教学而言,同样如此,教学风格就是一名教师的教学魅力。

第三节　教学风格形成的途径与方法

教学风格是教学艺术家刻意追求的最高境界,是教师教学上创造性活动的结果和辛勤劳动的结晶。医学临床教师教学风格的形成是他们综合素质的体现,是教师创造性劳动的结果。医学临床教育不同于其他专业教育及基础医学教育,每位医学临床教师都应该有意识、有目的地通过各种方法和途径,形成独具特色的教学风格。这不仅要求教师从理论上认识,还要在实践中运用。教师必须进行长期的教学技能训练和长期的教学艺术探索及追求,才能将自身主体个性与教学观点、教学方法、教学作风等结合起来,在教学实践中日趋显示出成熟的、科学的、较为稳定的风貌特征,此时才可以说,教师的教学风格形成了。

一、医学临床教师教学风格的形成途径

医学临床教师要形成自身的教学风格,总的来说有两种途径:其一是教师本人对自我成长、自我发展的要求,这种情况下往往是教师自发地形成某种教学风格;其二是学校出于人才培养和梯队建设的需求,这种情况下教师的教学风格由学校培养形成。

(一)自发式形成

自发式形成是当前高等医学院校中具备教学风格的教师主要的形成路径。这种形成路径主要由教师通过自主意识,主动去模仿学习别人,然后独立实施,在实施的过程中创造性的思索,最终形成自己独立的教学风格。在目标管理理论中,这部分教师属于自我激励意识、自我领导能力比较强的教师。

自发式形成路径是教师在熟悉众多的教学风格后,依据个人的特点和实际情况进行选择。主要依据教师个人的兴趣、爱好、特长、心理等条件选择适合自己个性发展的教学模式。然后通过学习模仿、独立实施、创新尝试、稳定发展,最终形成独特的教学风格。

自发式形成的教学风格,对教师自我要求较高。教师自我目标定位明确,主动积极探索形成自己教学风格的意愿强烈,有较强的自我领导能力。在这种积极意识的驱动下,学习模仿周围有特点的教师的教学风格。通过学习,再在自己的教学实践过程中,把某种或者多种教学风格在教学活动上独立展现出来。

在形成初期这种展现的过程会因为教学风格与教师个人不适应而有些生硬死板。教师还要在独立实施的基础上,结合自己情况,不断进行思考和改革,逐步形成适合自己的教学手段并将之实施、完善,最终形成教师自己的教学风格。自发式形成教学风格的教师,个性比较鲜明,因为教师在教学风格的形成过程中思考的问题较多。但这种路径对教师的主观能动性要求较高,教师在自发式学习的过程中困难较多,很容易半途而废,或者模棱两可,导致有始无终。

(二)培养式形成

培养式形成是指在高等医学院校与教师个人的共同努力下,明确教师发展目标,分析内外部环境,进而培养教师的教学风格,是可以进行普遍推广的教师教学风格培养的路径模式。培养式教学风格是在院校和教师目标一致情况下,由学校建立激励机制与约束制度,通过流程化的路径培养,对教师进行性格测试,进行针对性培训与指导,通过信息传播与反馈实施定期督导,再由教师经过独立创造期,达成风格认定。

第一步:对教师的性格进行测试,用以确定教师适合培养的教学风格。不同类型的教师教学风格通常对应着教师不同的性格,二者存在很大的关联性。

第二步:性格测试后,确定培养教师的教学风格,安排对应的教师进行指导。除此之外,提供针对性的学习资料和计划,安排教师参加相关培训。

第三步:对教师的信息传播与反馈。教师在接受指导与培训后,应当初步具备运用相应教学风格独立进行教学实践的能力,通过公开课的模式对教师的授课教学风格进行传播,通过外部环境压力,帮助教师推广相应的教学风格。

第四步:定期督导。初步形成教学风格的教师,通常还处于模仿阶段,独立实施教学实践的能力还有待加强。通过定期教学督导,对教师教学风格进行检查,确保教师在教学实践中完善教学风格。

第五步:教师独立创造期。被指导培训后教师的教学风格通常生硬或固化,而真正形成教师独立教学风格,需要教师有个独立创造过程,依靠教师的自发性创造,总结前期教学风格实施中的问题,结合自身的实际情况,进行自我创造与自我超越。

第六步:对教师教学风格的认定。认定需要结合多种教学考核来进行,包括学生评价、同行评价、督导评价、社会评价等。对于通过教学风格认定的教师,应当兑现激励机制的承诺,从而形成激励效应,促进更多的医学临床教师参与到教师教学风格的养成中来。

培养式形成教学风格是从学校角度入手形成教师教学风格,要求学校有宽松、民主的管理氛围,学校管理者要善于鼓励教师个性和创造性发挥,鼓励教师认识并形成独特的教学风格,可在学校教师教学考核中加入教学风格形成考核,把不同风格的教师相互搭配以方便风格互补。

培养式形成教师教学风格的路径基于目标培养路径。相对于自发式形成的路径,能够提高教师教育风格形成的效率,自发式教师教学风格形成路径存在着对教师主观能动性要求比较高的缺点,而培养式形成教学风格的路径,通过激励机制来提高教师的积极性,又以制度来约束教师的行为,可以有效地克服动力不足的缺点。自发式形成路径是一种自然形成的教师教学风格的路径,形成教学风格难度较高;培养式形成路径是一种可控的教学风格形成路径,形成教师风格效率更高,是适合推广的培养模式。

教师教学风格的形成关键在于教师自身对职业专长的精深追求,这是教师教学风格成长和成熟的内因,而教师所处的教育环境则是教师教学风格形成的外因,教师教学风格形成与发展是内外因相互作用的结果。离开宽松的教育环境,教师很难形成富于个性化的教学风格。如果没有教师自身对教学的精益求精的进取心,形成个性化教学风格更是缘木求鱼。总而言之,教师教学风格是教师知识、技能、品德的全方位展现,是经过千锤百炼、实践检验后形成的具备医学临床教师个人特征的风格。

二、医学临床教师教学风格的形成方法

医学临床教师教学风格的形成,有以下几种方法。

(一)实践提升式

实践提升式是指医学临床教师通过对其在医学临床教育教学过程中不断积累的丰富实践经验进行总结归纳、抽象升华,选择典型的特征用以形成个人的教学风格。实践提升的形式包括:教师在长期教学活动中积累的大量丰富的实践经验;通过归纳、整理和筛选,得出反映教学效果和教学个性的典型经验;将典型经验进行理论概括,抽象升华,揭示其本质特点;将本质特点发扬光大,最终形成个人教学风格等。实践提升的各种形式,都体现着实践经验的价值和经验筛选的特点。

(二)理论指导式

理论指导式是指医学临床教师在教学中自觉地以先进的教育教学思想和理论为指导,并将其贯穿于各教学环节,最终形成个人独特而鲜明的教学风格。其教学风格形成的显著特点之一,就是教师整个教学活动的学术性和艺术性相结合,使教学成为真正研究教学艺术的科学。这一特点的形成,在很大程度上必须以先进的教育教学理论为指导。理论指导的基本形式包括:教师深入领会和掌握了先进教育教学理论的精神实质;自觉把先进的教育教学理论运用于教学实践中;培育教学个性,发展教学特色;形成自身鲜明的教学风格等。所有这些,都体现着理论指导的价值和理论演绎的特点。

(三)重点突破式

重点突破式是指医学临床教师在教学过程中注意结合个人特长或教学需要选择形成自己教学风格的突破口,发挥优势,以点带面,从而建立整体教学风格。重点突破式方法的根本,在于要寻找到教学个性和教学独特性结合的突破口,以求构建整体教学风格。如何选择突破口,因人而异。选择突破口要注意向他人学习,总体来说应注意以下几点。

(1)突破口应是教师教学的优势范围,教师通过一定努力可以实现。

(2)突破口应是教学活动中其他人和自己经常忽视的关键性问题。

(3)突破口应是预示教学未来发展的趋势或与学生利益紧密相关的问题。

(4)突破口应是教学中应解决而没有解决的带有方向性、本质性的内容。

(5)突破口应适合教师的个性特点,有助于学生更好地掌握知识、提高能力,有助于教学特色的形成。

(6)突破口应特别放在教学方法上。教学的微观改革,往往体现在教学方法的人性化上。

(四)移植兼容式

移植兼容式是教师通过精心选择,将他人教学风格的特色部分移植到自己教学实践中;或通过博采众长,将众人之长融入自己的教学之中,利用综合优势使自己的教学形成整体最佳特色。教学有法,是先得"一法"而后兼及"他法",先学"一家"而后师法"百

家"，通过融众家之长形成自己的教学风格。移植兼容的形式包括：精心选择和研究各教学风格或有特色部分；分析和感受各种教学风格或特色部分的本质特点；在教学实践中，将各种教学风格之长熔为一炉，或移植他人教学风格的部分特色；依据实验和反馈，调整各种教学风格之长组成新的结构，或调整移植部分风格特色后的结构，形成一种新的教学风格特点等。所有这些的共同特点是"博采众长，以我为主"。

(五)整体构建式

整体构建式是指教师从医学临床教育教学活动整体出发，通过整体改革，优化结构，从而全面形成自己的教学风格。整体构建的理论基础是教学整体观，就是把教学看做是由各部分有机组成的一个不可分割的整体。在教学活动的内容上，教学是由教学活动的教学计划、教学目标、培养目标、考试考核、实施要求等构成的整体；在结构要素上，教学是教师、学生、教学内容、教学方法、教学手段等组成的有机整体；在工作环节上，教学是由备课、授课、作业与评议、辅导以及学生学业考核与评定组成的有机整体。因此，整体构建式教学风格，是要从教学整体出发，创造自己教学风格。

随着我国高等医学教育事业的快速发展，越来越多的青年教师走上讲台，担负起教书育人的重任。高学历的优秀医学专业人才在学科专业理论和实践上有着深厚基础和较高造诣，但缺乏教学实践和经验，青年教师应依据自身特点，积极学习周围优秀教师，横向对比，找出自己的不足，积极改进并积累教学经验，养成独具魅力的教学风格，最终实现教学效果的提高。

第五章　医学临床教学模式

　　教学模式是现代教育改革的重要内容,是现代教学研究中一个十分引人注目的研究领域,是在一定的教学思想指导下形成的比较典型、稳定的教学程序或逻辑阶段,是人们在长期的实践中不断总结并改良教学而逐步形成的。教学模式源于教学实践,又高于教学实践,是教学理论与教学实践的中介,是影响教学的重要因素。综观现代教学模式的发展,其最突出的特点之一就是种类的繁多和数量的激增,并由此呈现出千姿百态、异彩纷呈之势。面对国内外各种教学模式,如何进行有效的选择与运用,并用以提高教学效率,则是一个十分重要的问题。

　　教学模式最早是由美国学者布鲁斯·乔伊斯和玛莎·韦尔在《教学模式》中提出的。书中提出,教学是创造一种环境,这个环境是教学内容和方法、社会关系和教学作用的集合,而教学模式则是创造这种环境的一类方法。他们主张教学的核心任务就是创设合理的教学环境,在与环境相互作用的过程中,学生自己学会如何学习,主动建构知识。顾明远在《教育大辞典》中提出,教学模式是一种相对稳定的教学程序方法和策略体系,其能够反映一定教学理论的逻辑方向,使教学任务和教学活动能够具体化而且保持稳定。

　　教学模式是依据一定的教学理论或教学思想形成的一种规范的、相对稳定的、可操作的教学活动程序。教学模式是教学理论和教学实践之间的桥梁,理论指导实践,实践完善理论。每种教学模式都有特定的适用范围,教师可以依据学校实际情况以及学生的学习情况合理选择和使用教学模式。在教学工作中,合理地使用教学模式,对学生的发展和教师的发展都有很大的帮助。

　　完整的教学模式包括:明确的教学理论、特定的教学目标、简明的操作程序、一定的教学环境和实施条件、必要的教学策略和反馈与评价。教学模式虽然有其相对稳定的程序和阶段,但这并不是说它们就是一成不变的。教师应当视教学内容、学生特点等变量而对教学模式加以灵活改变,使之适应教学的复杂性和动态性特点,从而收到良好的教学效果。

第一节 教学模式的特点与功能

不论是历史上曾出现过的,还是当前实践着的各种教学模式,都有其自身的合理性,自然也有其不足。只有分析研究教学模式,在了解其特点和功能的前提下,才能依据具体的教学内容和实际情况来决定究竟采用教学模式的种类。无论什么教学模式,其具体形式在使用时都是可以变通的,模式不是一成不变的,在运用教学模式过程中允许有创造性的发挥和改革。

一、教学模式的特点

1.指向性　由于任何教学模式都围绕着一定的教学目标设计的,而且每种教学模式的有效运用需要一定的条件,不存在对任何教学过程都适用的普适性的模式。评价教学模式的标准是在特定的情况下使用教学模式是否能够达到特定目标。教学过程中在选择教学模式时必须注意不同教学模式的特点和性能,注意教学模式的指向性。

2.操作性　教学模式不是空洞的思辨推论,教学模式所提供的教学理论、操作要求和教学程序都是便于人们理解、把握和运用的,这是教学模式区别于一般教学理论的重要特点。教学模式是具体化、操作化的教学思想或理论,简化的形式反映出某种教学理论或活动方式中最核心的部分,具体地规范了教学行为框架,使得教师在教学活动上有章可循,便于教师理解、把握和运用。

3.针对性　教学模式都是为实现特定教学目标而设计的,具有较强的针对性与适应性。

4.整体性　教学模式是由理论基础、教学目标、操作程序、实现条件、评价等要素有机构成的整体,自身有比较完整的结构和机制。在运用时,必须从整体上把握,既透彻了解其理论原理,又要切实掌握其方式、方法。教学模式是教学现实和教学理论构想的统一,有其完整的结构和运行要求,体现着理论上的自圆其说和过程上的有始有终。

5.开放性　教学模式是动态开放的系统,有产生、发展、完善的过程。教学模式一旦形成,其基本结构是保持稳定的,但并不意味着该教学模式就此固化,要在具体的教学活动中考虑到教学内容的特点、现有的教学条件和师生的具体情况,在方法上进行细微的调整,以体现对学科特点的主动适应。

二、教学模式的功能

(一)教学模式的中介作用

教学模式的中介作用是指教学模式能为各科教学提供一定理论依据的、模式化的教学法体系,使教师摆脱只凭经验和感觉,在实践中从头摸索进行教学的状况,搭起了理论与实践之间的桥梁。这种中介作用,和教学模式既来源于实践,又是某种理论的简化形式的特点分不开的。

一方面,教学模式来源于实践,是对具体教学活动方式进行优选、概括、加工的结果,是为某一类教学及其所涉及的各种因素和它们之间的关系提供相对稳定的操作框架,这种框架有着内在的逻辑关系的理论依据,已经具备了理论层面的意义。另一方面,教学模式又是某种理论的简化表现方式,可以通过简明扼要的象征性的符号、图式和关系的解释,来反映其所依据的教学理论的基本特征,使人们在头脑中形成比抽象理论具体得多的教学实施程序。它便于人们对某一教学理论的理解,也是抽象理论得以发挥其实践功能的中间环节,是教学理论得以具体指导教学,并在实践中运用的中介。

(二)教学模式的方法论意义

教学模式的研究是教学研究方法论上的革新。长期以来,人们重视使用分析的方法对教学的各个部分进行研究,忽视各部分之间的联系,或习惯于停留在对各部分关系的抽象的辩证理解上,缺乏作为教学活动的特色和可操作性。教学模式的研究指导人们从整体上去综合地探讨教学过程中各因素之间的互相作用和其多样化的表现形态,以动态的观点去把握教学过程的本质和规律,同时对加强教学设计、研究教学过程的优化组合也有促进作用。

教学模式是从教学的整体出发,依据教学的规律原则归纳提炼出的包括教学形式和方法在内的具有典型性、稳定性、易学性的教学样式。简洁地说就是在一定教学理论指导下,以简化形式表示的关于教学活动的基本程序或框架。教学模式包含着一定的教学思想以及在此教学思想指导下的课程设计、教学原则,师生活动结构、方式、手段等。在一种教育模式中可以集中多种教学方法。任何模式都不是僵死的教条,而是既稳定又发展变化的程序框架。

第二节　国外主要教学模式

近些年来,国内外不少学者提出了教学模式互补融合的问题,并进行了有益的探索。若能利用各种模式之间的互补性,一定能取得好的效果。不同的教学理论、教学目标、教学策略及对师生活动的不同安排,就构成不同的教学模式。国外教学模式从不同的基点出发有着不同的分类,在真正了解这些教学模式的基础上依据我们的教学实际加以改进和融合,才能找到适合每个老师自己教学活动的教学模式。

一、范例式教学模式

"范例式教学"的设想最先由德国历史学家海姆·佩尔提出,后经瓦·根舍因的实践探讨,形成了以获得类知识为目的的现代教学模式。范例是指隐含本质因素、根本因素、基本因素的典型事例,类知识就是指与典型事例有相同或相似特征或能反映出规律性的诸多事件、人物和现象。

范例式教学模式是在特定的知识中选出有代表性的、最基础的、最本质的实例(或称范例),通过实例内容的讲授,使学生掌握同类知识的规律,获得独立思考、独立解决问题的方法,比较适合原理、规律性知识的讲解,解决了大量知识和有限的教学时间之间的矛盾,有效减轻学生学习负担,培养学生学习能力,提高了教学效率。

(一)范例式教学模式的教学环节

范例式教学模式的教学过程,主要通过四个主要环节,即选择范例,展示个例;分析范例,上升为"类";引导综合,揭示规律;指导迁移,训练能力,从而完成整个教学活动过程。

1.选择范例,展示个例 这是范例式教学模式的基础环节,要求教师在备课时精心筛选具有典型意义的范例,运用直观的方法展示在学生面前,或由学生自己在预习的基础上,对范例进行充分的展示。可以将与范例有关的背景资料、图片等用多媒体方式展示给学生,并帮助学生整理范例的特征,对范例进行分析评价。

2.分析范例,上升为"类" 通过对"个例"的分析,对同类事例进行归类,把本质特征一致的现象加以分析、综合,从而实现对课题内容的抽象。从"个"向"类"迁移,在方法上主要用对比讨论的方式来完成。

3.引导综合,揭示规律 通过对"个"和"类"的分析、认识,使学生的认识上升为对普遍性规律的认识。

4.引导迁移,训练能力 该环节是对学生能力的训练,可以指导学生运用学到的知识和方法去认识和评价新的知识,并使之变成学生行为的自觉性要求。

(二)范例式教学模式应注意的问题

范例式教学模式既能解决内容多与课时少的矛盾,又能提高教学效率,锻炼学生的思维能力,收到事半功倍的效果。在使用范例式教学中,教师应该注意以下问题。

选择的范例必须是具有典型意义、能反映本质因素的。

范例式教学模式不适于分散的、课题结构不明显的教学内容。

在范例式教学的整个过程中,应将教师的主导作用与学生的主体作用有机结合,只有这样才能发挥其最大效应。

二、抛锚式教学模式

抛锚式教学模式是深受西方盛行的建构主义学习理论影响、以技术学为基础的教学模式,由温特比尔特认知与技术小组(CTGV)在约翰·布朗斯福特(John Bransford)的领导下开发。该模式的初衷是给学生创造基于真实生活的、完整的教学环境,让学生产生学习的愿望,并在解决问题的过程中,通过自主学习、合作学习,切身体会从发现问题到解决问题的整个过程。

抛锚式教学模式也称"实例式教学"或"基于问题的教学",是基于技术的学习的主要教学模式,使学生在完整、真实的问题背景中,产生学习的需要,并通过镶嵌式教学以及学习共同体中成员间的互动、交流,即合作学习,凭借自己的主动学习,亲身体验从识别目标到提出和达到目标的全过程。抛锚式教学模式为学生的学习和成长提供既定的框架,学生可以依据制定好的理论体系来进行自主化的学习过程,从而保证学生学习地位的提升,是针对基础与实践紧密结合的专业学科的教学模式。

在医学临床教育中,机械的、氛围沉重的传统教学课程容易使学生注意力分散,学习状态不佳,师生互动不积极,使学生理解知识、运用知识的能力难以提高。抛锚式教学模式强调以学生为主体、以技术学为基础,让学生亲历真实情境,以提高自身能力,是在逼真情境下解决问题的模式。其中,学习和教学活动围绕"锚"设计,通常是故事、冒险或情境,包括要解决的问题或事件,并且是学生感兴趣的。确立事件或提出问题的过程称为"抛锚"。抛锚式教学模式是以创设完整、真实的问题情境为基础,从中设置真实有效的问题,利用镶嵌式教学为学生搭建脚手架,使学生通过自主学习、合作学习、生成学习,亲历目标达成的全过程。

(一)抛锚式教学模式的教学环节

在具体的教学过程中,一切教学活动都围绕"锚"设计,从而找到分析问题的突破口,以此将学生带入教学情境中去。通过对真实的情景或实际病例的建立,学生真正参与进来,在真实、轻松而富有感染力的环境中学习,可达到事半功倍的效果,能亲身体验从而主动地去发现问题并积极地解决问题,轻松地达到学习和提升教学效率的目的。主要包括以下环节。

1. 创设情境 使学习能在和现实情况基本一致或相类似的情境中发生。

2. 确定问题(设置锚点) 在创设的情境下,选择出与当前学习主题密切相关的真实性事件或问题作为学习的中心内容。选出的事件或问题,此环节的作用就是"抛锚"。

3. 问题探究(自主学习、合作学习) 此环节不是由教师直接告诉学生应当如何去解决面临的问题,而是由教师向学生提供解决该问题的有关线索,并特别注意发展学生的"自主学习"能力。

4. 交流讨论 通过不同观点的交锋,补充、修正、加深每个学生对当前问题的理解。

5. 效果评价 抛锚式教学模式的学习过程是解决问题的过程,由该过程可以直接反映出学生的学习效果,其教学效果的评价不需要进行独立于教学过程的专门测验,只需在学习过程中随时观察并记录学生的表现即可。

(二)抛锚式教学模式中应注意的问题

1. 教师从信息提供者向学习合作者的身份转变 实现抛锚式教学,最重要的是要实现教师角色的转换。抛锚式教学模式中的教师角色应从信息提供者转变为"教练"和学生的"学习伙伴",即教师自己也应该是学习者,应激励学生在探究时,自行识别问题、目的和课题。为激励和支持学生的生成性学习,教师的施教必须是灵活的,不能只遵照预先制定的教学活动计划。作为教师,应该从教学的领导者转变为学生的"学习伙伴",在这个过程中老师和学生共同学习和成长。只有实现教师身份的转换,才能够让学生成为学习的主体,不断实现教学效果的提升,以此来从根本上满足学生多元化、个性化的学习需要,从而不断实现真正的素质教育。

2. 学生从被动学习转化成为主动探究 在抛锚式教学模式中,学生应该从被动的学习地位向主动的学习地位转化,教师允许学生尽自己的最大可能指导自己的学习进程。即让学生明确自己需要什么,应该怎么样去学习,怎么样与人进行合作和交流,需要老师承担怎么样的学习任务和学习角色。在抛锚式教学模式中,要完全地按照学生的思考和要求来进行课程和教学任务的设计,以便于能够从根本上来确定学生的主动学习地位,从而打造高效的教学活动。

3. 实现抛锚式教学模式中师生角色作用的转变

(1)尊重学生的主体学习地位,实现师生角色的置换:发挥学生在教学中的主人翁地位,而教师在这个过程中承担教学的指导者,提倡教师与学生共同成长、共同学习、共同探究,通过实现师生的有机互动,以此来营造和谐、向上的学习氛围。在这个过程中,学生不仅仅收获了知识和技能的提升,同时还获得了愉悦的心理感受,使得他们能够对学习过程产生浓烈的兴趣,能够主动地来进行学习,这对于激发他们的学习动机有着十分重要的意义。

(2)由学生担任教学的指导者:这能够在很大程度上促进师生角色作用的转变,以此来不断促进教学效果的提升。

(3)积极开展合作学习,提升学生主动性:开展合作学习的方式有很多,比如问题式合作学习、讨论式合作学习、学科式合作学习等,这些合作教学方式是相互作用、相互促进的。通过开展合作学习,学生的学习主体性得到了最大限度地发挥,他们的求知热情和求知欲望得到了最大化的激发,从而充分地挖掘他们的潜能,不断地促进他们综合水平和素质的提高,这对于教学效果的提升以及个人的成长和进步都有十分重要的促进意义。

(4)让学生自己设置教学内容及教学项目:给学生足够的空间来进行教学内容和教学项目的设置,以此来从根本上实现教学的自主化和人性化。

在抛锚式教学模式理论中,学生是学习的主体,而教师则是学生学习的合作者和指导者,并非教学的主体。抛锚式教学模式理论在教学实践中的运用,在很大程度上突显了学生的主体地位,对于提升他们的学习热情及主动性有着十分重要的意义。特别是在素质教育改革的背景下,抛锚式教学模式完成了素质教育改革的任务,从根本上加速了对人才的培养。

三、暗示式教学模式

在心理学上,暗示是指用间接的方法诱使人按照一定方式行动或接受某种信念与意见的心理过程。在教育领域中,《教育辞典》指出,暗示是采用隐含的方法、手段、措施,对学习者的心理产生影响。有经验的教师,善于运用不同的暗示方式对学生进行暗示教育,减少消极影响,鼓励学生积极学习、进步和生活,增强其克服不良品质的信心。

暗示式教学模式又称为"启发式教学法",首见于在20世纪60年代中期,由保加利亚心理学博士、教育暗示研究所所长格奥尔基·洛扎诺夫(Georgi Lozanov)主持研究首创,是指通过暗示,建立无意识的心理倾向,激发学生心理潜力,创造强烈的学习动机,从而提高记忆力、想象力和创造性解决问题的能力,以充分发展自我的教学理论和方法。

洛扎诺夫认为,以灌输为主的传统教学强调理性的、逻辑性的心理活动,忽视无意识心理活动和情感在学习中的作用,限制了学生能力的发挥并造成了学生的心理压力。而暗示式教学模式就是创造高度的动机,激发个人潜力的心理倾向,从学生是个完整的个体出发,在学习交流过程中,力求把各种无意识组合起来。其目的不仅是让学生获得更多的信息量,更主要的是使学生能够得到充分的自我发展进而不断促进学生的生理及心理潜力的发展。暗示式教学模式就是要通过各种暗示手段,充分调动学生的无意识心理活动,不断促进学生的生理潜力和心理潜力的发展,从而提高学生的记忆力、想象力、辩证思维能力及创造性地解决问题的能力,使学生的潜力得到充分发挥。从学习效果看,暗示式教学模式不只对感知、记忆等有效,而且对于想象、思维也存在积极影响;从适用的人群看,暗示式教学模式不只适用于青少年,同样适用于成人;从学科上看,暗示式教学模式不只适用于语言学的快速学习,也适用于其他学科的教学。更有学者认为暗示式教学模式不是孤立存在的,更是"教学哲学"暗示。在暗示式教学模式中教师的责任,就是要很好地帮助学生激发意识,最大限度地将潜意识与显意识有机地同位起来,使学生内在的趋向性和选择性倾向于学习对象,从而大大提高学习效率。

暗示式教学模式是指教师有意识地、自觉地运用暗示原理,以多种多样、含蓄的方式影响学生的心理和行为。暗示式教学模式利用看似无意的情绪影响和外围刺激,不断地激发学生的学习兴趣和饱满的情绪体验,创造利于发挥学生学习潜能的学习气氛。

(一)暗示式教学模式的教学环节

暗示式教学模式分为五个教学环节。

(1)入境,即在特定的情境中通过对话、游戏等活动让学生进入学习氛围。

(2)用对话形式揭示教材。

(3)使学生进入最佳学习状态(如背靠背、不知不觉集中注意等)。

(4)教师用形象化手段教授新课。

(5)用轻快的乐声唤醒学生,结束学习。

(二)暗示式教学模式主要的教学形式

暗示式教学模式的教学形式是多种多样的,可以通过环境、体态、自我、活动等多种积极的暗示来完成,以触发学生的学习动机,让学生自愿并且积极地参与到教学过程中来。

1.用丰富的语言暗示吸引学生　语言暗示是教学活动中的重要手段。教师语言艺术水平的高低,直接影响教学活动的质量。

(1)教师要使用简单、易懂、能理解的教学活动用语。

(2)教师要使用正确的语音、流畅的语调,保证教学信息在传输的过程中发挥最佳的效能。

(3)教师要饱含热情地组织教学活动,提高教学活动语言的艺术性,使用适当的语言充分肯定学生的成绩,或对学生的不足提出委婉的批评和建议。

2.用体态语言暗示牵引学生的注意力　体态暗示是指使用表情、声音等非语言符号作为师生交流工具,其体现了暗示委婉的特点,对于师生感情交流有益。信任的目光和赞赏的微笑配合肢体语言会带来意想不到的效果,使学生了解形中之意。

3.用无形的环境暗示影响学生　环境暗示是指人与环境达到和谐的状态,无论是愉快的心理环境还是优美的外在环境,都能促使学习者自然、顺利地完成学习。

4.运用直观的板书或图示暗示　借以集中学生注意力。

5.运用积极的活动暗示　活动暗示是指将教学内容以活动为载体,符合学生的身心发展特点,寓教于乐。有目的、有计划地组织各种内容与形式能对学生产生积极暗示的教学活动和互动。

暗示教学模式是一门艺术,教师只有通过不断提高自身的业务素质和认真研究语言教学规律,才能驾轻就熟,使教学活动达到科学性和艺术性的和谐统一,让学生的主体潜能在暗示中开花结果,从而取得教与学的最佳效果。

(三)暗示式教学模式中应注意的问题

1.教师要不断提高自身的业务素质水平,树立权威　口头表达力求准确、生动;善于驾驭教学活动,处理好教与学的双边活动;努力优化教学活动环节;熟练掌握操作各种辅助教学设备;依据学生的身心特点,有机地结合教学,组织指导学生开展丰富多彩的课外活动。

2.建立良好的师生关系　教师首先要树立自身的良好师德形象,为人师表;要尊重和爱护学生,关心学生的学习和生活,一视同仁对待所有学生,建立平等、民主的师生关系和融洽深厚的师生情感,令学生"亲其师,而信其道"。

3.注重环境因素和教学活动情境　教学活动中,教学辅助手段和教师的环境布置会对意识和无意识产生重大影响。环境与意识之间进行信息的交换在暗示式教学模式中称之为"双重交流",可以是无形的,也可以是有形的。无形的手段是来自两方面的:其一为环境的无意识刺激,比如音乐的曲目、教室的刻意装饰;其二为教师的教学辅助手段,其不仅包括语言,也包括表情、手势等对学生无意识心理的刺激。这些看似普通的边缘刺激对于学生学习能力的提升作用也不容忽视。

4.把握暗示式教学模式的节奏因素,注意语调变换　语调变换,在暗示式教学模式中主要是指教师在教学活动中语言声音的缓急轻重和高低起伏的错落变化。对于教师要表达的或强调的信息能够在变换的语调中最大限度被学生接受,并且使言语信息的内容得到强化。虽然教师的讲授在教学活动占多数,但变幻莫测的语调可以表达不同的内容,激发学生的学习动机,对学习者产生事半功倍的效果。

四、探究式教学模式

探究式教学模式于20世纪50年代由芝加哥大学资深教授施瓦布提出,是指让学生自主发现问题、分析问题、解决问题的过程。托尔斯泰说过"成功的教学所需要的不是强制,而是激发学生的欲望"。教师不设法使学生保持激情高昂和智力振奋的状态,急于传播知识,只能使学生产生厌学的态度,学习就容易成为学生的负担。学生只有通过不断地自主探究,才能逐步培养认真观察、勇于实践的习惯;培养善于发现、提出问题,敢于大胆发表见解的习惯;培养独立思考与合作交流的习惯。教师要从素质教育的高度让学生主动参与学习,正确处理教师主导和学生主体的关系,努力把知识的传授课变成探究课,开发学生的潜能,培养学生的能力,让学生的聪明才智、创新潜能得到充分发展。

探究式教学模式,亦称做"发现法"和"研究法",是以学生为核心,突出学生主体地位的教学方法,是指学生在学习概念和原理等知识时,教师通过设计教学情境推动教学目标的具体化,使让学生通过阅读、思考、实验、讨论等方式去主动探究并对问题展开质疑、评价、调控等学习活动,自行发现并掌握相应的原理和结论的方法。探究式教学模式是以问题解决为中心的,注重学生的独立活动,着眼于学生的思维能力的培养,和其他的教学方法相比较,探究教学法具有很强的实践性质,能够更好地培养学生综合素质的提升,是以培养创新精神和实践能力为目标的教学方式。

(一)探究式教学模式的教学环节

1. 创设相应的教学情境,激发学生自主探究欲望 探究式教学模式对教师与学生均存在一定的要求,课程内容的难易程度、教学活动目标、学生的学科基础、知识理解能力、科学实验精神等要素是情境设计的出发点。因此,探究式教学模式需要教师深入分析学情来创设教学情境,激发学生自主探究欲望。

2. 实施引入教学,提倡学生间的合作互助学习,挖掘自主探究潜能 教师为学生提供了丰富多样的教学情境,而学生对知识的理解程度有所差异,合作探究能够从全员发展的角度提高教学活动参与程度,使学生参与到教学活动的探讨交流中,从而主动质疑与建构,主动思考与交流,提高问题分析的科学性。"探究"的过程不仅可以让学生体验到这种学习方式的乐趣,而且能够实现从"学会"到"会学"的飞跃。

3. 做好总结评价,明确教学活动探究方向 探究式教学模式的总结评价,既是教师对教学问题的系统化的处理,也是学生对知识的宏观化的提炼。不单是知识层面的总结评价,还包括教师的设计思路、学生在探究过程中的疑难等。当然,问题的提出是否具有典型性,是否涵盖了教学的重难点,教学情境的设计是否从学生的知识结构、思维特点等实际出发,这些也应该成为总结评价的涉及范围。探究式教学模式为学生的自主、合作、探究式学习营造了极大的空间,但也需要教师合理地掌控教学活动,适时地对学生进行点拨,从而通过教师的"讲"带动学生的"学"。

4. 巩固迁移,保证探究式学习的效果 通过探究式学习,学生的情境分析、问题提出、实验探究、猜想假设、归纳判断等能力得到了提升,然而由于学情的差异,学生的探究成果的生成与预设存在着差异,且学生在问题分析、模型建立、问题解决过程中主观性较强,探究的实际效果存在很大的不确定性。这要求通过巩固迁移,有效地巩固学生对知识的系统化梳理与把握,同时还能够将学生在探究新知阶段的问题及时反馈,有利于高效教学活动的构建。

(二)探究式教学模式中应注意的问题

1. 要注意教师和学生的关系 学习的过程是探究,学习的目的也是探究。探究活动的主要参与者是学生,任何教学活动都是为了让学生积极地参加探究而进行。为了确保活动顺利有效地进行,教师需要激发学生的学习兴趣,并为学生提供良好的资源,使他们产生积极参与的欲望与动机。在整个教学过程中,教师既要对问题进行分析,并给予学生帮助,也要对活动进行监管。教师充当多重角色,以此来提高学生的创新精神。

2. 要设计合适的问题

(1)问题要具有广泛性:在教学过程中,教师要通过建立情景环境,让学生从现实的情景环境自行进行探究,从而完成学习任务。因此,设计问题应该激发学生的想象力,鼓励学生有自己的想法和意见。也就是说问题应该是灵活的,具有开放性的。

(2)问题应具有系统性和层次性:教学活动可以从学生的兴趣处或已有的知识处切入,逐渐过渡到新知识,与后续教学有机衔接,使前面的教学活动为后面做铺垫,后面的教学活动对前面则是巩固和提高。逐步突破教学重难点,使整个教学过程形成有机的整体。不能太简单,从而失去创设该情境的意义;同时也不能太难,使得学生们在探究过程中,找不到探究的方向和思路,这样也不符合创设情境的初衷。教师利用新奇的问题调动学生探究的兴趣,经过努力,寻得问题的解决之法,达到教学目的。

3. 做好学生的引导和评价,保证学习的效果 在探究式教学模式中,教师的积极指导和引导工作起着关键作用,为学生的探究活动指引着方向。教师要对那些打破常规的学生予以鼓励,不要轻易地对学生说对或错,教师要以引导为主切不可轻易告知学生探究的结果。探究式教学模式侧重学生的自主性,但是这不是对学生的学习放任不管,而是在保证学生学习主体地位的同时,发挥教师的领导作用。学生的自主学习需要教师的指导,教师利用重要的、有针对性的、有启发性的问题进行提问,学生发散思维,训练自己的思考能力、分析能力及解决问题的能力,教师牢牢把控着学生的探究方向,确保方向正确无误,减少在探究学习中走弯路的概率,有效提升他们获取知识的效率,真正实现高校的教学目标。另外,在教学过程中,教师要注意平常给予对学生的评价,那些正面的、积极的、正能量的评价,可以激发他们学习的积极性、主动性及参与性。而那些负面的、嘲讽及打击的评价,将严重伤害学生的自尊心和自信心,打击学生参与探究式学习的积极性,最终影响学生的学习效果和质量。在探究式教学模式中,对于学生的进步和积极表现,老师要给予及时地认可和赞赏,而对那些尚未达到预期效果的学生,要给予一定的安慰和鼓励,帮助他们重建学习的信心,促使他们具备更大的学习动力,保持积极向上的心态。

五、发现式教学模式

"发现性学习"是由美国教育心理学家杰罗姆·布鲁纳(Jernme Burner)在20世纪60年代提出的。布鲁纳认为"发现学习就是学生以基本教材为内容,通过再发现的步骤,培养探究性思维方法的学习"。发现式教学模式是将前人原来的发现过程从教学的角度加以改组,降低认知负荷,减少认知迷航,使得发现过程变为学生能负担得起的学习过程。学生依据教师所提供的材料,亲自去发现应得出的结论或规律,减少学生对教师和教材的依赖性,使学生思考、选择,要求学生在教师的认真指导下,能像科学家发现真理那样,通过自己的探索性学习,发现事物变化的因果关系及其内在联系,形成概念,获得原型。

发现式教学模式又称探索法、研究现代启发法、问题教学法,就是学生利用教材或教师提供的材料,通过自己独立思考,自行发现知识,掌握概念、原理与规律,是使学习者掌握教材结构的最有效方法,是培养学生探索知识、发现知识为主要目标的教学模式,这种模式最根本的地方在于让学生像科学家的发现一样来体验知识产生的过程。

(一)发现式教学模式的教学环节

1. 创设问题情境　问题情境是特殊的学习情境,情境中的问题既适合学生已有的知识水平、能力,又需经努力才能解决,从而使学生形成对未知事物进行探究的心向。情景创设是整个教学过程中非常重要的环节,是引导学生进行发现式探究的关键环节,可分为发现问题、提出假说、验证假说 3 个步骤。

2. 启发诱导　在学生独立思考、自主探究的基础上,引导学生发现问题、解决问题,从而理解、掌握所学知识点。

3. 评价、验证、获得结论　对各种可能性运用分析思维进行反复的求证、讨论,寻求答案,依据学生的自我发现,提出一般的原理或概念,把一般的原理或概念付诸实践,提高学生运用知识、分析问题和解决问题的能力。

科学研究必须对所搜集的资料与事实运用理论思维方法进行整理,使认识由经验层次深入到理论层次,从感性认识上升到理性认识。获得结论是发现式教学取得预期效果的重要表现。

4. 迁移应用　迁移应用是巩固所学知识,促进知识的灵活运用和有效迁移的过程,也是实现知识价值,提升学生信息素养的重要过程。发现探究的最终目的是要进行实践,学生在教学活动中通过发现探究获得的知识,最终是为了能够解决生活中的实际问题。在运用中,需要迁移的不仅是理论知识,更有在探究过程中所获得的方法与技能。在迁移应用的过程中,学生必然会对探究过程和方法进行评价反思,以确定方法的有效性和应用条件。可见通过给学生提供应用所得知识、方法、技能的机会,在促进知识方法内化的同时,也能促进学生自我监控能力的发展。

(二)发现式教学模式的优势、不足和应注意的问题

1. 发现式教学模式的优势　具体来说可以有以下三个方面。

(1)培养学生分析问题与解决问题的能力和态度:发现式教学模式强调学生学习的主动性,重视他们对学习过程的参与,培养学生的问题意识,促使他们自己在学习的过程中去发现问题,在发现问题的同时积极去思考问题,运用之前所学习的知识去分析问题,这就需要他们具有一定的判断能力和归纳能力等多种能力。在整个的探索过程中,在教师引导下,这些能力都得到了充分的锻炼与培养,并且建立了坚韧不拔、坚持探索的学习态度。

(2)促使学生由外部学习动机转换为内部学习动机,引发其对知识的兴趣:发现式教学模式强调学生的学习动机由外部向内部的转换,由要我学转换为我要学,这样才能充分调动学生学习的主动性,知识的学习不再是被动地接受,而是主动去寻求,学生学习的主动性提高了,学习的效率也会随之提高。发现式教学模式过程中发现问题、解决问题时的成就感也是传统教学无法给予的,也更能促使学生学习动机转换。

(3)让学生充分地参加了教学活动,突出了学生学习的主体作用,培养学生的学习思维和解决问题的技能:基于医学的快速更新性,新时期的医学及相关专业学生更应具备自我学习的能力,以达到终身学习的目的,学生都应掌握适合的学习方法和学习思维。

通过发现式教学模式,学生不仅能学习到相应的学科知识,更重要的是在学习的过程中学会了探索知识的方法、掌握了发现问题和思考问题的思维方式,这种思维将对今后的学习起到重要作用,具备了这种思维,即使离开学校和老师指导,也能够自己去学习未知的知识。

2. 发现式教学模式的不足

(1)使用该模式所需要的时间比较长:与传统的讲授式学习相比,发现式教学模式更注重学生在学习过程中的探索,在探索的过程中必然会有各种尝试,会出现错误,修正错误,所以整个教学过程必须要有时间上的保障。

(2)该模式的使用对教学内容有限制:发现式教学模式并不适合所有的教学内容。其对规律性的知识、某些方法类的学习是比较有效果的,但对于学术术语的学习则是不适合的。

(3)该模式的使用对学习科目有限制:发现式教学模式并不是对所有学科都有效的,更适合于那些能够引出多种假设、原理并能明确展开的学科。

(4)该模式的使用对学习者的智力和知识水平有限定:发现式教学模式需要学生具有相当知识经验和思维发展水平。忽视学生的智力和知识水平,一味让学生去发现,会花费不必要的时间,学习效率低下,更严重的是还可能造成学生所学的知识缺乏系统性,难以做出教师期待中的"发现",降低教师的引导作用。

3. 发现式教学模式中应注意的问题　一定要明确什么样的学习才是发现性学习,究竟应该发现什么。发现性学习不是以结论的形式向学生展示所要学习的内容,而是需要学生通过自己的思考重新安排、组织、转换所提供的学习材料,将处理后的结果纳入自己的知识结构中,该模式下学生更多的是经历探索过程,学生需要通过不断的尝试、修正、思考来进行知识的学习。知识的学习是在教师的引导下,通过学生自身的力量去发现的,学生的学习过程实际上就是自己去发现知识内容的过程,而对学习本身的学习就是发现,发现的不仅是知识,更重要的是发现总结和掌握知识的策略和方法,建立发现的思维,以便获得更多知识,所以发现式教学模式的发现应该包括两个部分:一是所需要学习的知识;二是需要培养和提高的发现思维。后一种发现往往容易被教师和学生所忽略,但恰恰这种发现才是最重要也是最难获得的。

发现式教学模式并不是要完全否定传统的讲授式教学,不管是哪种教学方式,只要能引起学生的学习兴趣,提高他们学习的主动性,提高教学效率,我们都应该给予肯定,每种教学方式都有自身优势,也存在自身不足。教学活动中应该针对不同的教学内容、教学阶段、教学对象,合理地使用不同教学方法。

六、巴特勒式教学模式

巴特勒式教学模式是20世纪70年代由美国教育心理学家巴特勒创立的,是指由教学的七要素构成的"七段"教学论。信息加工理论是其主要理论依据,该理论强调元认知的调节作用,整个过程主要是通过利用学习策略对学习任务进行加工,最后生成学习结果。

（一）巴特勒式教学模式的教学环节

1. 设置情境　情境是指学习的内、外部的各种情况，内部情况是学生的认知特点，外部情况是指学习环境，其组成要因素有个别差异、元认知、环境因子。

2. 激发动机　动机是学习新知识的各种诱因，其构成要素有情绪感受、注意、区分、意向。

3. 组织教学　组织是将新知识与旧知识相互关联起来，其构成要素有相互联系、联想、构思、建立模型。

4. 应用新知　应用是对新知识的初步尝试，其构成要素有参与、尝试、体验、结果。

5. 检测评价　评价是对新知识初步尝试使用之后的评定，其组成要素有告知、比较、赋予价值、选择。

6. 巩固练习　练习与巩固的过程，其构成要素有强化、练习、形成习惯、常规、记忆、遗忘。

7. 拓展与迁移　拓展是把新知识迁移到其他情境中去，其构成要素有延伸、迁移、转换、系统、综合。

七个步骤应依据不同情况有所侧重。该模式强调以学生为中心，教师起组织、指导、帮助和促进的作用，既强调学生的认知主体作用，又合理发挥教师的引导作用。

（二）巴特勒式教学模式中应注意的问题

（1）教师在利用这种模式的时候要时常提醒学生对自己的学习行为进行反思。

（2）要考虑各种步骤的组成要素，依据不同情况有所侧重。

（3）教师应该是研究型的教师，应具有相应的教育学和心理学的知识，掌握元认知策略，以灵活运用这种教学模式。

七、加涅式教学模式

加涅式教学模式是美国教育心理学家罗伯特·加涅基于"为学习设计教学"为核心提出的教学方法。加涅认为，教学活动是旨在影响学习者内部心理过程的外部刺激，教学程序应当与学习者的内部心理过程相吻合。他认为学习的条件分为内部条件和外部条件，内部条件又进一步分为基本先决条件和支持性的先决条件。支持性的先决条件在学习过程中起辅助作用，但是没有这些条件学习也可以发生，而如果缺少基本先决条件则是不行的。不同的学习类别需要不同的学习条件，并能产生言语信息、智力技能、认知策略、动作技能、态度五种类型的学习结果。加涅式教学模式将智慧技能分为八个层次：信号学习、刺激-反应学习、连锁学习、言语联想、辨别学习、概念学习、规则学习和高级规则学习。其中前四类学习是学习的基础形式，总称联想学习。学校教育更关注的是后面四类的学习。

（一）加涅式教学模式的教学环节

加涅式教学模式采用信息加工模式，按照学习发生的过程组织教学，外部教学活动必须支持学习者内部学习活动，主要为九步教学法。①唤起注意；②告知学习者目标；③刺激回忆先前的知识；④呈现刺激材料；⑤提供学习指导；⑥引出作业诱导反应；⑦提供反馈;⑧评定学生作业成绩价;⑨促进知识保持与迁移。

(二)加涅式教学模式的归纳

九步教学法可分为三个部分,即准备、操作和迁移三个部分。准备包括唤起注意、告知目标、刺激回忆先前的知识。操作包括呈现刺激材料、提供学习指导、引出行为、提供反馈。迁移包括评价行为、促进知识保持与迁移。

八、奥苏贝尔式教学模式

美国教育心理学家奥苏贝尔认为,教学过程是特殊的认识过程,学生主要是接受间接知识,决定了学生获取大量知识必须是接受性的。但是,接受式学习并不都是机械式学习,关键在于教师要能使学生将有潜在意义的学习材料同学生已有的认知结构联系起来,采用相应的有意义学习的倾向,主动将所要学习的知识与学生原有知识发生联系的倾向,清晰地组织教材并设法使新旧知识发生联系,使学生出现稳定而明确的有意义学习。这种教学模式既有利于学生掌握知识,又有利于学生发展智力,称为奥苏贝尔式教学模式。

(一)奥苏贝尔式教学模式的教学环节

1.提出先行组织者 先行组织者是在教学活动前面的介绍性质的陈述,包括概念的定义、概括和推理三种类型,能帮助了解学习目的,并提供参考构架,有利于学习者把教学内容与学习者的认知结构联系起来。教师在提出和让学生讨论先行组织者后,就已为本次教学活动的内容学习做好了准备。

2.逐步分化 分化的过程有三种形式:一是将较大范围的概念或概括分化为较小范围的概念或概括;二是用实例说明概念或概括;三是识别或讨论概念的特性。通过逐步分化,使学生在要教的知识层次里区分出概念或概括,认识所学知识的各个部分及其之间的联系。

3.综合贯通 对所学的知识进行综合贯通,保证把新概念作为连贯的整体的一部分来学习。在教学过程中逐步分化和综合贯通可以交替进行,直到所有的内容都已被讨论为止。

运用这种教学模式进行教学,教师在介绍新的概念或概括时必须提供经验解释,以保证新教的抽象概念具有意义,同时还要注意调动学生学习的热情,注意概念的演绎程序。

(二)奥苏贝尔式教学模式的优势和应注意的问题

1.奥苏贝尔式教学模式的优势 奥苏贝尔式教学模式能够通过构建有效的知识结构体系,帮助学生更容易地了解所学知识,从根本上提升学生的学习效果。奥苏贝尔式教学模式在教学中的实践及应用,能够实现从机械式教育向有意义接受学习的转化;能够充分调动学生的积极性和热情,不断提升教学效果,为学生的发展和进步创造可能,符合素质教育改革的要求,在很大程度上尊重了学生的主体性。

2.奥苏贝尔式教学模式中应注意的问题

(1)许多情感因素和社会因素都对教学活动学习有影响,教师的职责是使学生对认知本身感兴趣,产生求知欲望。

认知力是指要求获得知识、了解周围世界、阐明问题和解决问题的欲望与动机,即好奇心、求知欲,是内在的学习动机。在教学设计或在课件脚本设计过程中就要依据学习者的不同年龄特征,有意识地帮助学习者逐步形成与不断强化认知力,在教学过程的不同阶段恰当地利用认知力。

(2)有意义学习的三个基本条件分析。有效学习的关键是有意义学习,学习者不仅要记住知识与技能,而且能够理解这些知识与技能所代表的实质内容,使其与已掌握的知识与技能之间建立非人为和实质性的联系。有意义学习必须符合三个基本条件:①学习目标对学习者有潜在意义,即可以被学习者理解,能够让学生与已有知识结构联系起来。②学习者认知结构中必须具备适当的观念来同化新目标。③学习者要具有有意义学习的动机,即学习者表现出在新学习目标与已有知识之间建立联系的倾向。

九、现象分析式教学模式

现象分析式教学模式是指教师提供给学生生活中感兴趣的现象,并共同制定教学方案的教学模式,又称为话题教学或融合式教学,是围绕学生感兴趣的现象或话题来进行跨领域、多学科的融合教学现象分析教学模式,鼓励学生们通过整合、归纳、分析去发现问题,寻求解决问题,起到培养学生的综合能力的作用。教学内容源自生活中遇到的各种现象,打破分科教学界限,强调通用能力和多学科协作,是将能力培养和科目教学相结合的教学模式。

(一)现象分析式教学模式的教学环节

1.现象或话题的选择与学时规划 教师和学生依据热点问题或学生感兴趣的现象进行交流讨论,最终选择和课程相关内容作为本次教学活动的主题并进行学时规划。

2.教师备课与学生准备 对主题所涉及交叉课程的教师集中进行短期培训,包括关于主题活动的备课、教学融合各门课程的教学任务、活动开展过程中可能出现问题的预估和解决方案、教学活动结束后的评价机制等。依据确定的主题,学生在课后分组进行相关交叉课程所需资料收集和整理,通过网络交流平台和教师沟通交流。

3.集中讨论与评估 依据之前确定的主题,分组讨论并进行现场情景模拟或者进行集体讨论。讨论活动结束后,教师对现象或话题涉及的所有知识进行综合教学,教学中教师不刻意划分各学科知识,强调知识的融合。对活动涉及的各教学内容进行梳理和总结,并对活动中学生的表现进行细致的讲解和点评;学生对活动发表看法,总结收获和不足。现象教学的作用不仅仅是辅助传统教学,更是要与传统教学相融合,进而改善传统教学中的一些缺陷。现象教学完成后需要对现象教学的情况进行评估,主要包括学生和教师两个评估方面:一方面学生的评估包括自我评估、小组内成员评估和教师对学生评估三部分;另一方面教师的评估包括学生对授课情况和教师的评估以及教师间的互相评估,这两种评估都能很好地促进教师教学水平的发展。

(二)现象分析式教学模式的优势及应注意的问题

1.现象分析式教学模式的优势 采用现象分析式教学模式的教学基于生活中的种

种现象和话题,很好地展示了知识在生活中的运用。对于学生主动学习、勤于思考、学以致用、实践能力和人际交往等方面都有很大的促进作用。有利于学生掌握生活所需的知识和能力,为学生今后应对学习、工作和生活中的种种挑战打下了扎实的基础。该模式作为新课程改革下的有益尝试,既能够优化学习效果,也能够培养学生的高级思维能力和问题解决能力。

2.现象分析式教学模式中应注意的问题

(1)教师要调动学生的思维,培养学生的分析能力、综合能力,使其发现现象背后的规律;选取的现象要具有一定的典型性,能揭示背后的规律。

(2)现象或话题的选择不能选择虚拟、幻想以及不真实的生活现象,所选现象或话题要基于生活想象、现实需要和学生特点三方面去选择。

(3)教师备课与教学:教师对现象或话题涉及的所有知识进行综合教学,同时不刻意划分各学科知识,强调整体上的融合教学,不能让分科教学束缚学生的思维广度和深度,要注重对于学生创新精神和实践能力的培养。

十、概念获得式教学模式

概念获得式教学模式是帮助学生学习和掌握概念的教学模式,其过程是把概念教学的重心放在教学实例上,通过引导学生对实例进行观察和比较、对概念进行假设和验证从而自行发现概念,获得概念。用这种模式学习概念,学生不但可以获得概念,还可以通过概念获得的过程发展学生的归纳推理的思维能力。概念获得式教学模式是在充分地研究了学生的心理特点和掌握知识的基础上进行的,是学生在学习过程中融入教师的创建的思路中,体验到所学内容的概念的形成过程,并用自己的思路进行构建,培养思考能力的教学模式。概念获得式教学模式要让学生成为积极的信息加工者,并不否定具体知识的掌握,更重视基本概念的形成,尤其着眼于运用具体知识形成概念的过程中,培养学生发现的方法和发现的态度。而原理和态度的迁移是概念获得式教学过程的核心。

(一)概念获得式教学模式的教学环节

1.呈现资料,假设概念　教师首先选择和界定概念,向学生呈现事先准备好的范例。范例是指适用于特定概念教学的实例,包括肯定范例和否定范例。肯定范例是指那些拥有共同本质特征、能够促进概念形成的范例;否定范例是指没有共同特征、不能形成概念的范例。范例呈现给学生以后,教师要引导学生对范例进行观察,分析其各属性特征。教师通过比较肯定范例和否定范例的属性差异,再引导学生依据肯定范例的属性特征,对概念进行假设,然后对概念做出尝试性的定义并最终能正确举例。

2.验证假设,概念获得　概念获得是通过对范例进行观察,从中区分出肯定和否定范例,并依据肯定范例判断出事物的本质特征的过程。学生对概念进行假设并做出尝试性定义之后,教师要引导学生对概念进行验证。因为假设往往是学生依据对感性材料的不同侧面的观察提出的,各个方面可能并无实质的联系,需要把这种主观的、不确切的、尚未分化的假设升华到新的高度,即形成概念。验证方法是由教师再向学生提供一组范例,让学生做出判断,如果判断与假设一致,获得的概念是准确的。判断与前面的假设发生矛盾,则要排除不正确的假设,重新确立假设,然后再进行验证,直到得出正确的假设。

3.总结、运用与拓展 概念获得式教学模式注重的是思维方面的教学,教师引领学生融入概念形成的过程,重在教会学生学会解决问题的思路,培养学生认识问题、分析解决问题的思维能力。在获得正确概念后,教师引导学生对概念获得的过程进行总结,总结发现概念特征的方法、概念假设的方法、证实假设的方法和获得概念的有效思维策略。

(二)概念获得式教学模式中应注意的问题

(1)并不是所有的教学活动都适合此类模式。

(2)从教师的角度看,教师应具备相应的理论、教学内容安排要逻辑性强并注重学生的知识积淀。教育本就是教师与学生的交流沟通,学生的学业发展瓶颈取决于教师的专业素养、教学想法。学习是个苦差事,教师能把所学知识最大化地传授给学生,把思维传授到学生的学习中更重要。在学识上,教师要具备很多专业技能,作为智慧内容的讲授者,处于主导地位,而不是使学生在忍受学习,对学生的要求不能只是使其收获及格,对学生的人生之路要负责。如果学生在享受学习,学生最终收获的才是卓越的人生。

(3)从学生的角度来看,学生要具备一定的基础知识,否则思维滞后,教师的讲解对他们而言,无疑是难上加难。这种模式的运用要注重学生的知识体系,强调教师的输入、学生的输出,学生学习新内容的过程就是新旧知识的融合替代,强调重组的过程。关键在于学生能够构成自己的知识体系,对事物有个整体把握。

(4)从授课内容的角度来看,要对知识进行概念获得,所学的这部分知识与学生的难点不能衔接紧密,否则不容易掌握。学生在概念形成学习的过程中,要充分调动已有的关联知识,与教师配合好,新内容所体现的体系结构才容易知晓。

十一、合作学习式教学模式

合作学习式教学模式是指在一定的教学理论指导下,在教师和学生共同参与下,以合作小组为基本形式,利用组内成员的协同活动、互相帮助,促进学生学习,培养合作意识,使小组成员共同提高的教学模式,于20世纪70年代由美国约翰·霍普金斯大学的斯莱文教授最早提出。合作学习式教学模式强调师生交互作用的前提下,突出学生在学习中的主体地位,同时重视教师的主导作用,达到师生的共同发展。

(一)合作学习式教学模式的教学环节

合作学习式教学模式主张教学从学生的心理需要出发,按好、中、差自愿结合,适当调整,提倡"乐"学,注重情感等非智力因素对学习效果的影响,发挥学生在学习中的主体地位,通过在学习活动过程中的有效合作,促进全体学生成绩的共同提高。在小组学习中,研究和练习的主导权在于学生,教师起着顾问作用。通过小组学习可以使学生建立互相关心与相互依赖的人际关系、培养对所定规则与方法的尊重、学习的自主性和尊重他人尊严等特点。教学主要包括以下环节。

(1)帮助学生建立合作学习小组。

(2)引导学生分工协作,练习合作技能。

(3)使所有学生的工作都得到反馈。

（4）引导学生实际运用合作技能。

（二）合作学习式教学模式的优势与不足

1. 合作学习式教学模式的优势　通过师生、生生之间的学习合作，学生在知识的掌握过程中，获得知识、技能的同时，形成合作意识，培养出合作能力，在情感、态度、价值方面也得到发展，形成良好的个性品质。科学地应用合作学习式教学模式有利于发展学生个体思维能力和动作技能，更有利于学生身心各方面的健康发展，增强学生之间的沟通能力和包容能力，还能培养学生的团队精神，提高学生的学业成绩。

（1）能够提高教学质量，促进学生知识的获得。

（2）能够培养学生的合作意识和能力。

（3）能够促进学生形成良好个性。

（4）建立了新型的师生关系。

民主、平等、合作的师生关系是学生以主体身份积极、主动地参与教学，真正成为学习活动的主人，乃至进行创造性思维的根本保证。在合作学习中，由于突出了学生在学习活动中的主体地位，教师与学生的关系发生了本质性的变化。教师不再是知识的权威和传递者，而是学生学习的引导者、促进者；学生也不再是知识的接受者，而是积极的意义建构者。

2. 合作学习式教学模式的不足

（1）学得慢的学生需要学得快的学生的帮助，学得快的学生在一定程度上就得放慢学习进度，会影响自身发展。

（2）能力强的学生有可能支配能力差或沉默寡言的学生，使后者更加退缩。

（3）合作容易忽视个体差异，影响对合作感到不自然的学生的学习进步。

（4）小组的成就过多依靠个体的成就，一旦有个体因为能力不足或不感兴趣，则会导致合作失败。

十二、非指导性教学模式

非指导性教学模式是由美国著名人本主义心理学卡尔·罗杰斯倡导提出的，指学生应该是教学活动的中心，教师为学生的学习提供各种条件，较少采用简单命令、详细指示等形式，更多地运用间接的、不明示的、不命令的、不作详细指导的形式，形成非指导性教学。非指导性教学模式以学习者为中心，教师扮演着指导学生成长和发展的促进者的角色，师生之间是咨询关系，教师通过与学生之间的非指导性谈话，帮助学生创设适宜的学习环境，帮助学生探究生活、学业以及和别人的关系，积极主动地完成学习任务。这种模式创造了师生之间互相学习、坦诚交流的伙伴氛围。非指导性的方法是培养学生而不是控制学习过程，着重强调高效的、有助于长远发展的学习风格和强有力的、受到良好指导的个人品质的发展，而不是短期的教学或课程内容。

（一）非指导性教学模式的教学环节

非指导性教学模式是无结构的教学，教学目的、内容、进程和方法等由学生自己讨论决定，学生有绝对的选择自由，个人可以提出自己的问题，发表自己的意见，一切活动由学生自己发现、自行组织,教学活动既无终结也不做考察。

1. 确定帮助情景　教师鼓励学生自由地表达感情。

2. 探究问题　鼓励学生确定问题;教师接受并肯定学生的情感。

3. 发展洞察力　学生讨论问题;教师支持学生。

4. 计划和决策　学生做出最初的决策;教师明确可能的决策。

5. 整合　学生提高了洞察力,进行更积极的行动;教师支持,针对学生不同的情况可作调整。

(二)非指导性教学模式中应把握好的几个问题

1. 教师素质及资源　在教学活动中教师作为真实的人,应如实地向学生表达自己的情感和观点;积极地关注学生,相信学生具有进行有效学习的能力;要设身处地地为学生着想,了解学生的情感和想法。这样将在很大程度上促进教师与学生进行更好的沟通、交流与合作。此种教学模式对教师要求较高,最好是受过专业训练的教师,同时需要准备和提供大量有效学习材料和相关资料。

2. 时间及精力要求　此类模式耗费时间较长,需要教师的大力投入。

3. "学生中心"与"教师中心"之间的平衡　"学生中心"有利于发展学生的自我观念,发展新型师生关系,但容易忽视教师的作用和课程内容的系统性,极易影响教学的质量。而"教师中心"则强调教师的权威作用,学生的自我意识被忽视,二者结合起来,则可以更多地克服二者之不足而发挥二者的长处。

4. 建立良好的师生关系　教师与学生之间应该形成平等的、民主的伙伴关系,形成助益性关系,使个体的潜力更多地得到欣赏、更多地得到表达、更好地发挥作用。

由于教学过程十分复杂,教学内容异常丰富,所要完成的任务又是多方面的,因此教学过程应当有多种多样的模式和结构与之相应。只有了解每种教学模式的优势、不足和使用过程中应特别注意的问题,并对不同的授课对象的教学活动进行深入的分析,才能找到相对比较适合的、高效的教学模式。

第三节　国内主要教学模式

我国教育理论界于20世纪80年代引入教学模式的概念,教学实践中围绕教学模式展开了研究,随之产生了众多的教学模式。

一、目标导控式教学模式

目标导控式教学模式又称为目标教学模式,是指以明确的教学目标为导向,以教学评价为动力,以校正、强化为活动核心,让绝大多数学生掌握教学内容的教学模式。其理论依据主要是借鉴布卢姆的掌握学习理论、教育目标分类学理论和形成性评价理论。目标导控式教学模式认为,学习过程是学习水平由低到高逐步递进的,较高水平的学习根植于较低水平的学习上,应设计出由低到高的序列化目标,通过评价学生对目标的达成度、学生的学习条件和学习时间,发挥学生的潜力。

(一)目标导控式教学模式的教学环节

1.**分析教学任务和前提诊断** 目的是确定实现教学目标须具备哪些先决条件,并选择合理的教学起点,同时进行前提诊断,由教师针对将要学习的内容所涉及的基础知识组织学生进行简短的检查、提示、复习或回顾,给学习新内容作好铺垫准备和习旧引新。

2.**确定教学目标** 期望学生通过学习应达到既定的教学目标。教学目标主要有三种,即学期的教学目标、单元的教学目标和单次教学活动的教学目标。展示教学目标,引起学生注意,把教学目标转化为教学共同目标,使学生对所学内容做到心中有数。

3.**达标教学** 依据教学目标和学生特点制定教学策略,选择和设计教学媒体,即教师在学生达标过程中提供各种外部支持,紧扣教学目标进行教学,不随意拓宽或加深,力求让尽量多的学生掌握教学内容。学习不应该被看成是对于教师授予知识的被动接受,而是学习者以自身已有的知识和经验为基础主动的建构活动,即学生学习过程是在教师创设的情境下,借助已有的知识和经验,主动探索,积极交流,从而建立新的认知结构的过程。

4.**达标评价** 对照教学目标,检查学生是否达标,了解学生情况,以改善教师的教和学生的学,及时双向反馈。评价方式可以是教师对学生的评价、学生自评或互评。

5.**强化矫正** 依据评价反馈的信息,教师采取针对性强化矫正教学或补救性教学,给学生二次达标的机会,确保绝大多数学生真正达标。

目标导控式教学模式注意从学生的实际出发,强调通过分析学生的认知水平确定教学起点,认识到学生是与教师共同进行创造性劳动的教学活动的主体;而教师以创设外部条件来激发学生动机,支持学生学习。在该教学过程中既没有忽视学生的主体性,也不排斥教师的主导作用。教学活动中不可生搬硬套别人的模式,以免目标导控式教学模式近乎僵化。

(二)目标导控式教学模式中应把握的几个问题

1.**教学过程强调为学生自主学习服务** 主张让丰富多彩的学生主体性活动代替单一化的、完全被动式的教学活动形态。学生是教学活动的主体,教学活动是为学生的主动学习和发展服务的,应最大限度地为学生创设自主学习的条件,引领学生通过多维互动建构知识、发展能力。

2.**高效低负的价值追求** 教学活动的评价应把学生的自主发展放在核心地位,相信学生在适合条件下,能在过程中达标,减少过程外负担。

3.**先学后导,思维助跑,智慧复演** 教学活动首先要激发学生学习兴趣,调动已有经验,为自主学习定向;改变先教后学的传统教法,要先学后导,带着学生发现的问题展开教学活动,教师帮助学生搭建解决问题的支架,创设解决问题的情景,为学生达成学习目标服务。

教学活动是学生思维的竞技场,问题、方法、激励是思维的助跑器,鼓励学生质疑问难、探究发现是引导学生深刻思维的主要策略,在自主探究、合作探究学习活动的同时要坚持限时性原则和激励性原则,引导学生积极思维。

教学过程其实应当是人类创造智慧的复演过程。教学活动不是简单的传授和重复前人的智慧,而是要创造再现智慧的情境,引导学生去体验;把时间还给学生、把能力还给学生,以能力建构为中心,让问题在学生手下解决;教师要超越知识、课本、课程、教学活动,形成大局智慧观。

4. 和谐关系的构建 生生关系和师生关系直接影响教学活动的实施效果,要营造民主平等、和谐有序的教学活动生态环境,让学生在愉悦、兴奋的情绪体验中,提高学习效率。

5. 进行科学的评价 从合格迈向成功,循序渐进,克服达标的模糊性和随意性;坚持一切为了达标的原则,强调基础性目标的达成,关注发展性目标的反馈。

二、引导发现式教学模式

引导发现式教学模式又称为问题探究式教学模式,是指教学活动以解决问题为中心,学生在教师指导下通过发现问题、提出问题的方法自己找到答案的教学模式。该模式注重学生独立活动,着眼于创造思维力和意志力的培养,鼓励学生在教师的启发、引导下去探索和主动发现问题,解决问题以获得新知。主要是依据杜威、皮亚杰、布鲁纳等倡导的"问题—假设—推理—验证"等程序,结合我国教学实践建立起来的。该模式彻底改变了教师满堂讲授的教学模式,对于发展学生的智力和能力,促进学生全面、持续、和谐地发展起着巨大的作用。引导发现式教学模式充分体现了学生学习的主观能动性。在教学活动中,通过教师的指导,学生的学习有了明确的目的性、计划性和选择性,能主动地去认识、学习和思考,以达到预期的学习目标。一方面,学生将从被动的学习者变为主动的参与者,而不再是被动接受知识;另一方面,教学模式也将发生根本性的变革,教学活动内容和呈现方式多样化了,既包括过程内学生的实验、探究、讨论、交流、质疑、游戏、角色扮演、竞赛等活动,也包括过程外学生的调查、探究、实践等活动,还包括学生在教师指导下开展的课题研究与发明创造等。

(一)引导发现式教学模式的教学环节

1. 创设情境,课题引入 在教学中创设某种情境,把问题隐藏在情境之中,引发学生探索研究的兴趣。在一堂课中,教师不仅在教学活动开始时通过情境设计、揭示矛盾导入新课,而且在教学全过程中不断进行情境设计,使问题不断深入,让学生经常处于发现问题与解决问题的各种矛盾之中。引导发现式教学模式中,课题引入是非常重要的,良好的开端能吸引学生,唤起学生的求知欲望。

2. 提供材料,自主学习 此环节中,教师依据教学目标,结合要讲授的内容、提出的问题,组织指导学生自学有关材料,自主学习探究,独立思考解决问题的思路、方法、途径。身心发展的个别差异,决定了教师要充分重视所有学生的特点,对不同的学生应提出不同的教学目标及作业目标,做到因材施教,有的放矢,让学生自己做主,提出问题,主动构建认知结构,使学生通过自身的情感体验和主动参与来完成学习,品尝成功的喜悦,逐步让学生由"学会"向"会学"发展,发挥每个人的潜力和积极因素。

3.讨论探究,分析归纳 此环节中,教师通过知识的以旧引新,交流探究问题的思路方法,明确探究方向,发展学生的创新能力,引导学生运用观测到的实验现象和结果或通过理论分析、推导得到的结果,进行分析和比较,通过多层次、多角度的分析讨论,最后抽象归纳出科学的结论。鼓励学生提出解决问题的计划,按照计划让学生进行验证,主要可以通过学生搜集、整理有关的材料,经分析、概括,得出结论。引导学生参与教学过程,寻求解决问题的途径。引导学生对探究的现象和结果进行分析比较、归纳整理、理论论证、形成结论,培养学生的分析归纳、逻辑推理和抽象概括等思维能力。学生交流先小组讨论,再全班讨论,最后在教师引导下,形成全班学生共同认可的探究方法,然后通过实验探究或通过理论探究的方法和手段对提出的问题进行探究。

4.巩固练习,总结强化 此环节中,教师通过重点、难点的突破,帮助学生揭示规律,并归纳、概括,力求使学生自得知识、自觉规律、自悟原理,主动发展。教师引导学生对验证的结果,开展相互交流,总结出准确的结论,并通过练习,使结论在头脑中得以强化。教师引导学生回忆总结他们自己是怎样探究新知识的,评价学生的思路方法是否科学、正确,强化学生发现式的思维方法和思维过程。

(二)引导发现式教学模式的优势、局限性和应注意把握的问题

1.引导发现式教学模式的突出优势

(1)有利于促进学生内部学习动机的形成,发展智力,发挥潜力。

(2)有利于知识的记忆和迁移。

(3)有利于学生思维能力的发展。

2.引导发现式教学模式的局限性 该模式对教师和学生都提出较高的要求,要求教师的启发引导与学生的发现学习配合起来,需要教师有很高的自身素质、专业水平以及反应能力。

(1)对学业基础较好、思维敏锐的学生会有较大功效,但对于基础较差、思维缓慢的学生会造成很大的困难。

(2)要求学生具备相应的发现需要及经验,树立有效的假设。

(3)通过发现学习来掌握知识,运用不当难以在有限的时间内完成目标。

(4)具有较大的灵活性,尤其是在教师引导与学生发现的结合上。

3.引导发现式教学模式中应注意把握的问题

(1)教学内容要结构完整,难易适当。

(2)学生具有一定的知识功底和自学能力。

(3)教师应具有扎实的基本功和熟练把握教材的能力。能灵活组织教学活动,并依据不同教材要求和学生特点,因材施教,引导学生发现并掌握知识。

(4)对于基础较差、自学能力较弱的学生及结构松散、难度较大的教材内容,不宜采用此种教学模式。

三、情境陶冶式教学模式

情境陶冶式教学模式是指在教学活动中,创设情感和认知相互促进的教学环境,让

学生在轻松愉快的教学气氛中有效地获得知识同时陶冶情感的教学模式。情境陶冶式教学是从学生是完整的个体、学习是两种意识交互作用的协调过程出发,充分激发学生个人的潜能,力求在教学过程中把各种无意识活动组合起来,把积极情感调动起来,服务于意识的和理智的活动,使学生在心情舒畅、轻松愉快的环境中,在思想高度集中、精神完全放松的状态下,以最佳的学习心态掌握知识、享受学习,从而高效率、高质量地掌握所学内容。此种模式吸取了洛扎诺夫的暗示教学理论,并结合我国教学工作者积累的有效经验加以概括而成,使学生处在创设的教学情境中,运用学生的无意识心理活动和情感,加强有意识的理性学习活动的教学模式。由于无意识注意和情感活动的参与,学生不易产生疲劳和厌倦,有利于大容量、长时间地进行教学活动,能够拓展和深化教学的教育功能,有利于对学生进行个性的陶冶和人格的培养,提高学生的自主精神和合作精神。

(一)情境陶冶式教学模式的教学环节

1. 创设情境　教师依据教学目标,通过语言描绘、实物演示、幻灯或绘画再现、音乐渲染或场景表演等手段为学生创设富有情感、美感,生动形象,蕴涵哲理的特定氛围,来激发学生的学习情绪,使学生融入情境,使得学生有意识心理活动与无意识心理活动、理智活动与情感活动有效统一。创设的教学情境要能为大多数学生乐意接受,能产生兴趣,以激发学生的学习情绪,并以能触动学生的多种感官为佳,注意情境的创设和多种交互手段的利用。教师还要善于运用语调、节奏来营造教学气氛,建立与学生相互信任、相互尊重的关系,控制学生的感情,调动学生的无意识心理活动。

2. 情境体验　组织学生参与各种游戏、表演、唱歌、听音乐、谈话、操作等活动,学生通过参与活动,在特定的气氛中,积极地、全身心地投入创设情境的活动中,在特定的气氛中主动积极、潜移默化地进行学习。

3. 总结转化　通过教师的启发总结,学生从情境中获得科学知识,领悟学习内容主题的情感基调,做到情与理的统一,并将这些认识、经验转化为指导自己思想行为的准则,达到知情并进、情知双获,实现科学知识和道德情感的内化。

(二)情境陶冶式教学模式中应注意的问题

(1)灵活有效进行情境的创设:情境的创设是该模式的核心,应依据教育、教学的目标和教学条件,灵活地选择创设情境的方式。

(2)努力提高情境覆盖教学信息的程度,防止情境与教学内容相脱离。

(3)营造良好的教学氛围:教学活动力求愉快而不紧张,教师要正视学生无意识心理活动的存在,并善加利用,不能只顾有意识心理活动而忽视无意识心理活动,只顾理性而不顾感性,应充分的发挥学生的记忆力、理解力、想象力和个性,使学生在教学过程中感到学习是满足求知欲的快乐享受,而不是枯燥无味的艰苦劳动。

四、传递接受式教学模式

传递接受式教学模式以传授系统知识、培养基本技能为目标,其着眼点在于充分挖掘人的记忆力、推理能力与间接经验在掌握知识方面的作用,使学生比较快速有效地掌握更多的信息量。该模式强调教师的指导作用,认为知识是教师到学生的一种单向传递,非常注重教师的权威性。该模式源于赫尔巴特及其弟子提出的"四段论"教学法,后来由苏联凯洛夫等人进行改造后传入我国。

(一)传递接受式教学模式的教学环节

该模式是按学生认识活动的规律来加以规划的,其基本环节是复习旧课—激发学习动机—讲授新知识—巩固运用—检查评价。具体而言,在教学过程中,教师运用语言、板书及多媒体等手段,学生借助耳、眼、手等来完成知识的传递与接受,从而实现教学目标。

(二)传递接受式教学模式的优势、局限性及应注意的问题

1.传递接受式教学模式的优势

(1)传递接受式教学模式能让学生更好地学习基础知识:学生的记忆力、理解能力、推理能力的提高,就是来自传递接受式教学模式下仔细、反复的讲解和练习。

(2)传递接受式教学模式能更好地保证良好的学习纪律:传递接受式教学模式是较为传统的教学模式,主要是以教师为中心,树立教师的权威性,要求学生在教学活动中认真听、布置的作业认真做,教师认真批改、及时检查,形成自然的、严谨的学习纪律与氛围。

(3)传递接受式教学模式能让学生在短时间内接受大量的信息:这种教学模式下,教学活动中绝大部分时间是教师在讲,学生在听,教师就能尽快完成教学内容的讲授。

2.传递接受式教学模式的局限性

(1)传递接受式教学模式下许多学生对接受的大量信息很难做到真正的理解、消化。

(2)学生在思想人格方面显得单一化、模式化,学生创新思维和解决实际问题的能力不足。

3.传递接受式教学模式中应注意的问题

(1)在教学中,教师应合理使用多媒体等先进的教学工具:多媒体教学如今已是比较成熟的教学手段,应用也越来越广泛。首先,多媒体教学具有很好的直观性,能很好地突破视觉的限制,多角度地观察对象,并能够突出要点,对于概念的理解以及方法的掌握有着很好的帮助;其次,多媒体教学图文声像并茂,能够多角度调动学生的情绪,激发学习兴趣,学生便会更为主动地参与,帮助他们逐渐形成新的认知结构,通过对真实情景的再现和模拟,培养学生的探索、创造能力;再次,多媒体教学具有动态性,通过多个环节的展示,对于概念及产生过程就从抽象性转换为直观性,能有效地突破教学难点;最后,其可重复性使教学内容的难点、重点可以短时间内反复地播放,有利于学生对知识的掌握、理解和消化。因此,多媒体教学能够更好地提高传递接受式教学模式的教学效率和教学效果。

(2)教学过程中应与其他教学方法相结合:在短时间内强行灌输给学生大量的知识,会不知不觉地培养出高分低能的学生,这完全违背了教育的初衷。因此,这种教学模式应该与其他教学方法相结合:①与互动教学相结合;②与个体化教学相结合;③与案例教学相结合;④与自学辅导式教学相结合。

任何教学模式,都不可能尽善尽美,应逐步地改革和创新。传递接受式教学模式只有结合教学内容注入新的元素,才能取得好的效果。

五、自学辅导式教学模式

自学辅导式教学模式是在教师的引导下,以学生自主学习为主,以教师讲解为辅,通过学生自学、教师讲解、练习巩固,从而完成教学目标的教学模式。该模式是由中国科学院心理研究所卢仲衡对传统班级授课制进行反思,在吸收程序教学等研究成果的基础上,结合我国教育的国情、区情、校情首创提出的,以提高学生的自学能力、创新思维为目标,以创新教学模式作为教学改革的方式与途径。这种教学模式,是以学生为主体,教师为主导,教师只起到导演的作用,让学生做学习的主人。自学辅导式教学模式的重心在于学生自学,教师的主导作用体现在帮学生做知识的梳理上,帮助学生做知识修正。

(一)自学辅导式教学模式的教学环节

自学辅导式教学模式基于先让学生独立学习,然后依据学生的具体情况教师进行指导,承认学生在学习过程中出现错误的价值,培养学生独立思考和学会学习的能力。主要包括以下环节。

1. 确定目标　依据学生状况和教学需要,教师对自学的范围、重点和要解决的问题提出要求,让学生有目的的学习。

2. 学生自学　教师课前将自学内容下达学生,通过学生独立阅读教材,使其利用课余时间进行自学和查找资料,将学生原有知识同新的要求相对照,这是自学辅导式教学模式的核心和基础环节,也是学生独立获取知识和锻炼学习能力的过程。在学生自学的过程中,教师要相对应地传授学习方法和不断地巡视学生的自学情况,对学生进行个别辅导,及时解决学生的个性问题。

3. 启发指导　教师在小组讨论过程中了解各组讨论情况,对学生质疑进行相应的启发和解答,解决学习中的问题。教师的指导以引导为主,以讲授为辅,做到"授之渔",而非"授之鱼"。

4. 讨论交流　针对学习的重点内容、难点内容及学生提出具有代表性的问题进行组织讨论,可以是学生之间讨论,也可以是师生之间讨论,加强对相关问题的认识,彼此之间相互学习、取长补短、共同进步,在对问题的共同探讨中培养学生的多种能力和协作精神。

5. 总结评价　教师让学生对学习内容进行总结和归纳,将所学知识系统化、概括化,并联系原有知识,从整体上理解所学内容,完成知识的提炼和升华,对学生的表现提出鼓励性地评价,通过教学活动练习和课下作业完成对学习内容的巩固和拓展。

(二)自学辅导式教学模式的优势、不足和应注意的问题

1. 自学辅导式教学模式的优势

(1)该教学模式符合现代教育技术理论,实现了教学过程要素关系的转变:教师角色由教学内容的主讲者,转变为学生学习的指导者和活动的组织者,精心设计教学内容和问题,有利于教师因材施教。学生由被动接受的地位转变为主动参与、发现、探究和知识建构的主体地位,学生在完成老师布置的任务过程中发现问题、解决问题,能发挥学生的自主性和创造性。教材、计算机等由教师讲解的演示工具转变为学生认知和掌握技能的

工具。教学过程由教师讲解说明"教"的过程转变为通过问题探究、协商学习等以学生为主体的学习过程,有利于培养学生相互合作的精神。

（2）该教学模式符合学生学习认知规律及心理特征:在整个教学过程中,学生的学习都是建立在自愿的基础上,从直观的感性内容、具体的问题到寻找答案、解决问题,逐步上升到理性思维、形成概念,满足了学生要求自主自立、求知欲强的心理,以及自我表现的欲望,学生尝到了成功的喜悦,激发了学生学习的积极性和主动性,学生学习情绪高涨,气氛活泼、轻松,是愉快学习的最佳体现。自学辅导式教学模式中,在教师的启发和辅导之后,学生要自觉地运用科学方法,思考和认识所学知识的逻辑结构,开展活跃的思维重建活动,且必须沿着正确的认识途径和正确线路去探究科学知识。这种问题解决过程极大地锻炼了学生的逻辑思维辩证思维和创造思维,学生在分析问题和解决问题的过程中,学会了思考,学会了学习,这将终身受益。

（3）该教学模式体现了实施素质教育的内涵:此种教学模式中,学生学习、思维、创造等方面能力得到了充分的锻炼,为各门功课的学习和终身教育提供了良好的条件,符合素质教育的要求。

2. 自学辅导式教学模式的不足

（1）学生如果对自学内容不感兴趣,可能在教学活动上一无所获。

（2）需要时间相对较长。

（3）需要教师非常敏锐地观察学生的学习情况,必要时进行启发和调动学生的学习热情,针对不同学生进行讲解和教学,所以难以在较多学生人数的教学活动中开展。

3. 自学辅导式教学模式中应注意的问题

（1）教师要有很高的组织能力和业务水平,避免多讲解而是注重启发。这种模式中,教师的职责由系统讲授变为定向指导、启发,要有正确的教学指导思想,充分相信学生能自学,积极指导学生自学;教师要充分了解学生现有的认知结构和认识水平,依据学生原有的学习程度,对不同学生的要求有所区别,启发和引导的方式和内容也要有所区别;教师要设计出要求明确的自学提纲,提出必要的自学材料、参考书、学习辅助工具,教师要保证学生的自学时间并有指导学生自学的方法。所以,要求教师不仅要吃透教材,有扎实的专业功底、广博的知识面,还要懂得一定的教育学、心理学、评价学,甚至哲学等教育教学理论。

（2）学生要有一定的知识和技能的基础,了解对所学内容学习的一般策略,能对教师启发和辅导的问题感兴趣,能积极参与同学之间的讨论并大胆发表自己的见解,有获得成功的欲望,兼有合作精神。

（3）要选择难度适当、学生比较感兴趣的内容进行自学。自学辅导式教学模式会给教师带来更大的工作量,教师必须进行精心设计、周密的布置;同时,学生耗费的时间较多,虽然学生的态度、方法、精神、能力都得到培养,但单位时间内的知识获取会受到影响。

任何教学模式的实施都必须依托于宏观的教育制度,也必须扎根于教师和学生所处地区、学校的实际情况等。此外,中国的教育必须是中国的,必须是中国教育者自己研究出来的,闭门造车固然是无用之举,东搬西抄也必然是徒劳的。引自西方的教学模式,在实际操作时必须对其进行本土理解,结合我国目前的教育环境,进行创新和改进。

第四节　教学模式的选择与建构

教学模式种类繁多,需要精心地加以选择和运用。每种教学模式产生后,也需要不断地发展和改进,另外社会的发展也会促进新的教学模式的产生,教学模式的建构对教学模式的发展具有重要意义。

一、教学模式的选择

教学模式的选择是依具体的教学情境而定的。

1. **依据教学目标选择教学模式**　教学目标不同,所采用的教学模式也不同,要选择有利于更好地完成教学目标的教学模式。如果教学目标偏重于知识的学习和发展,教材又多属于知觉和记忆的内容,适宜采用系统接受的教学模式。如果教学目标侧重于智能的发展,且教材的难度适中,则适宜采用引导发现或自学指导的教学模式。

2. **依据教学内容选择教学模式**　不同的教学内容决定了所采用的教学模式也有所区别。教学内容大体分为四种类型:①认知性,内容主要是规律性及抽象定理或法则等。②技术性,内容主要是针对实践操作过程的技术性说明。③思辨性,内容主要是对规律所作的抽象概括及适应规律认识而制定的行为准则等。④表达性,内容既有知识性,又有情感性。随着课程改革的发展,综合化是教学内容的主要趋向,但是在教学过程中也应该针对不同内容重点,选择更适合的教学模式。

3. **依据学生的特征选择教学模式**　不同的教学模式对学生的知识、智力水平等要求不同,应该选择那些适合学生年龄特征、学生身心发展的教学模式。教学模式的选择应该尊重学生的身心发展规律和学习规律,激发学生的内在学习动机,教师不能从自己的主观出发而武断地选择教学模式。

4. **依据教师自身特点选择教学模式**　教学模式的功能是要通过具体的教师来实现的,教师在选择教学模式时要尽量考虑自己的学识、能力以及教学经验,尽量扬长避短,选择适合自己施展才智的教学模式。

二、教学模式的建构

1. **树立发展与审美的教学观**　教学模式的建构关注学生有效地积累知识的方法,其重心应该转移到学生智能的提高以及创造思维及自学能力的培养上。另外,还要注意教学模式的审美取向,减轻学生的精神负担,尽量让学生在愉快的精神状态里进行自主的学习。将审美引入教学、按照审美的法则规划教学代表了新的教学发展方向。

2. **借鉴与发展相结合**　国外对于教学模式的研究较为丰富,教学模式的建构需要批判地借鉴国外的教学模式。无视国外教学模式的发展态势,一味强调创新,教学模式的研究就会归为封闭。但是,教学模式与各个国家、地区的文化、思潮等因素相关,在模式的建构过程中,也要创造适合自己文化特色及教学传统的模式,要坚持秉承借鉴与发展相结合的原则。

3.归纳法与演绎法并举　在教学模式的建构过程中,归纳法与演绎法往往是交错运用的。演绎法是指从科学理论假设出发,推演出教学模式,然后用严密的实验证实其有效性。其起点是科学理论假设,形成的思维过程是演绎。归纳法是指从教学经验中总结归纳出来的教学模式,其起点是丰富的教学经验,思维过程是归纳。

第六章　医学临床教育教学过程的规划与内涵

　　教学过程是指教师与学生为共同实现教学任务而存在的活动状态的变换过程,及在此发生过程中的时间流程,由教和学两个相互依存的方面构成。而医学临床教育的教学过程不仅仅包含教师与学生为共同实现医学临床科目授课教学任务而进行的活动状态变换及时间流程,还包含医学临床实践教学过程所发生的教学活动的启动、发展、变化及结束等程序结构。

　　在医学临床教育的教学过程中,教师的培养对象是在未来直接面对人类生命和健康的高技术型人才,所以,在教学过程中,不仅要注重对学生相关医学临床知识和技能的培养,更注重对学生医疗观和价值观的培养,使学生在走上工作岗位上时,已经具备良好的医德医风,对人类生命及健康的维系起到积极作用。

　　我国儒家著作《礼记·中庸》中相关学者就已经提出了"博学之,审问之,慎思之,明辨之,笃行之",对教学过程进行了最早的概括,把"学""习""思""行"四者进行相互融合,并提出"不闻不若闻之,闻之不若见之,见之不若知之,知之不若行之;学至于行而止矣。"但这些对于教学活动的认识受到当时封建思想的影响,大部分由从唯心论出发,具有明显的局限性。

　　德国著名哲学家与教育家赫尔巴特基于唯心论,提出在教学过程中学生在认知活动基础上所发生的一切心理活动都是观念的运动,这种认识在一定程度上促进了人类在教学过程中对所学知识的系统性归纳总结,但对于根本的认知活动是有悖的。实用主义教学论代表人物、美国教育家杜威,则强调教学过程中必须以学生的实践活动和所获得的直接经验作为教学过程的中心,要求所有教学过程必须围绕特定的实践行为及事务来进行,也就是"由做而学"。这种教学过程的相关理论重视学生的主动行为及其亲身体验,强调以学生为中心的教学过程,具有一定作用与意义,但是忽视了教学过程中教师的系统性引导作用,必然会影响教学质量。

　　随着新文化运动的开展,辩证唯物主义的认识论全面揭示了所有认识过程的普遍规律,认为教学过程是人类认识过程中一种有目的、有计划的认知过程,遵循感性和理性相统一、认识和实践相统一的规律。

第一节 医学临床教育的教学规律

教学过程中存在一系列不同层次的联系,教学规律就是对这些联系和交叉进行归纳、总结和制约的规律和规范。

教学规律是指教学过程各种矛盾之间普遍存在的客观的、必然的、本质的、稳定的联系,其对所有教学活动均具有规范性制约作用,是制定教学原则的重要依据,是不以人的意志为转移的客观存在。人们只能认识、揭示、掌握和运用教学规律,但不能改变和创造教学规律。

医学临床教育是职业教育的重要组成部分,不同于普通教育,其教学规律是指贯穿于医学临床教育教学活动中各种矛盾因素中普遍存在的必然性联系,具有客观性、本质性、独特性和交叉性,是制定医学临床教育教学原则的规范性、制约性条件。

相比较于普通教育中教学规律的探索,职业教育中的教学规律研究开展得更晚一些。职业教育的教学规律与普通教育有着诸多不同,医学临床教育作为职业教育的重要组成部分,更是有着其独特的个性化元素。医学临床教育的教学规律也具有一般教学规律的普遍特征,并且基于医学临床教育的特殊性,以及医学临床科目教学活动和临床实践教学活动之间存在的差异性和必然性联系,医学临床教育的教学规律也存在着必然的特殊性。如普通文化教育与医学专业技术教育同步实施的比例与侧重点、医学临床科目理论教学与医学临床实践的结合性、医学临床科目理论教学与医学临床实践的教学形式灵活多样性、职业知识技能教育与职业道德塑造的双赢性等。因此,对医学临床教育的教学规律进行深层次的认识将有助于我们针对医学临床教育制定科学的教学原则。

一、教学规律的基本要素

教学规律是教学过程中客观存在的本质联系,不会因为主观意志而发生改变,是制订教学活动原则、选择和运用教学组织形式和教学方法的科学依据,主要包括五点。

1. 教与学相互依存、相互促进 教学活动中包含教师的教与学生的学两方面,而这两方面是互相依存、互相促进的,两者更是密不可分、辩证统一的。教师在教学过程中起主导作用,引导学生去认识和发展,学生是学习的主体,主导是对主体的导。

随着人类社会的快速发展,细菌菌种和疾病谱都在不断更新,人类对疾病的研究技术也在不断进步,疾病诊断和治疗的知识和技能也在不断更新。所以,为使医学临床教育教学活动的顺利开展,教师需要不断更新自己的知识技能,才能有效完成适应社会发展的医学临床人才培养的目的,使医学临床教育的教学活动更加精准有效。而且,因篇幅所限,教材中所包含的医学临床相关知识与技能不可能完整包含疾病诊疗过程中所有信息,长期在临床工作中历练的教师更具备很多书本上并未包含的疾病诊疗经验,医学又极具经验传承性,教师自身所特有的经验也必然会对学生造成较为深远的影响,更加快速有效地塑造完备的医学临床人才。

2. **教学与德育相互依存、相互促进** 教学活动过程不仅仅是教师向学生传授知识和培养学生技能的过程,更客观存在着对学生德育方面的教育和影响,是对学生进行思想品德教育,形成其正确的政治立场、思想观点、道德品质和价值观念的过程。

医学临床教育的教学目标是培养合格的医学临床、科研和教学人才,成为合格的医学人才必须有相应的医德品质相匹配。医德品质的塑造不能留在学生踏入社会,受到社会诸多因素影响之后再塑造,而要在学校教育中进行潜移默化的影响,并在终身教育中巩固发展。医学院校的思想政治理论课教师并没有直接的临床工作经验,对于医德品质的把握会存在一定的缺陷和片面。所以,在医学临床教育的教学活动中不能单靠思想政治理论课,更应该将德育教育融入临床科目授课和临床实践教学活动中,由具有临床工作经验的医学临床教师将自身体会和感受传授给学生,让学生接受思想的洗礼更为直观。

3. **知识与智力互相依存、互相促进** 知识是人类在社会实践和理论学习过程中认识自身、周围、自然、社会等客观世界因素的成果,包括对相关事务和信息的描述和基于教育和实践中所获得的技能,知识是从多种途径提升总结与凝练,是后天通过努力获得的。智力广义是指包含人类在内所有生物的一般性精神能力,狭义的知识是指人类理解和认识客观事物并运用知识、经验、技能等进行判断和解决问题的能力,包括观察、注意、记忆、意志、判断、思考、想象、创造等,智力并不只依靠先天遗传获得,还受到学习教育、个人努力、社会影响等后天因素制约。

医学临床教育是传授疾病的病因、诊断、治疗和预后相关知识的专业性教育,与普通教育有着个性化的区别,医学临床教育的教学目标是通过分析-还原的教学方式,利用物理学、化学、生物学的原理培养合格医学的专业人才,学生要在态度、知识、智力三个方面适应现代医学模式的发展需求。所以,简单地将医学相关知识和技能堆积并灌输给学生,并不能满足医学临床教育的需求。教师在教学活动中更应当注重学生医学思维模式的建立,而这些知识的融会贯通,依靠的就是医学思维模式的建立。医学临床教育教师在教学活动中应当注重学生医学思维模式的建立,只有这样才能让学生将所学知识与技能真正理解并掌握运用,而不只是空谈理论;但是,更不能因为医学思维模式的建立而忽略临床相关医学知识和技能的传授,这样只会失去医学临床教育的本质。

4. **理论与实践相互依存、相互促进** 现代教育理论始终倡导,在教学活动中教师传授学生理论知识的同时,坚持理论联系实际的教学原则,以理论知识的传授为基础,以实践体验加深学生对知识的理解、掌握与应用。

医学的目的有预防疾病和维持健康、解除疾病痛苦、治疗疾病等,要想成为合格的医学人才,完成常规的医疗活动,必须具备丰富的医学临床相关知识,这就要求医学临床教育的教师在教学活动中必须完成大量医学相关知识的传承,将自身掌握的知识传授给学生。此外,医学面对的对象是人,医学学科鲜明的专业特点是其包含的人文性,是科学性和人文性有机的融合体。而医学临床教育的目的是要培养医学专业的合格人才,这也就决定了医学临床教育必须注重实践教学,而且在实践时必须顾及人的生物属性、社会属性和个性特征。在医学临床教育的教学活动中,学生要全面掌握必备的医学知识,医学作为完整的体系,各学科之间知识相对独立严谨而又紧密相关,互为补充、互为支持,学生必须掌握的是所有必备的理论,才能在未来适应临床工作需要。医学的实践性非常突出,医疗的检查及治疗都需要依靠许多的操作来完成,操作技能不熟练、不精确,轻者增加患者痛苦,重者造成医疗事故甚至造成患者死亡。所以,医学临床教育更注重理论与实践相结合,但也绝不能因为夸大实践的作用,而忽略理论知识的传承。

5.**教学的本质是教会学生学习** 教学活动构成要素众多,包括教师、学生、教材、教学目的、教学方法、教学设备、教学环境、教学信息等。在众多要素中,最重要的是学生,学生是所有教学活动的主体,教学质量与教学效果也是从学生身上体现出来的,教学目标也是基于学生设定的,故而所有的教学要素都是围绕着学生这一主体而组织安排的。学生是所有教学活动的出发点,也是所有教学活动的归属点。而在整个教学活动中起主导作用的教学要素是教师,教师是为学生服务的,所以教师选择最有效的教学方式能够让两者的作用充分发挥,体现最佳的教学效果,实现最终的教学目标。

基于自身的特殊性,在医学临床教育的教学活动中,教师更应注重学生自身学习能力的提高。首先,医学临床教育教学过程中所传授的知识大多数艰涩难懂,学生接受起来有一定困难,而且知识之间相互辨识度较低,知识概念较模糊,只有传授学生有效的学习方法,增加学生的知识理解能力,才能更有效地完成教学目标;其次,医学临床的知识相互之间有联系,并且医学临床知识与基础医学知识之间也存在明显联系,传授学生有效的理解方式和分析能力,分析出知识之间相互的联系性,才能使学生更加快速有效地掌握知识;再者,医学知识更新较快,最前沿的知识与技能,医学临床教材中无法完成涵盖,授课教师也不能完全地传授给学生,只有传授学生有效的资料查阅与知识学习的方法,才能让学生自行掌握获取前沿知识的能力,更新相关医学知识,成为合格的医学人才。

二、教学规律的特点

1.**简约性** 教学过程就是教师引导学生掌握知识的过程,也是教师把人类的认识成果转化为学生个体知识与技能的过程。

在医学临床教育的教学过程中,基于塑造合格的医学人才这一培养目标,教师应当将所有相关知识、技能经过自己的归纳整理,使用合适的教学手段,以最简单有效的方式传授给学生。

2.**教育性** 现代教育理论倡导教学活动的根本任务是教书育人,教师既要传授给学生知识,又要对学生进行德育,教学也必然具有德育属性,任何教学活动中都应当包含德育的因素。

在医学临床教育中,这一点更为明显,教师不能只依靠思想道德课程引导学生,更不能依靠学生进入社会之后的耳闻目染,而应当在所有教学活动中,将德育的内容融入教学,有效形成学生正确的医疗观和价值观,树立良好的医德,将教书和育人两种功能贯彻下去。

3.**统一性** 教学活动的过程既是教师向学生传授知识的过程,又是发展学生智力的过程,传授和发展是相互促进的辩证关系,也是互为因果的统一过程。向学生传授理论知识和发展学生智能辩证统一,学生掌握知识和发展智力辩证统一。

在医学临床教育的教学过程中,不仅要注重知识的传授,更应注重学生临床思维模式与能力的培养,发展学生有效临床认知智力,使学生不仅能够快速掌握相关知识,更能够在未来快速适应临床工作需要。

4.主体性　在教学活动中,学生是主体,教师的教育教学活动应该以学生为出发点,以学生的发展为最终目的。教师要作为教学活动的组织者和引导者,指导和帮助学生学习,重点培养学生的学习能力。

在医学临床教育的教学活动中,应当发挥学生的主观能动性,注重培养学生利用理论知识解决实际问题的能力,引导学生自主分析问题,诊断病情,并选择合适的药物及治疗方案治疗疾病。同时,教师要根据学生的学习方向为其精选合适的学习内容,控制和调节学习进程,测量和纠正学习效果,并且利用自身的高尚品质和人格魅力对学生的思想道德和心理品质产生正面影响,让学生形成科学的世界观、人生观、价值观。

5.渐进性　在教学活动中,教师要严格按照循序渐进的原则,按照科学知识的内在逻辑和学生的认知发展规律进行教学,使学生有组织、有计划地掌握相关知识。

在医学临床教育的教学活动中更应当如此。首先,医学的知识相对较为枯燥,学生学习具有一定难度,必须处理好教学时间的分配和教学节奏的变化,才能让学生接受起来更加顺畅;其次,课本上理论知识的讲授顺序与临床患者就诊表述顺序有一定偏差,合理的教学方法的使用会使学生由易到难地接受知识。

6.适应性　教学规律的适应性指的是因材施教,是指教师在教学过程中,在坚持全面发展的教育理念的前提下,依据学生的年龄特征、认知水平、身心发展现状等个性差异,选择不同的教学内容和方法,以加强教学活动的针对性和实效性。

在医学临床教育的教学活动中,教师更应当充分了解学生的知识结构和学习能力,尤其是理科知识与文科知识的掌握差异性,在对课程内容分析之后,选用适合学生特点的教学方式进行教学活动,增加学生对知识理解能力和掌握能力;其次,未来的医学人才的工作环境大多基于不同的专业分科,教师应该在教学活动中充分发掘学生对不同专业的兴趣点和适应点,加以分类教学,使学生能够充分发挥自己的特长。

"教必有法,教无定法,贵在得法",教学规律是客观存在并始终贯穿于整个教学活动中的,教学活动的自由度必须存在于束缚中,教师缺少对教学规律的关注,科学施教就无从谈起。所以,教师必须关注教学的基本规律,这是教学活动的底线。

第二节　医学临床教育的教学原则

教学原则是有效进行教学工作必须遵循的基本要求,依据教学目的拟定,贯彻于教学过程的各个方面和始终,对教学中的各项活动起指导和制约的作用,能够客观地反映教学规律。在教学活动中正确和灵活地运用教学原则,对提高教学质量和教学效率有重要的保障性作用。

教学原则是教学经验的概括与总结,是指导高等学校教学活动的基本准则,是高等院校教学工作必须遵循的基本要求。教学规律是贯穿于教学活动中客观存在的、必然的、稳定的规律。

医学临床教育的教学原则是依据医学临床教育的教学目的和任务,遵循高等医学院校医学临床课程或临床实践教学过程中的规律,对基于以上环节进行的教学活动制定的基本原则。医学临床教育的教学原则具有一般教学规律的基本要素,符合一般教学规律的基本要求。同时,基于医学临床教育与普通教育的差异性,其教学原则也具备个性化特点。

一、教学原则的性质与特点

(一)教学原则的性质

教学原则是具有规范性和发展性,其以教学基本理论为基础,从整体和局部、过程与阶段等方面指导和规范教学活动,对教学活动的实施方向、教学基本内容、教学任务与目的、教学测量与评价等方面提供依据。

1. 规范性　规范即样式、标准。教学原则的规范性是指教学原则是对教学规律的反映,但两者在性质上又是有所不同的。教学规律是教学活动内部各因素之间的必然联系,是客观存在的。教学原则是依据教学规律对教学活动提出的要求或所规定的策略,具有主观性。教学规律描述的是教学活动是什么,教学原则描述的是教学活动中该如何做。教学原则是规范化的理论,提供测评教学活动和学习方法的标准,并依据结果改进教学过程。教学原则从教育学的角度揭示了教学过程诸因素关系及相互作用的规律,并解释了心理学、人类学等有关学科的相关理论知识,还规范了教学活动的相关知识。

2. 发展性　教学规律是客观的,不能创造或改变。但教学原则具有人类的主观意愿,具有发展性。首先,教学原则是人们对教学规律的认识,具有主观性,受到教育目的制约,而教育目的在不同社会时期具有不同的历史性和阶级性;其次,人们对教学活动的认识总是由浅入深、逐步发展的,教学原则也会随之改变;再者,教学原则对教学实践具有明显的依赖性,实践的多样性也决定了教学原则的多样性;最后,教学原则的发展过程具有历史批判性。认识具有发展性的教学原则,有利于克服理论僵化,澄清困惑。

(二)教学原则的特点

1. 历史具体性　教学原则具有发展性,无论是历史的发展,还是教学实践的变化,都会导致人们对教学规律的认识不断地发展变化。不同的社会时期内提出的教学原则,必然带有这个时代认识和实践特点,在其他的社会时期具有明显的不适应性,随着教学实践的发展,人们会逐渐将这些教学原则进行优化或淘汰,任何一种教学原则体系都不能脱离具体的历史背景,这就是教学原则的历史具体性。

2. 历史继承性　教学原则是人们对教学规律的认识,而教学规律是客观的,不因社会发展而改变。所以历史上大多有影响的教学原则是在不同程度上基于教学规律的认识而建立的,此类教学原则对于后来的教学实践有积极的影响,是不会消失的,或由后人继承和发展,或给新的教学原则以启发,这就是教学原则的历史继承性。继承的存在使教学原则理论可以不断地丰富和完善。

3. 主客观的统一性　教学原则是人们基于对教学规律的认识而形成的,是人为的认识和总结反映,故而具有主观性,但其研究基础为教学规律,教学规律不以人的认识不同而改变,其具有客观性,所以,教学原则也具有客观性。教学原则的主观性来源于教学实践活动,这决定了教学原则的活力与发展,而客观性使教学原则具有了深刻性与内在性。所以,正确的教学原则必须具有主客观统一性的特点。

4. 理论和实践的统一性　教学原则是教学规律的体现,依赖于人们对教学规律认识所构建的知识理论体系,教学原则必须是对与其对应的教学理论的概括,是对客观规律的认识。但是,教学原则与教学实践活动密不可分,是所有教学活动的策略和引导,具有鲜明的实践性。教学原则的理论性有助于其对教学实践活动的指导,而其实践性又可以对教学理论的转化提出建设性意见,缩短理论与实践的距离,使理论更好地向实践转化。

5. 多样性　教学原则是人为认识,具有主观性,而人们对教学规律的认识和教学原则的建立也存在流派体系,所以,教学原则的提出也不尽相同。首先,教学原则的多样化是由教学活动的复杂性和教学实践的历史性决定的,不同的社会形态引发不同的教育目的,继而形成不同的教学原则;其次,教学原则指导的是教学实践活动,也是人们在教学实践活动中总结提炼而成的,教学原则的提出取决于人们对教学实践的认知水平,教学实践认知水平不同,教学规律的提出也不尽相同;再者,教学活动过程具有复杂性,基于多种因素、多种结构而形成,人们观察教学活动时所基于的因素和机构不同,就会出现不同的教学原则。但是,教学原则的多样性并不等同于随意性,只是人们对教学规律的认识出现了深度和程度的差异。

6. 互补性　教学原则多种多样,它们之间相互独立,但并非完全独立、毫无联系,教学原则之间存在相互补充的作用,这种互补性使教学原则成为完整的体系。教学原则的互补性保证了各教学原则既能发挥各自独立的作用,又能发挥整体功能的作用。因此,我们应该重视各种教学原则体系之间的互补性。

二、教学原则的意义

1. 指导和调节教学活动　教学原则作为教学活动的基本准则,对教学活动的顺利开展和有效进行有着指导性和调节性的意义。在整个教学活动中,教学原则不仅是教学活动开展的出发点,还是整个教学过程的调控者,对教学活动的各个方面和各个因素起着指导和调控的作用,能够为教师积极有效地开展教学活动提供依据。

2. 决定教学内容、方法、手段及组织形式　反映教学规律的多个教学原则之间不是孤立分散的原理,而是有机地相互联系的组合。教学原则在一定程度上决定了教学活动基本内容的安排、教学活动手段与方法的选择、教学活动组织形式的运用,教学原则是对学习基本途径起到总的说明作用,还决定教学方法的选择和论证其开展效果,对教学活动中各项基本构成因素的选择,都有着积极而重要的作用。

3. 提高教学效率　教学原则是人们依据对教学规律的认识而制定的,来自教学活动,又指导教学活动。教学活动就是教学活动内部所包含的矛盾关系。科学的教学原则可以有效地提高教学效率,灵活有效地运用教学原则,对教学活动有效顺利地开展、提高教学活动的质量和效率都有积极的作用。

三、教学原则的制定依据

教学原则是由人提出来的,属于意识范畴,其形式是主观的,但内容是客观的,人们提出教学原则是有其客观依据的。具体来说,教学原则的制定依据以下方面。

(1)以马克思主义为指导,用历史唯物主义和辩证唯物主义的观点、方法来剖析教学理论、分析教学实际,使教学原则成为科学的体系。

(2)综合运用当代国内外各种不同的教学理论,吸取其长处,依据我国社会主义教育目的,加以制定。

(3)认真分析当今世界各国教学实际发展的动向,总结优秀教师的教学经验,使其上升到理论的高度,以构成教学原则体系的有机组成部分。

(4)继承和发扬古代的教学原则中的合理部分,借鉴国外的教学理论和实践,吸取其有益的东西,丰富和补充教学原则体系。

(5)符合教学过程的规律和学生身心发展的规律。

(6)遵循教育目的和教学目标。

(7)建立在哲学和其他相关学科理论基础上。

重要的是,教学实践经验不仅是制定教学原则的依据,更是检验教学原则正确性和实效性的唯一标准。

四、当代教学原则

1.**教学整体性原则** 教学整体性原则不仅指教学任务的整体性、完整性和全面性,不能存在任何方面的偏废,还指教学活动本身的整体性,使教学活动成为各教学要素构成的完整体系。

2.**启发创造性原则** 启发创造性原则是指教师在教学活动中要尽可能地调动学生自主学习的积极性和自觉性,激发学生的创造性思维,使学生在融会贯通所掌握知识与技能的同时,充分发展自己的创造能力与人格特征。

3.**理论联系实际原则** 理论联系实际原则是指教学活动必须坚持理论与实际的协调统一,让学生使用所学到的理论知识与技能分析和指导实际,并且用实际经验验证理论知识,使所学知识和技能更好的融会贯通。

4.**有序性原则** 有序性原则是指教学活动的开展既要符合学科的逻辑结构,也要遵循学生的身心发展规律,依照一定次序和步骤开展和实施,使学生能够在掌握知识和技能时具有系统性和有效性,促进学生身心健康的发展。

5.**师生协同原则** 师生协同原则是指在教学活动中教师和学生都应该充分发挥自己的积极性和能动性,让学生主动参与教学活动,使教学活动成为师生的协同活动,相互促进。其实质就是要处理好教师与学生、教与学的关系。

6.**因材施教原则** 因材施教原则要求教师在教学活动中应当从学生的实际出发,基于学生的知识水平、生活经验、兴趣爱好、个性倾向等差异,依据不同教学对象采取不同的教学方式和方法,实施差异性的教学活动,使每个学生都能得到充分的发展。

7.积累与熟练原则　积累与熟练原则是指教学活动中教师应及时地进行巩固和提高,使学生在理解和掌握的基础上,牢固地获得知识和技能,并能熟练地运用。

8.反馈调节原则　反馈调节原则是指在教学活动中教师和学生从教学活动中及时获取反馈信息,了解学生学习情况和教师教学需要改进的环节,及时有效地调节和控制教学活动的开展,以期提高教学效率和教学质量。

9.教学最优化原则　教学最优化原则是指在教学活动中要将对教学效果起干预和制约作用的各种教学因素进行综合调控与疏导,达到最优的教学目的。

五、教学原则的分类

(一)依照教学活动中解决的矛盾类型分类

1.为解决课程的科学特征和教育特征之间矛盾关系的教学原则　科学性与思想性相统一原则、传授知识与发展能力相统一原则、智力因素与非智力因素相统一原则等。

2.为解决教学内容与学生原有水平之间矛盾关系的教学原则　可接受性原则、直观性原则、因材施教原则、循序渐进原则、及时反馈与巩固性原则等。

3.为解决教师教的主动性与学生学的适应性之间矛盾关系的教学原则　启发式原则;教师主导作用与学生自觉性、积极性相统一的原则等。

(二)依照教学过程任务分类

1.为提出教学任务的教学原则　整体性原则、启发性原则等。

2.为确定教学任务的教学原则　理论与实践相统一原则、启发性原则、有序性原则、可持续性原则等。

3.为运用合适的教学方法与手段的教学原则　师生协同性原则、因材施教性原则、启发性原则等。

4.为取得良好的教学效果的教学原则　巩固性原则、反馈性原则等。

由于编著者的见解不同,教育学和教学论等相关著作提出的教学原则名称也有所不同。但是,教学原则彼此之间并非各自独立的,它们之间存在着紧密的联系,各条原则之间是相辅相成的。随着教育教学的不断发展,教学原则也将随着教学活动的变化而不断改进。因此,教学原则不是一成不变的,而是动态演变和发展的。

六、教学原则在医学临床教育中的应用

(一)整体性原则

1.实现思想性与艺术性的统一　思想性是指医学临床教学活动中对学生的思想品质产生影响的特性,也就是医学临床教育中的德育效果。医学临床教学活动的思想性蕴含于教学目的、教学过程、教学内容与教学方式之中,贯穿于教学活动的整个过程。艺术性是指医学临床教师在教学活动中遵循教学目的与规律、挖掘教学内容,所采用教学方

法和技巧的艺术价值。思想性内涵于教学中,是静态的、深层次的,艺术性体现于教师的教学风格和教师的教学活动中,思想性是艺术性的前提和基础,艺术性是思想性的保证。

2. **实现科学性与人文性的统一**　医学是严谨的科学,医学临床教育的科学性就是教师在向学生所传授知识时,要注重知识的真理性和前沿性,不能依照个人习惯私自更改教学活动中相关内容。而且,医学临床教育的目的是培养合格的临床应用型人才,这并不是简单的知识与技能的堆积,教学活动中还应该关注学生的全面发展,包括生活、知识、技能、品德、人格、情感、审美、创造和自我实现各方面,使其能够在各个方面适应未来的临床工作,这也就是医学临床教育的人文性。在医学临床教育的教学活动中,实现科学性与人文性的统一是我国高等医学教育所需,科学性是基础,人文性是目的,二者相辅相成,实现身心发展的统一。

3. **实现传授知识和发展智能的统一**　医学讲究传承与发展,传承是对前人经验的继承,但随着疾病谱的变化和技术发展水平的要求,仅仅依靠继承不能满足医学发展的要求,还应该进一步探索医学相关知识,为人民的健康保驾护航,这也是对合格医疗人才的要求。实现传授知识和发展智能相统一的原则要求医学临床教育教学活动中既要向学生传授必要的基础知识和专业知识,还要注重从知识到智能的转化,发展智力,培养学生发现问题、分析问题和解决问题的能力。知识是发展智能的基础,智能是学生学习的能力,两者相互联系、相互制约、相辅相成。

4. **实现教学和科研的统一**　单纯性临床应用型人才并不能适应现代医学发展需要,教学活动中还应当注重培养学生的科研能力,使之能够在发现问题的同时使用科研能力解决问题。此项原则就是要恰当地将科研引入教学活动中,培养学生独立探索问题与进行科学研究的能力,使之掌握科学研究的基本方法,养成科学精神与科学态度。首先,教师在把科研能力引进到教学过程中时,要保证自己对医学相关的科研方向和发展动态有明确的了解,为学生提供有价值的科研指导和帮助;其次,教师也可以经常把自己的科研成果和体会与学生分享,甚至吸纳学生参加自己的科研项目,提高和锻炼学生的科研能力;再者,教师在将科研工作引进教学时,在指导思想上要首先明确,注重培养学生的科研方法、科研态度和科研能力,不能苛求科研成果。

5. **实现教学活动诸要素之间的统一**　教学活动是教师与学生共同活动的过程,是学生掌握知识体系、形成技能技巧和促进身心发展的过程。但是,更重要的是教学活动所取得的效果收到诸多因素的制约,如教学环境、教学内容、教学方法和手段等。所以,教师在教学活动过程中必须明确教学任务、精通教材、分析学情、熟练掌握各种教学方法与手段、了解教学环境。医学临床教师必须加强教学要素的相关学习,才有能力处理各种教学要素之间的关系,使教学活动诸要素在达成具体教学目标的过程中实现有机配合,才能保证教学活动获得最佳的整体效益。

(二)直观性原则

医学临床教学相关课程中的教学内容相对比较抽象,并不容易直观描述,应尽可能地使用医疗器材食物或图像、医疗操作过程的视频或图片进行教学活动,让学生直观地感受和学习,有助于学生理解枯燥的课本知识。直观性原则是医学临床教育相关课程针对教学活动中的疾病相关症状、体征、检查手段、检查结果及治疗方式和药物等理论知识与所代表的事物之间相互脱离的矛盾而提出的,符合学生的认识规律,选择直观教学用具和现代化教学手段,以感性的、形象的、具体的知识提高学生学习的兴趣和积极性,减少抽象概念性学习的困难度,更好地深化认识和运用知识。

直观性教学原则的具体手段有以下三种。

1. 实物直观　实物直观是将手术器械、操作用具等便于携带的相关医疗用具直接放在学生面前,通过实物展示,为学生理解和掌握理论知识提供真实有效和充分必需的感性经验。

2. 模像直观　实物直观虽然具有真实有效的特点,但往往由于受到实际条件的限制而无法使用;医疗器械较大时,或需要表述过程性信息时,实物直观就无法起到针对性作用。模像直观则能够有效地弥补实物直观的缺憾,模像直观是运用图片、图表、模型、幻灯、录音、录像、电影、电视等手段对实物的模拟,客观地表现较大型不便于携带的医疗器械或完整的诊断或操作过程,使得直观性原则在医学临床教育教学活动中的应用范围更加广阔。

3. 语言直观　语言直观要求医学临床教师运用自己的语言和肢体动作对理论知识进行形象的比喻和描述,从而加深学生的感性认识,达到直观理解的教学效果。语言直观与实物直观和模像直观相比,时间、空间、物质条件的限制性更小,使用更简单,但对于教师自身的素质和修养要求更高。

（三）启发性原则

医学临床知识并不是一成不变的,随着社会的发展和医疗技术的进步,医学临床知识也在不断更新。所以,作为从事医学临床教育的教师不可能教会学生所有医学知识,更重要的是在教学活动中培养学生自行发现问题、分析问题和解决问题的能力。而启发性原则是指在教学活动中要以学生为主体,充分调动学生参与教学活动的积极性,引导学生独立思考,积极探索,生动活泼地学习,自觉地掌握科学知识和提高分析问题和解决问题的能力。而且,启发性原则在培养学生自行处理问题的同时,更注重临床辩证思维能力的提高,使学生在未来能够快速适应临床工作需要。

没有教师的主导作用,根本无法顺利实施教学活动中的启发性原则。所以,在教学活动中贯彻启发性原则,对教师有以下具体要求。首先,教师的启发应该选择一些具有一定思考难度,但又不能过多地超出学生思维能力的问题,而不是利用一些简单的话题去启发,这样并不能激起学生紧张、活泼的心理活动;其次,教师的启发应该基于学生的学习需求出发,不能漫无目的地引导,使启发丧失真正的意义;再次,医学需要不同的声音,在启发设问的时候,教师和学生应处于平等地位,允许学生质疑教师,只有这样,才能将学生的自觉性真正调动起来。

（四）系统性原则

系统性原则又称循序渐进原则,是指医学临床教育的教学活动应当遵循医学相关课程设置顺序和要求,持续、连贯、系统地进行。教师教学活动中除了严格依照学科课程体系和学生身心发展规律之外,更要了解医学公共课程和医学基础课程相关科学理论本身的发展变化,自觉地依据要求和规律安排和处理教学,使教学活动的顺序更加科学、合理。

在医学临床教育的教学活动中贯彻系统性原则,对教师有以下基本要求。第一,教师要认真学习和研究教学大纲,充分了解和掌握课程的逻辑以及对学生的要求,从根本上按照教学大纲的顺序实施教学活动;第二,教师在教学过程中要依照学生的认知需要和学习特点处理好近与远、浅与深、简与繁等问题;第三,临床课程的教授过程中,教材的结构顺序与患者就诊的病史采集顺序是有所差异的,教学活动中教师在不违背教学大纲的前提下,可以依照临床特点讲授课程,以期增加学生的代入感;第四,医学基础课、医学临床基础课和医学临床课程之间均有各自系统,但又彼此联系,在讲授过程中虽可以灵活调整,但不可以大范围地删减和跨越;第五,医学是一门严谨的学科,循序渐进原则不但是指教学内容的循序渐进,还应该培养学生循序渐进的学风,防止学生好高骛远、不求甚解的心理倾向。

(五)理论联系实际的原则

理论联系实际实践的原则是为了解决和防止理论脱离实际、书本脱离现实问题而提出的,要求医学临床教育的教学活动必须坚持理论知识与临床实践的结合与统一,用理论知识分析临床问题,用临床实践验证所学理论知识,使学生从理论与实际的结合中理解和掌握知识,并学会知识和技能运用方法,从而获得解决临床实践中相关问题的直接经验和间接经验,是学与用的矛盾关系。

所以,在教学活动中教师必须提供和创造机会,通过多种多样的途径和形式制造临床实际环境,让学生从事临床实践活动,引导他们体会思想观点、态度信念等的形成对于解决临床实际问题的价值意义。第一,教学活动中应该加强医学基本知识与基本技能的教学,强调理论联系实际并不是抛去或削弱理论学习,而是对理论知识学习的要求更高,只有将理论知识讲解透彻,才能引导学生用来解决临床实际问题;第二,依据医学临床课程和医学临床实践教学的特点和任务,正确地、恰当地将临床实际问题引入教学过程中,引导学生用所学知识解决临床问题;第三,教学活动中理论联系实际的内容是十分广泛的,并不仅限于临床实践,还可以联系学生的生活实际和经验、社会发展现实、科学上的最新成就等;第四,教师通过组织学生进行练习、实验、实习、参观访问等多种有效方式,增强感性认识,培养学生运用知识的能力,给学生提供运用知识解决实际问题的机会,鼓励和帮助学生用他们掌握的理论知识去分析和解决实际中提出的问题;第五,学生的行为自觉水平和反思水平还比较欠缺,分析问题的能力不太完备,单纯的自我讨论会导致联系实际容易流于形式化,教师要加以引导和总结,让学生真实地获得,而不能一味地直接拔高学生的思想和认识。

(六)因材施教原则

因材施教原则要求教师能够细致地研究和了解学生,既要依据高等医学院校的培养目标和教学要求,坚持对学生的一致性要求,又要正确对待学生的个性化差异,针对学生的特点,尤其是学生对医学相关知识的不同接受度和对不同临床专业的兴趣点,采用不同的具体措施,有针对性地进行教学,以使每个学生的才能和特长都能得到充分的发展。首先,在教学过程中贯彻因材施教原则时,教师首先要注意了解学生的知识水平、学习能力、兴趣、爱好和特长,在教学活动过程中,充分尊重每位学生的特点;其次,个性化教学原则必须建立在统一性要求的基础上,因材施教是为了所有学生充分发展,但并不意味着让学生的学习呈完全自由性,必须让学生具备全科的医学相关知识,才能进一步依据自身兴趣点加强专业性医学知识和技能的学习。所以,因材施教的最后归宿是达到共同的教学目标。

(七)量力性原则

量力性原则又称可接受性原则,是指教学活动中的教学内容、方法、分量和进度要适合学生的身心发展,是学生能够接受的,但又必须具备一定难度,需要学生经过努力才能获得,以促进学生的身心发展。医学临床教育相关知识密集度较大、重点内容较多,在讲授过程中尤其要讲究效率,但同时要注意学生对相关医学基础知识和临床基础知识的掌握程度,以符合学生身心发展规律为基础,实施教学活动。医学临床知识的掌握难度超出学生的接受度,学生就无法真正理解和掌握所学知识,并因紧张和注意力下降对后期所涉及的知识和技能的学习保持怀疑态度。

在医学临床教育教学活动中贯彻量力性原则时,对于教师有以下基本要求。首先,教师应当不断加强自身的心理学素养,及时掌握心理学的新进展,这样可以为分析和掌握学生的特点提供强有力的支持;其次,教师要具体地研究学生的发展特点,尤其是学生对相关医学基础知识和临床基础知识的掌握程度,做到量力而行;再次,依据心理学揭示年龄阶段发展的普遍规律和对学生的具体分析,选择适合的教学难度和水平,实施教学活动。

(八)巩固性原则

医学临床教学相关知识具有较强的目的性和应用性,长时间的闲置会导致知识的遗忘和技能的减退。巩固性原则是指教学活动中教师不但要注意医学临床知识的传授,更要在教学中不断地安排和进行医学基础和临床基础知识的复习,引导学生在理解的基础上牢固掌握知识和技能,并形成固定的医学体系,能依据具体需要迅速地再现出来,以利于知识技能的运用。

在医学临床教育的教学活动中贯彻巩固性原则,对于教师有以下基本要求。首先,对于所学知识的理解是巩固的前提,没有学会的东西,是不可能真正巩固的,教师应当保证学生学懂、学会,才有可能获得巩固的良好效果;其次,教师应当熟悉并且善于运用心理学研究揭示的关于记忆和遗忘的一般规律组织安排巩固,提高学习的效率;再次,教师在教学活动中要善于运用提问、讨论、实践等多样化的巩固方式帮助学生理解并掌握所学知识和技能,有效地达到巩固的目的,并且能够促进学生多方面发展。另外,教师在教学活动中要注意学生的身心发展,合理地安排课外巩固作业,避免学生的学习量超出适应性范围。

(九)师生协同原则

师生协同原则的实质就是要处理好教师与学生、教与学的关系。师生协同原则要求教师生动活泼地实施教学活动,传授学生正确的学习方法,树立学生正确的学习观,提高学生主动参与教学活动的积极性,建立新型的师生关系。师生之间进行平等的对话,创立民主、和谐的教学活动气氛。

在医学临床教育的教学活动中贯彻师生协同原则,需要做到以下要求。首先,教师要在建立学生医学临床思维能力的过程中运用启发式教学,实施方向性的引导,培养学生的独立学习能力和处理临床问题的能力,不能急于将现成的结论和答案教给学生;其次,教师应该对学生进行科学的学习方法的指导,使学生明确学习的总目标和本课程的具体目标,在教师基于学习规律的指导与帮助下,不断探索达到目标的学习方法,提高自学效率;再次,教师的严格要求是学生养成良好学习习惯的基础,但应注意方式方法的选择必须建立在尊重学生的基础上。

(十)反馈调节原则

教学活动是信息的动态过程,只有及时采取观察交谈、提高分析、课内巡视、教学活动练习、作业、考查等措施获得教学活动中的反馈信息,调节其本身的行为,并及时地采取有效措施解决,教学才能达到预期的目标。

在医学临床教育的教学活动中贯彻反馈调节原则,对于教师有以下基本要求。首先,教师在教学活动前要熟练掌握备课的超前反馈,在备课中不仅充分掌握教材内容,还要充分了解学情,了解学生所掌握医学基础和临床基础知识的状况,以便在教学活动中采取针对性的补救措施,依据学生的实际情况来确定讲解的方式、讲解的深度、时间的分配;其次,教师还要利用好教学活动中的反馈渠道,在教学活动的不同阶段,通过提问和观察学生表情获取所需要的反馈信息,及时调整教学方法;再次,练习及作业中的反馈也能给教师带来有价值的信息,通过练习和作业检验教师教学活动的实施效果,及时调整教学的进度和要求,改进教学方法。此外,教师还要培养学生自我反馈调节能力,提高学生学习的主动性。总之,教学活动中进行教学效果的反馈是很重要的,要及时反馈、及时解决问题,以达到教学的目的。

当然,以上各教学原则并不是孤立的,而是构成一个相互联系、相互制约、相互促进的整体,它们是实现高等医学院校人才培养目标和教学任务所必须遵循的教学的基本要求。在实际的教学工作中,应结合具体情况运用各项原则,发挥原则的整体作用,以不断提高教学的水平。

第三节 医学临床教育的课程标准与课程内容

课程是指学生在学校中所应学习的学科总和及其进程与安排,包含对教学目标、教学内容、教学活动的方法手段的总体规划和设计,更包含了教学计划、教学大纲等诸多方面实施过程。课程的概念有广义和狭义之分,狭义的课程是指某一门学科;而广义的课程则是指学校为实现培养目标而选择的教学内容及教学活动进程的总和,包括学校所教授的各门学科和有目的、有计划的教学活动。

一、课程的影响因素

基于课程发展史和改革史的研究发现,课程主要受社会需求、科学知识的进步和学生的身心发展三方面制约。

(一)社会需求

社会结构中的各因素对课程都存在着不同程度的影响,课程是社会因素综合作用的结果。社会需求需要针对培养对象提出政治的需求;提出更新课程内容的要求;对课程设计思想造成影响。但社会因素并不对课程造成直接的影响,而是通过教育方针、政策、有关课程的法律法规等中间环节或手段来实现它们对课程的设置及课程的内容等的影响。

(二)科学知识的进步

人类历史积累的科学知识和技能是课程的重要源泉,科学知识的进步在极大程度上影响着课程体的完善和发展。首先,科学的进步和发展影响课程设置的水平、性质和特征;其次,科学知识进步和发展的历史顺序对课程科目的开设造成显著影响,两者基本是同步的;再次,科学知识的更新和发现,也会造成课程方向、内容、结构和形式等因素的发展变化。此外,科学知识的分类对课程内容及课程设置也有着重大的影响。

(三)学生的身心发展

课程不仅是要让学生掌握科学知识与技能,更要促进学生身心健康发展,课程内容必须是学生能够接受的,并适合学生身心发展需要的。所以,学生身心发展需求、知识能力基础、年龄性格特点等,都是影响课程的重要因素。认识活动需要、价值取向需要、操作活动需要、社会交往需要、审美需要、体力活动需要等都会对课程目标、课程设置、教材编制及教材内容的逻辑顺序形成制约。

二、课程的分类

(一)文化课程与活动课程

1. 文化课程　文化课程也称分科课程,主张课程要依据教育教学需要进行分科设置,以学科为中心,从相应学科领域分别选取知识,分科编定并进行教学的课程。学科课程常见的理论支持有美国教育心理学家布鲁纳的结构主义课程论、德国教育学家瓦·根舍因的范例方式课程论和苏联教育家赞科夫的发展主义课程论。

2. 活动课程　活动课程是与文化课程相对而言的,其以学生的兴趣、需要和能力为基础,打破了学科专业逻辑组织的界限,是通过学生自己组织的一系列活动而实施的课程,又称为经验课程和实践课程。

3. 文化课程与活动课程的关系　文化课程与活动课程是教育课程中的两种基本类型,两者互补。文化课程的科学知识组织较为系统,具有较强的逻辑顺序,便于学生对基础知识、基本技能的学习。但是,文化分科过细,过度关注于逻辑体系,容易脱离实践,学生学习的积极性较差。活动课程与实践活动联系紧密,学生自主学习兴趣较强。但是,活动课程缺乏严格的计划,不利于学生系统学习。

(二)核心课程与外围课程

1.核心课程 核心课程以注重社会需求以及生活为中心,并不基于学生个人兴趣、需要动机建立,强调选择若干重要的科目作为核心课程,这种课程是要每个学生都要掌握的,是需要所有学生共同学习的。

2.外围课程 外围课程是指除核心课程以外的课程,是为不同的学习对象准备的,以学生存在的差异性为出发点。外围课程不具有核心课程的稳定性,环境条件的改变、年代的不同及其他差异都会导致课程发生相应的变化。

3.核心课程与外围课程的关系 核心课程具有一般性、抽象性,而外围课程具有特殊性、具体性。两者是相辅相成的,共同构成学生的知识体系。

(三)国家课程、地方课程与校本课程

1.国家课程 国家课程又称为国家统一课程,是由中央政府负责编制、实施和评价的课程。但在澳大利亚、美国等实施教育地方分权的国家,国家课程是由各州政府负责编制、实施和评价的。国家课程的编制和评价中教师基本不存在发言权或自主权,但必须是课程的实施者。而且,在国家课程的实施过程中,学生必须参加国家统一考试。

2.地方课程 地方课程介于国家课程与校本课程之间,是由国家授权、地方依据自身发展需要开发的课程。

3.校本课程 校本课程是由学校教师编制、实施和评价的课程,但又不局限于单一学校教师编制的课程,也存在其他学校教师编制的课程或校际教师合作编制的课程,甚至包括某些地区学校教师合作编制的课程。

4.国家课程、地方课程与校本课程的关系 国家课程与地方课程、校本课程是不同级别单位编制的课程形式,是相辅相成、互为补充的。推广国家课程的同时,应该允许开发一定比例的地方课程、校本课程,而推行地方课程、校本课程的学校,也不能排斥国家课程。

(四)显性课程与隐形课程

1.显性课程 显性课程是在学校中以直接的、明显的方式呈现的课程,是教育者直接地表现出来的,具有可预期性、显在性、直接性和可控性。

2.隐性课程 隐性课程是学校中以间接的、内隐的方式呈现的课程,包括学生在学校中除显性课程之外的情况下无意识地获得经验、价值观、理想等意识形态内容和文化影响,又称隐蔽课程、潜在课程、未研究的课程、未预期的课程和非正规课程,具有非预期性、潜在性、多样性、不易觉察性。

3.显性课程与隐性课程的关系 隐性课程中学生获得的主要是非学术性知识,显性课程中所得到的主要是学术性知识;隐性课程是无计划的,学生多为无意识情况下获得经验,显性课程有计划、有组织,学生多主动参与;隐性课程是基于学校的自然环境和社会环境进行的,显性课程则主要是基于一切有利于学生发展的资源、环境、学校的文化建设、家校与社会一体化等环境进行的。

（五）研究型课程

研究型课程的课程目标多为开放性，不仅指向某种知识内容，还指向各种综合知识和探究过程中学生所建立的探究意识、探究精神、探究能力和情感体验。而且，研究型课程的内容具有综合、开放、弹性大的特点，其中综合性与弹性是体现其生命力的重要因素。在保证学习量的前提下，内容和主题可基于地区、学校、班级和学习小组的不同进行个性化选择。研究型课程的学习方式主要为合作性的、综合探究型的课题活动，组织形式上有合作性与独立性相结合的特点，既体现学生的个体活动，也有合作和交流。另外，研究型课程的课程目标和内容具有开放性，应采用过程性评价方式。

三、课程的作用

（1）课程是教育教学活动的基本依据，为教育教学活动的开展提供载体与媒介，为学生科学知识的学习提供系统性教材。

（2）课程是实现学校教育目标的基本保证，是学校一切教学活动的中介，是教师教和学生学的依据，是师生联系和交往的纽带。系统化制定教学目标与人才培养方案，为实现教育目的、培养全面发展的人才提供保证。

（3）课程可以对学校教学管理与评价提供标准，是国家检查和监督学校教学工作的依据。

四、课程标准

课程标准是基于学科专业建立的课程性质、课程目标、课程内容、实施建议的教学指导性文件。

课程标准包括总纲和分科课程标准两部分。其中，总纲对学校教学的总目标、学科设置、各年级各学科具体教学时数和教学通则等做出规定，分科课程标准则规范了各科教学目标、教材纲要、教学要点和教学时间分配、教学设备、教学方法和其他注意事项等。

课程标准是课程的基本纲领性文件，是对教育课程的基本规范和质量要求，是教材编写、开展教学活动、教学考核评估和考试命题的依据，是教学管理和评价课程的基础。课程标准体现教育对不同阶段的学生在知识与技能、过程与方法、情感态度与价值观等方面的基本要求，规定各门课程的性质、目标、内容框架，提出教学和评价建议。课程标准能够依据各门课程的特点，结合具体内容，加强德育的针对性、实效性和主动性，引导学生树立正确的世界观、人生观和价值观，倡导科学精神、科学态度和科学方法，引导学生创新与实践。

五、课程内容

课程内容是指各门学科专业中特定的事实、观点、原理和问题及其处理方式，是学习的对象。

基于课程标准研制者、教材编者、教师选择课程内容的差异性，课程内容会呈现不同的差异性。首先，课程内容是在课程标准的层面上，对课程目标的具体化结果；其次，课程内容是在教材的层面上,对课程标准的具体化结果;再次,课程内容是在教学活动层面上,在实际教学过程中实施的内容。三者的主体内容应该是相同的,三者之间的差异体现了课程标准研制者、教材编者、教师等不同的主体选择课程内容的差异。

(一)课程计划与教材

课程计划与教材是课程内容的两种不同表现形式与层次。

1. 课程计划 课程计划是依据不同的教育目的和教育任务,由国家教育主管部门制定的有关教育教学工作的指导性文件。它包含课程设置、课程顺序、课时分配、学年编制与学周安排,课程设置是课程计划的首要问题。课程计划具备强制性、普遍性和基础性,是指导和规定教学活动的依据,也是制定课程标准的依据。

2. 教材 教材是教师和学生进行教学活动的依据性材料,包括教科书、讲义、讲授提纲、参考书、活动指导书以及各种视听材料,教材的主体部分是教科书和讲义。教材依据课程标准编制,客观系统的反映学科内容。教材是学生获得系统知识并进行学习的主要依据,也是教师进行教学的主要依据。

3. 课程计划与教材的关系 课程计划涵盖了教材的标准,课程计划是教育教学工作的指导性文件,教材是教育教学活动的材料;课程计划设置了课程科目,教材设置了教科书和讲义;课程计划是教材的依据和具体化。

(二)课程内容的选择原则

1. 注重课程内容的基础性与生活性 课程内容应该包括基础知识和基本技能,也应尽量贴近社会生活。选择学术性学科的内容时,应尽可能地联系社会的需要,注意与现实社会和未来社会的相关性,让学生了解和接触社会,具备解决社会实践问题的基本技能,便于学生利用所学知识和技能处理社会问题。

2. 与学生发展性特点相适应 课程内容选择时要尽可能适应学生的兴趣、需要和能力,帮助学生更好地掌握科学文化知识和形成良好的态度。发展性的课程内容便于课程实现对学生的思维训练,提高学生的全面素质以实现其社会价值。

3. 选择注重学科化 课程内容的选择应以学科结构的需要为依据,即课程内容选择的学科化。过度学科化的课程容易脱离远离学生的生活,而过度生活化的课程更容易掩盖学科的基本结构。

4. 体现时代性的特征 课程内容中重视知识基础性是我国的一贯做法,基础性知识是学科主干知识以及形成的学科基本结构。但是,不同的时代对课程也会有不同的要求,课程内容现代化是指在现代社会中选择具有代表性、典型性、与基础知识联系密切的科学、技术和文化成果在课程中及时地得到反映,也可以使用现代观念形成基础知识的组织结构和呈现方式。

5. 强调过程性知识的教育价值 过程性知识展示了知识的形成过程和解决问题的方法与策略,具有过程性、生成性、开放性、概括性、稳定性、迁移性,强调学生的思维参与,利于学生学习方式由单一方式向探究、体验、合作的多样化学习方式转变。此外,过程性知识还有利于培养学生科学严谨的学习态度、孜孜不倦的探求精神、高度的社会责任心和使命感,有利于情感目标的达成。

（三）课程内容的组织原则

1. 纵向组织与横向组织　纵向组织，又称序列组织，是指按照某些准则以先后顺序排列课程内容，基于学生生理的、社会的和理智的特点，以及情感的发展强调学习内容由简单到复杂按顺序排列，是常用的课程内容组织原则。横向组织原则，是指打破学科之间的界限和传统的知识体系，基于知识的广度和应用，用广义概念作为课程内容组织的要素，将课程内容与学生校外经验紧密联系，使学生有机会更好地探索社会和个人最关心的问题。但是，横向组织对任课教师要求较高，要求教师精通或熟悉各门学科的内容；基于学校现有的条件，学校难以依照横向组织原则安排课程；依照横向组织原则设置课程内容，学生难以通过考试。

2. 逻辑顺序与心理顺序　逻辑顺序是指依据学科体系和内在的联系来组织课程内容，心理顺序是指按照学生心理发展的特点来组织课程内容。学科体系是客观事物的发展和内在联系的反映，课程内容必须符合学科本身的体系，通过学习可以让学生了解自然界和人类社会的发展过程。此外，课程内容的对象是学生，符合学生认识特点的知识学生更容易接受。所以，课程内容的组织要将逻辑顺序与心理顺序相结合。

3. 直线式与螺旋式　直线式指将课程内容组织成逻辑上前后联系的直线，避免内容重复性。螺旋式又称圆周式，指在不同阶段上使课程内容重复出现，逐渐加深知识深度与广度。直线式和螺旋式是课程内容的两种常见组织形式，两者各有利弊。直线式课程内容要求逻辑思维，避免了知识的重复性，但知识回顾性差，不符合学生学习特点；螺旋式课程内容要求直觉思维，存在知识的回顾，符合学生认识的特点，加深对学科的理解，但存在知识的重复性，增加了课程的烦琐度。

六、医学临床教育课程的特点

1. 普及性　医学临床教育课程的设置应符合医学相关专业学生发展的不同需要，保障学生的法定受教育权利，教学质量和人才培养目标要符合国家教育教学的基本标准。

2. 基础性　医学的不断发展性决定了医学临床教育课程不可能将完整的医学临床相关知识全部传授给学生，医学临床教育课程内容和要求应该是基础的、有限的和具有发展性的。

3. 全面性和发展性　医学临床教育的课程设置要给学生全面、丰富的发展留有充足的时间和空间，以科学逻辑组织，体现社会选择和社会意志。

4. 均衡性　医学临床教育的课程设置应对学习领域和学科活动有全面、均衡的规划和设计。但是，课程的均衡是相对的，必须满足普及性、基础性、全面性和发展性，既能适应对医学临床教育的本位，又能促进学生全面、完整的发展。

七、医学临床教育的课程标准与内容要求

医学临床教育的目标是培养合格的医学临床人才，医学的一切活动的最终对象是人。医疗面对的是生理条件、自然环境、社会环境和自身心理因素综合作用的患者，疾病的发生、发展、转归及预后也具有生物属性和社会属性，医学临床教育课程必须顾及人的

生物属性、社会属性和个性特征。所以,医学临床教育课程内容是自然科学、社会科学和人文学科的统一体。

(一)医学临床教育的课程标准

1. **课程的性质与作用**　医学临床教育相关课程由研究人体各系统疾病发生原因、发展规律、诊断依据、治疗方式与预防康复的学科组成,规定了学生在相关课程讲学活动中应该获得的临床相关知识、临床实践能力、临床思维能力等。而且,医学临床教育相关课程是医师资格考试的重要内容,对学生职业能力培养并获取证书和职业素养建立起主要的支撑作用。

2. **课程目标设计**

(1)知识、技能目标:分解为了解、理解、掌握、灵活应用等不同层次的具体要求,规定了疾病发生原因、发展规律、诊断依据、治疗方式与预防康复的相关知识与技能。

(2)情感目标:首先,规定了学生应当具备的临床思维模式和临床问题的解决能力;再者,培养学生正确的人生观、世界观、价值观和良好的医德医风。

(3)过程性目标:分解为经历、体验和探索等不同层次的要求,将相关医学知识目标表述为具体化可观测的行为目标,规定学生学习应当达到的水平,有利于教师在教学活动中对目标的掌控与评价,充分发挥教学目标的导向作用。

3. **课程设计原则**　建立教、学、做一体化的教学模式,设计过程中要注意教师指导与学生实习实训相结合、理论与实践相结合、做与学相结合、教室与实训室相结合、学校与医院相结合等。

4. **教学内容的选取**　首先,要针对学生需要掌握的医学临床相关知识与技能进行审定;其次,要注重对前期所学的医学基础知识和医学临床基础知识的联系性,将知识融会贯通;再次,医学临床教育与临床工作直接关联,要注重学生临床思维模式和临床问题的解决能力的培养;从次,把握不同医学临床课程在培养目标中的作用,减少交叉学科内容的重复性;最后,针对不同层次和专业方向培养目标的差异性,选择合适的教学内容,减轻学生学习压力和教师教学压力,还要注重把握医学临床教育教学方式设计的科学性与合理性,做到"工学做"一体化。

5. **教学内容的组织**　首先,依据医学岗位的需求,参照医师资格考试大纲,坚持工学结合;其次,使用 PBL 教学法、案例教学法、项目教学法、角色扮演情景教学法、多媒体教学法等教学方法,整合系统常见、多发疾病的基本诊疗知识与基本操作技能,课程内容综合体现知识、技能与素质培养;再次,筛选代表性病理分析,使用教学做一体化教学法、SSE 教学法、医院见习等模拟临床实训和仿真教学等综合实训方式,加强实践技能教学环节,突出能力的培养。

6. **教学过程**　教学过程应体现教学的总体框架和教学各个板块的实践分配,届时教学环节的设计,尤其是设计有思维力度的问题激活学生的思维,突出教学重点,以合理的教学手段与方法化解教学难点。教学过程的设计还要注重院校合作、工学结合,体现医疗的职业性、实践性与开放性。

7. **教学方法的选取**　以多种现代化手段并用提高教学质量,以岗位胜任能力产出为核心,以个体可持续性发展为目标,采用合适的教学策略和研究性、互动性、服务性、合作性的学习方式。

8.考核方式　考核分为知识考核、能力考核与素质考核,知识考试主要考核医学临床基本理论、基本知识及技能操作中的客观指标、关键点等,能力考核采取模拟临床考核进行。素质考试主要考核学生临床思维能力与医德医风的建立,可以分别融于知识考核与能力考核之中进行。

(二)医学临床教育的课程要求

医学临床教育的课程内容由医学的目的对象和医学教育的培养目标所决定,必须顾及人的生物属性、社会属性和个性特征。所以,医学临床教育课程内容是自然科学、社会科学和人文学科的统一体。

1.对人文素质的高要求　医学临床教育的课程内容对人文素质的高要求包括心理学、伦理学、美学、哲学和人文精神。医学哲学知识对生命本质的认识可以激发学生对生命的高度尊重、对患者的深切同情和发自内心的关爱。

2.对科学精神的高要求　医疗工作者只有坚持按照客观规律办事,不盲从学术权威和现成理论学说,求实创新,才能对疾病做出正确诊断,采取正确治疗措施。所以,医学临床教育的课程内容要注重培养学生的科学精神,探索严重危害人类健康的疾病的原因和防治的有效途径。

3.对职业技能的高要求　首先,医学临床教育的课程内容要全面涵盖必备的医学知识;其次,医学临床教育的课程内容对医学知识的描述必须准确无误;再次,医学临床教育的课程内容中所包含的操作技能要精确,具有突出的实践性。

4.对智力能力的高要求　医学临床教育也要求学生能够从疾病纷繁复杂的表面现象中,经过细致了解、逻辑的分析,抓住疾病的本质。所以,医学临床教育的课程内容也需要注重对学生智力能力进行培养,使其具备临床思维方式和思辨能力,对疾病做出正确的诊断,而这些也来自对哲学思想和方法的掌握以及实践。

5.对其职业素养的高要求　医学临床教育的课程内容除了注重临床相关知识、技能和思维方式的培养外,还应当关注学生医德和责任心的培养,使学生具备从患者的利益出发的职业操守;其次,还应培养学生良好的沟通技能,与患者及其家属顺利沟通,取得对方的信任和配合;再次,课程内容中还应当有对学生终身学习能力、探索未知能力和医学研究能力的培养,使学生可以终身学习,解决医疗难题;最后,还应当培养学生书面语言准确、表述医疗事件简练的写作能力等。

第四节　医学临床教育的课程开发和课程实施

课程开发是分析确定课程目标、研究课程内容,并进行课程实施和课程评价等的过程,课程实施是其中一个重要环节,用于考察课程方案中所设计内容的落实程度,是动态的过程。

一、医学临床教育的课程开发

课程开发包括课程目标、课程内容、课程实施和课程评价四个环节,课程目标、课程内容的设计又称为课程设计。

课程开发能有效促使课程理论满足实践的要求,通过研究开发、设计原理和可重复技术解决实际的教育教学问题,体验并理解教育教学规律。

(一)课程开发的分类

1.学院式课程开发 学院式课程开发体系主要实施对象为高等院校,侧重于教学知识的系统、全面,教学内容更加严谨、科学。学院式课程开发体系基于教学知识的科学和严谨性,公认的课程设计理论是加涅的课程设计方法。

2.实战式课程开发 实战课程开发体系主要实施对象为各大中型企业,侧重于强化教学知识的操作性和实用性,教学内容与工作联系紧密。企业实战课程开发技术基于教学知识的针对性和实用性,目前较成熟的课程开发技术有美国的 Crisp 课程开发技术和一号标杆课程开发技术等。

(二)医学临床教育课程开发的基本原则

全面的、灵活的、效益最大化的课程方案才能构成科学合理并能实现教育目标的课程体系,科学合理地组合课程结构、内容及其教学目标。而课程方案的开发必须遵循五个基本原则。

1.超前性原则 高等医学院校培养人才必须以临床需求为导向,临床知识与技能更新较快,但教育规律决定培养人才具有周期性,故而课程的开发必须对临床工作发展趋势、医疗需求做出准确分析和预测,为超前开发课程提供可靠的依据。

2.多元性原则 医疗活动的广泛性和对医疗工作者知识结构的需求,要求医学临床教育必须使学生具有跨岗位、跨职业的能力。为满足这种需求,就要在课程开发中体现多元化趋向,使课程内容注重对人文素质、科学精神、职业技能、智力能力、职业素养等多方面的培养。

3.基础性原则 临床设备、技术等更新较快,高等医学教育很难跟踪这种变化,提前做出预判。所以,医学临床教育课程开发必须注重对基础知识、基本理论和基本能力的加强,使学生的潜在学习能力和思维能力得到加强,具备快速掌握新设备和新技术的能力。

4.实践性原则 医学临床教育的重要支撑点是实践教学,因此,课程开发既要充分体现全科医学岗位资格所需要实践的环节、内容,又要体现不同专业岗位和职业的实践内容、形式,还要体现各种实践的可操作性。

5.灵活性原则 医学临床教育的课程开发在注重基础知识、实际操作、理论研究结构组合的同时,更应该突出客观实际需要。在纵向上,要能组合出不同层次医疗人才培养的方案;在横向上,要能够兼顾不同医学专业之间的配合。

(三)医学临床教育课程开发的策略

医学临床教育课程强调以学生知识技能、医疗思维方式和临床需要为核心,有效地培养和发展学生自行解决临床相关问题的能力。同时,注重学生探究、调查、访问、操作、实践等多样化的实践性学习等,注重实践活动过程。所以,在实施医学临床教育课程开发时要结合学生的年龄特点,结合医学临床教育的实际情况,基于学生的个性特点和兴趣爱好,由师生共同设计课程方案,以落实素质教育为关键点,关注课程实施的有效性和应用性。

(四)医学临床教育课程开发的特点

1. 资源性　课程开发的资源包括校内资源和校外资源两大类,校内资源是指包含教学设备、图书馆、实训中心、实验室等在内的学校内相关教学资源,通过课程理论和技能的教授与训练,让学生获取相应的知识与技能;校外资源的范围很广,包括学生家庭生活、自然风光、文物古迹和风俗民情等,为综合实践活动的实施提供了丰厚的资源,为学生研究提供真实的材料,让学生亲历现场,经历探究的过程,感受生活,获得自己的体验。这些资源的开发利用都为课程开发奠定基础。

2. 有效性　首先,医学临床教育课程开发关注提高全体学生参与教学活动的有效性,尊重每个学生获得知识与技能的权利,让学生对教育活动的参与性更具有广度、深度。其次,医学临床教育课程关注培养学生发现问题、分析问题和处理问题能力的有效性,而观察是能力的基础,教师要有效地进行观察方法的指导,教会学生多角度、有顺序、多途径的观察,才能探究临床工作的本质,解决临床工作中遇到的问题。再次,医学临床教育课程开发还注重适应素质教育要求的评价制度的有效性,促进课程的目标达成,有助于学生个性特长的培养发展和挖掘教师的潜能,为调整和完善课程提供实践依据和理论基础。

二、医学临床教育的课程实施

课程实施是将开发好的课程计划付诸实践的过程,是通过教学活动将编制好的课程付诸实践,实现课程理想、课程目的和教育结果的手段。基于课程实施的策略、取向及问题解决方式,课程实施具有执行性与自主性。执行性是指课程实施的过程是忠实地执行教学计划的过程,而自主性则强调课程在连续的、动态的实施过程中,将学校、教师、学生作为实施的主体,赋予更多的自主权。

(一)课程实施的取向

课程实施的取向是指对课程实施过程本质的不同认识以及支配这些认识的相应价值观。课程实施存在漠然与抵制、遵从与恪守、修改与适应、创造与衍生四种基本取向。

1. 漠然与抵制　漠然与抵制取向是指教师对于课程开发的必要性与重要性认识不足,不愿克服自身不良的教学习惯,在课程实施中对课程计划持漠然或抵制态度。课程开发存在变革,需要教师对已习惯的教材、教育方法和教学观念做出变更,甚至放弃已有的教学习惯。这会增加工作的复杂程度与工作量,基于压力与负担导致教师对课程开发采取抵制态度。

2. 遵从与恪守　该取向观点强调课程设计的优先性与重要性,强调课程方案的示范性、参照性和指导性,会让教师摒弃自身的个性化知识,失去弹性与自由发挥的空间。对课程实施者的主动性认识不足,容易陷入机械主义和教条主义,使学生对知识的理解缺失。因此,课程实施虽然必须要有规范说明与行政命令规定,但是应当注意规范的最小范围与最低标准,不可硬性限制师生的最大选择范围与最高成就标准,更不应该限制师生对学习方法的选择。

3.修改与适应 修改与适应取向强调课程实施不是预期目标与规划方案的单向传递、接受,而是复杂的、非线性的、不可预知的、双向的互动与改变。该取向是对教学计划做出变革,重在提高课程计划的适应性和课程内容传递的有效性。持此类取向的教师需要具有较高的科研素质和实践经验,可以给予其时间做出课程决策,身兼课程实施者与决策者两种角色。但是,如果教师素质存在缺失,会对课程计划、内容及教学情境做出错误的分析和修改,使教学过程受到影响。

4.创造与衍生 课程创造与衍生取向强调教师是决定课程成败的关键,课程标准的制订只是课程改革的第一步,课程改革是教师再学习的过程,教师的发展是课程开发的基础。创造与衍生取向强调师生在课程开发中的创造性,重视师生在课程制定过程中的作用,但对教师和学生的要求很高,推行的范围相对有限。

上述取向从不同侧面揭示了课程实施的本质,从漠视与抵制到遵从与恪守,再到修改与适应,进而达到创造与衍生,意味课程开发由技术性到实践性的转变。

(二)医学临床教育课程实施的学习方式

医学临床教育课程实施不仅仅是教师教的过程,更是学生学的过程,要求变革学生的学习方式,提倡和发展自主、探究、合作等多样化的学习方式,倡导学生主动参与、乐于探究、勤于动手,培养学生收集和处理临床信息的能力、获取临床相关知识与技能的能力、分析和解决问题的能力,以及医患沟通与医疗合作的能力,让学生成为学习的主人,使学生的主体意识、能动性和创造性不断得到发展,培养学生的医学创新精神和实践能力。

1.自主式学习 医学临床教育课程实施要求关注学生学习的自主性和学习能力的提高,自主式学习关注学生的主体性和能动性,掌握学习主动性的重要价值。主动性是自主式学习的基本品质,基于学生对学习的内在需要。学习的内在需要主要表现在兴趣与责任两方面,兴趣是学生将学习活动转变为享受、愉快的体验,使学习事半功倍;责任要求学生有自觉的意识和反应进行自我的计划、调整、指导、强化,在学习活动之中,能够自行确定学习的目的、学习可能性、学习内容、学习方法等,对自己的学习过程、状态、行为、结果进行自我的观察、审视、调节、检查、总结、评价和补救,培养学生对学习的自我意识和自我控制,并养成习惯。

教师应为学生自主式学习创造条件,引导学生主动参与教学的各个环节。首先,教师可以引导学生参与教学目标的制定,激发学生的学习兴趣和欲望;其次,教师引导学生依据教学目标,分析并确定教学的重点和难点以及解决问题的办法,培养学生发现问题、分析问题和解决问题的能力;再次,教师引导学生对学习过程和学习结果进行检查、反馈、评价,培养学生自主学习、管理及教育的能力,鼓励学生对教师的教学方式和教学方法提出自己的意见和建议。

2.探究式学习 基于医学知识的更新性,医学临床教育课程实施要求学生转变学习方式,将学习过程中的发现、探究等认识活动突显出来,使学习过程更多地成为学生发现问题、提出问题、分析问题、解决问题的过程。探究式学习也称为发现学习,其本质体现在以下三个方面。首先是问题性,探究式学习是以问题为中心,问题是学习的起点和主线,也是发现学习的归宿和核心,学习的关键是促使学生产生问题意识;其次是过程性,探究式学习重视学习过程,强调学生探索知识的经历和体验,重视发现、分析及解决问题的过程,展示学生聪明才智、独特个性、创新成果,并暴露学生各种疑问、困难、障碍和矛盾;再次是开放性,接受式学习是封闭性,探究式学习是开放性,将学习目标由单一化转变为整体化,学习过程由程序化转变为个性化,学习评价由标准化转变为多元化,目标具有开放性,学习过程注重知识、能力、认知,更注重情感体验,关注学生丰富多彩的学习体验和个性化的创造性表现。探究式学习更强调评价的多元价值取向,允许学生独辟蹊径。

3. 合作式学习　无论基于临床工作还是科研工作,都需要对学生加强合作能力的培养,促使个人能力最大化展示。合作式学习是为完成共同的任务,学生之间有明确责任分工的互助性学习,强调学生之间的交流、合作和对相互作用的高度重视。首先,合作式学习可以影响学生价值观、态度、能力和认知方法的建立与完善,通过合作式学习培养学生的沟通、理解和合作的能力,促进学生社会适应性的发展;其次,合作式学习有利于学生人格和心理的健康成长;再次,合作式学习有利于学生换位思考,得到语言、思维以及社交意识和社交能力的培养,获得更强的社交能力;最后,合作式学习还提供了更多的主动参与的机会,有利于发展学生的主动性和创造性。施行合作式学习应做到三点:第一,依据教学实际需要,选择存在争议的、有价值的、个体难以完成的问题;第二,掌握合作学习的要领,相互支持配合,承担完成共同任务中个人责任,合理沟通,相互信任,并对解决方法进行合作加工及对成效进行评估等;第三,教师的适时性指导,合作式学习的学生自主探究并非摒弃教师指导,教师应依据学生具体讨论情况调整教学情况,并对讨论过程和结果进行指导。

第五节　医学临床教育课程导入的目的与方法

课程导入是教师在新的教学内容或教学活动开始时,运用一定的方式恰如其分地引导学生注意力,关心课程主题内容,从而引导学生进入学习状态的行为方式。课程导入要求教师应充分考虑各学科的学科性质,充分把握教材,对所教授学生已有的认知水平有准确的认识和了解,分析各学段的教学目标,有效利用课程导入中侧重点不同的信息和不同导入方法,做好教学构思,才会是有效的导入。

一、医学临床教育课程导入的目的

(一)安定学习情绪

教学活动导入是课前骚乱与教学活动肃静的分界线,两者之间过渡转换阶段,教师以自身的风度、清晰的声音、新奇的内容、精彩的语言进行课程导入,可以抓住学生心理,让学生思维尽快回归到教学活动,具有安定学习情绪的特有魅力。

(二)吸引学生注意

教学过程是学生心理认知过程,需要感觉、知觉、记忆、思维、想象等多种心理活动的参与协调,注意力是认识过程顺利进行的必要条件和重要保证。课程导入吸引学生的注意力,使学生将兴奋点转移到教学活动上来,关注教学的内容。

(三)激发学习兴趣

兴趣是引导学生步入知识的殿堂、收获丰收的喜悦的最好媒介,教育教学就是使学生对教学活动中的知识与技能产生兴趣。精彩的课程导入会使学生进入美妙的境界,教师在课程导入时风趣幽默的讲解、富有感情的朗诵、漂亮美观的板书、潇洒动人的风姿、美丽的绘画、美妙的乐曲都可以吸引学生注意,激发学习新课的兴趣。

(四)沟通师生情感

课程导入是接通师生关系的桥梁,课程初期教师的眼神、动作、笑容、话语都属于课程导入,可以使教师获得学生好感,沟通学生心灵,为教学活动中的信息交流、情绪反馈铺平道路,在学生的期待、信赖、尊重、理解基础上构建教师的教学活动。

(五)明确教学目的

教学的目的性是教学实践活动的根本特性,教学目的的明确与否是衡量教学效果的重要标准。课程导入可以让学生明确学习目的,在调动学生的积极性和活跃性的同时,适时提出学习的目的和意义,激发学习动机,使学生持久保持注意力,自觉调控自己的学习活动。

(六)启迪学生思维

课程导入可以使学生的思维迅速定向,集中探索知识的本质,点燃学生思维的火花,开阔学生的视野,增长学生的智慧,培养学生的定向思维,使之善于把握思维中心,围绕教学内容思考问题,为进一步学习打好基础。

(七)确定全课基调

课程导入可以奠定教学活动的基调。首先,确定教学内容基调,概括展示全部内容,明确目的要求,让学生把握基本规律;其次,确定情感的基调,让学生接触情绪感染,为投出做出准备和酝酿;最后,确定语调的基调,让学生掌握教学活动中教学方式方法的总体模式。

二、医学临床教育课程导入的方法

(一)由热点话题导入

依照教学安排,选好与教学活动相关的社会关注事件,运用贴近学生生活的实例进行教学,满足学生的好奇心,引导学生在观察和分析典型的生活事例过程中,调动学生学习的积极性和主动性,引导学生积极思维、独立思考。此外,教育要培养学生的爱国主义精神,而各种新闻和时事要闻往往是学生了解国家大事的主要渠道,同时也是我们导入新课的重要方法。

(二)由医学故事导入

医学故事导入法,顾名思义即以学生感兴趣的医学故事导入课程的学习。在授课之前,依据教学中具体内容,为学生讲简短、生动、与教学内容有关且寓意深刻的医学故事,不仅可以活跃教学活动气氛,激发学生学习兴趣,加深学生对课本内容的理解,还能通过直接经验和间接经验相结合的规律来进一步提高学生的思想觉悟。另外,在教学中引入与课程有关的医学历史、故事或医学家的事迹,可给学生树立医学学习的榜样,增强探究精神和学习医学的毅力。但是,在讲授过程中必须牢记要保证教学活动的主题,真正协调好故事与课程的关系,才能达到预想的教学效果。

(三)由音乐歌曲导入

教学过程中可以依据教学内容需要选择恰当的歌曲让学生欣赏,营造一种特殊的氛围,来唤起学生情感的共鸣。医学临床课程教学必须把情感目标摆在十分重要的位置。只有增强学生的人文情感、社会情感和思想品德情感,才能真正体现本学科的德育功能,完成育人任务。而激发情感的有效手段,就是教师依据教学内容,恰当、适时地播放格调高雅、积极向上的优秀歌曲,寓教于乐,寓教于美,陶冶学生情操,丰富学生情感。而且,音乐欣赏还能够调整学生状态和安抚情绪,让学生迅速由课前骚乱转入教学活动肃静的状态。

(四)由视觉干预导入

医学临床课程教学过程如果只依靠理论讲授,学生会感到枯燥,觉得知识艰涩难懂,影响教学效果,适当的视觉直接刺激有利于加强学生理解程度。现代多媒体技术的发展,给教学活动带来了新的教学方式,运用图像投影引入新课,能够迅速集中学生的注意力,引发兴趣。但是需要注意的是,视觉干预导入时,所使用视觉资料内容必须与相关理论点有密切的联系,资料还必须具备完整性,便于在观察的过程中教师及时恰如其分地提出问题,以明确学生观察的思考方向,促进他们的思维,为学习本次教学活动做好准备。再者,所使用视觉资料必须围绕医药卫生行业的实际问题来选择,且所用资料合理合法,不能侵犯别人的隐私。

(五)由名人名言导入

名言可以高度地概括普遍被人理解及认同的规范,教师在课程导入过程中,依据学习的需求,运用名言高度地概括本次课要学习的知识,学生认同后,教师引导学生以名言为目标,结合已有的知识与生活经验,学习相关的知识。其次,语言的艺术性在教学活动中能给学生以美感,营造良好的教学活动氛围,集中学生注意力,激发他们的情感,可收到奇异的效果。更重要的是,随着模式转变,医学已成为集自然科学、社会科学、人文科学于一体的交叉学科。缺少人文科学的引导和缓冲,加上现在医学高等院校对学生的培养存在市场化倾向,偏重于职业能力的培养,忽视职业道德等相关医学价值观的培养,学生容易产生失落、迷茫情绪,使用古今中外治学行医的至理名言,将会对培养学生高尚的医德、提高学生的人文素养起到不可忽视的作用。

(六)由课程复习导入

医学具有较强的逻辑性和系统性,医学知识与技能的学习存在沟通和连贯性,是循序渐进的过程,同类知识要提升到新的台阶更需要原有的知识作铺垫。医学临床教育课程导入开始可以使用简洁的语言回顾总结已有的知识,便于将新知识纳入原有的认知结构之中,有效降低学习新知识的难度,顺利地完成教学目标。所以在医学临床课程导入时,应首先复习回顾前面课程学习内容,分析诊疗问题的成因、适用人群、临床表现等,然后有针对性地引入诊疗程序课程内容。

(七)由设定疑问导入

教学过程是提出问题和解决问题的持续不断的活动,而医学临床教育更是注重培养学生临床相关问题的发现、收集、分析、整理和解决能力,而这些临床思维能力永远都是从问题开始的。在教学开始,依据学生的认知水平,提出形式多样、富有启发性的问题,引导学生回忆、联想、预测,或渗透本课学习的主题,这种导入法容易抓住学生的注意力,启迪智慧,展开想象力,能够取得较好的教学活动效果。但是,课程导入设定疑问首先要掌握宜少不宜多的原则,避免过多占用教学活动时间,也可以有效降低学生对问题回答的疲劳度;其次,设定的疑问也可以由教师自行回答,提问的作用只是用这个问题作为引子来启发学员打开思路;再次,教学活动中避免简单、重复熟悉的问题,学生往往对这些问题已经有了初步了解,在学习时就失去了知识的新鲜感和求知欲望,可以从逆向思维出发,提出看似不可能的问题,能迅速激起学生的兴趣,引导他们积极参与讨论和交流,保持教学活动的活力和新鲜感。

(八)由流行病学资料导入

在医学临床课程教学过程中,结合授课内容巧妙地运用疾病的发病率和死亡率的统计数字进行导入,具有较强的说服力,让学生通过这些统计数字,感受医务工作者责任的崇高和艰巨;其次,还可以使学生明白健康不只指躯体上的健康,还包括心理、社会、适应能力、道德方面的良好状态。医学总的发展方向要从研究疾病发展到研究健康,促进学生对医学模式理解的转变,向以患者为中心的模式转变,将德育更好地融入教学活动中。

(九)由临床案例导入

医学临床教育必须注重实践教学,临床实践能使学生有亲近感和适用感。课程导入时引用合适的临床病例,能够引发学生的学习兴趣和注意力,并通过患者临床就诊过程设置与本次授课内容有关的问题,激发学生产生渴求知识的欲望,甚至通过错误的临床案例使学生对本节课内容印象深刻,从而调动学生积极性,认真地学习。但是在使用临床案例导入时首先需要注意,为起到引入课程的作用,教师所使用的临床案例多数为学生没有接触过的知识,在使用过程中不宜使用结论式提问;其次,课程中所选用的临床案例应为典型案例,避免使用复杂案例,造成学生分析和理解的误区,影响教学效果;再次,教授临床案例之后,还应注意在授课过程中对案例中所提出的问题进行解释和回顾,让学生能够更加系统地掌握相关理论知识与技能。

(十)由课程目标导入

由课程目标导入是指不借助其他材料,教师基于概述课程各个重要部分的主要内容及教学程序,明确本次课的学习目标和要求,引起学生思想重视并准备参与教学活动,做到"课伊始,意亦明"的导入,是老师进行教学活动导入时最常用的方法。医学临床教育不仅具有系统性和规范性,对学生来说更是一种全新的知识体系,课程目标导入更容易让学生在课程开展初期,注意力最集中的时候,明确课程教学内容和教学重点,有利于学生形成系统的学习过程,并让学生合理地进行学习进度分配,获取最佳的教学效果。

(十一)由游戏活动导入

由游戏活动导入是指教学活动中借助简单的游戏或活动的方式引出所要学习的内容,使学生在游戏或活动中体验并获得感受,是导入环节设计中有效的方法。其优点是教学中可以由简单的游戏或活动入手引起学生的兴趣。医学高等院校的学生们好奇心和好胜心较强,教师掌握学生的心理规律,利用知识与兴趣迁移,逐步引导他们热爱医学,从而发展学生的智力,教学质量必然提高。但是,需要注意的是,医学临床课程专业性较强,使用游戏活动式导入方式需要注意与其后讲授知识的联系性,为获取最佳讲授效果,尽量采取以医学临床操作或医学情景扮演为中心的游戏或活动设计。

(十二)由师生讨论导入

由师生讨论导入是基于新的教学理论下的课程导入方式,强调教学活动的和谐与民主、学生的主体性与创造性,以师生交流共同发现问题、解决问题的方式进行导入。师生讨论式导入方法在教学过程中可以产生高度民主、轻松活泼、互相理解的教学活动气氛,对活跃学生的思维、培养他们积极探究的精神有十分重要的意义。而且,基于此种课程导入方式还有助于教师在讨论过程中发现自身的不足,促进教学相长。再者,讨论还有助于教师发现学生学习过程中的不足之处和教师自身教学活动中缺失部分,促进教学改革,完善教学活动。

第六节　医学临床教育教学互动的层次与设计

教学过程是动态发展的教与学的统一交互影响和交互活动过程,而教学互动是基于教学活动互动性基础上建立的师生互相交流、共同探讨、互相促进的一种教学组织形式。

一、教学互动的概述

教学互动是教学活动中的模式,是把教育活动看作是师生进行的交往与沟通,通过老师与学生之间共同交流、共同探讨、共同提高,即通过调节师生关系及其相互作用,形成和谐的师生互动,强化人与环境的交互影响,以产生教学共振,达到提高教学效果的教学结构模式。

(一)教学互动的意义与价值

1.激发学生学习热情及能动性 教学过程中的师生互动的主要目的是激发学生的学习热情和能动性,让学生主动参与教学活动,最大限度地实现预期的教学效果。教学互动最主要表现形式就是解决问题,问题就是预期目标,有了预期目标,师生互动就不会只流于形式,其能使互动过程有序化。

2.整合情感因素与智力因素的交互作用 教学互动中智力因素和情感因素是同时发生、交互作用的,共同组成学生学习心理的两个不同方面,从不同角度对学生学习活动造成重大影响。失去情感因素的参与,教学互动既不能发生也难以持久。而情感因素在教学互动中的多数情况下超过智力因素的作用,尤其是新课程教学互动实施过程中,情感因素具有极高的价值,发展学生丰富的情感,增进相互理解的过程,也是丰富和发展师生双方情感因素的过程。

3.促进教学活动的平等性实施 教学互动能够使师生形成真正的学习共同体,师生的关系是平等的、民主的,整个教学过程是师生共同开发、探讨、丰富课程的过程。在教学互动中,学生发挥自己的个性和创造能力。

4.实现理论与实践的互通性 教学互动自古就有,不同的时间背景下互动的形式、特点存在有不同之处。教学互动的直接理论依据是交际教学法,就是让学生掌握发现问题、分析问题、解决问题的能力,强调理论与实践相结合,使学生能够加强理论与实践的互通性,让学生将所学知识与技能融会贯通,应用于实际问题的解决过程中。

5.实施多种教学手段协调应用 为充分调动学生的主动性和积极性,多数情况下教学互动是多种教学方法和手段的综合性应用。教学互动不能以讲授法为主,而是多种教学方法和手段的联合使用,教师在教学互动中穿插测试、案例、小组讨论、辩论等活动,充分调动学生的主动性,使学生们互相讨论、总结,有效提高教学效果。

(二)教学互动的特性

1.价值性 高质量的教学互动也就是有价值的教学互动,所谓的有价值就是所提的问题能够开启学生的思维,有利于思维的创新,必须是经过认真思考与反复的探讨才能解决的问题;而问题的解决对丰富学生的情感和充实学生的认知结构必然有好处。

2.针对性 所谓针对性,是指教学活动提出的问题严格依据教学的目的,有一定的方向性。教学互动的问题设置要有一定的梯度。梯度是指教师的问题设置是循序渐进的,由易到难,由浅到深,由简单到复杂,其涵盖面越来越广,也越来越深刻,学生在解决这些问题的过程中才能对课程内容的理解达到一定深度和广度。

3.多样性 教学互动是围观条件下实施多样化教学方法与手段的最优过程,教学互动中可以有讨论式教学、问题式教学、辩论式教学、翻转式教学、实践式教学等，而多样化的教学活动也是使学生对教学互动长久保持新鲜感和神秘感的重要手段，可以最大限度地激发学生对教学互动的参与性，有效地完成教学活动。

4.双向性　教学互动强调双向互动，而双向互动能够形成，必须经由教师和学生的能动机制、学生的求知内在机制和师生的搭配机制共同形成，根本上取决于师生的主动性、积极性、创造性，以及教师教学观念的转变。所以，营造民主的教学活动氛围，建立和谐、平等的师生关系，是开展教学互动的基本前提和条件。

5.主体性　让学生的主体地位在教学活动中得到落实和突显，既是教学互动的内在要求，也是学生能力发展的需要。只有让学员真正成为教学活动的主人、学习的主人，教学互动才能有效开展。在教学活动中，教师要留给学生思考空间，让学员主动去质疑、解疑。推动教学互动，必须改变传统的观念，确立学生在教学活动中的主体地位；推动学生的疑问意识，应尊重学生提问，鼓励学生积极大胆提问，鼓励学生从不同角度、不同侧面，用不同方法解决问题，从而引起学生多角度的心理兴奋。

6.共享性　教学互动过程是全息的过程，要促使每个学生、教师积极参与其中，而不是只局限于教师与个别优秀学生之间，教师可以采用轮换式或提问式方法触动所有学生思考回答问题。只有达到教学互动的全员性、广泛性，才能实现教学互动向更深、更广的方向拓展，使全体学生能力得到培养和锻炼。

7.反馈性　教学互动是在教学活动中教师与学生之间，通过信息的传播而发生的交往活动，通过交流、交往，使教学在互动、互促中产生群体的动力，从而使教学活动在群性相融中、个性完善中形成良性循环，提高教学效率。教师应依据学生反映所提供的信息，制定不同层次的评价标准，激发学生成就感和进取心，使教学互动中的反馈信息真正成为学生学习过程的组成部分。同样，教师也可以从师生互动中所获取的反馈信息，反思自己的教学活动，发挥出师生互动的优势，并将其转化为教学优势，优化互动情境，营造轻松欢快的学习气氛。

二、医学临床教育教学互动的层次

基于学科共同层面，教学互动的展开具有明显的逻辑性和层次感，通常有随机性互动、方向性互动和生成性互动三个层次，三者存在内部关联，又有不同层次的体现。其中，随机性互动是具有基础性和初期性意义，有向性互动具有推进性意义，而生成性互动则具有提升性意义。

（一）随机性互动

随机性互动是指教师在教学活动中依据学生关注度、学生理解情况和教学活动秩序等教学过程的具体情况随机性发起的一种教学互动方式，互动具有明显随机性。随机性互动是所有教学互动的基础，是教师熟悉和掌握教学互动的基本阶段。在随机性教学互动中，教师并未在教学活动之前进行相应的设计，多数基于学生注意力下降和对知识理解能力出现缺失时设定提问，其目的是帮助学生理解该部分知识与技能，或将学生的注意力重新引回教学活动中。随机性教学互动中，学生的主动性和能动性较差，教学互动主要由教师掌控,学生的回答或表现多出自本能反应,或对前期所学知识的回顾,对此次教学活动中的理论知识并不具有分析能力,主要依靠教师的分析和总结来获取。

(二)方向性互动

方向性互动是指教师在教学活动实施之前,充分研究课程内容和学生具体情况,有目的地设置教学互动并实施开展的教学互动方式,互动具有明显的方向性与目的性。方向性教学互动是教学互动的中级阶段和推进阶段,在此阶段的教师已经具备了开展教学互动的能力和经验,可以实施教学互动的设计。方向性教学互动不再是基于学生注意力下降和对知识理解能力出现缺失时的随机发起,而是教师在充分理解教材内容,并进行学情分析之后,针对教学活动中的难点和重点内容针对性地实施。教学互动中教师和学生均处于主导地位,两者相辅相成,不再是完全由教师掌控。学生的回答和表现是基于对教学互动中所设置的场景和问题进行自主的分析、整理和解决,从而获取所需要的知识与技能,是学生形成思维方式并将其应用到解决实际问题的过程。

(三)生成性互动

生成性互动是指教师在教学活动中使用引导的方式,诱导学生针对课程内容自行提出问题并讨论解决的教学互动方式,互动具有明显交互性。生成性教学互动是教学互动的终极阶段和提升阶段,在此阶段的教师已经能够调控教学活动的整个过程和各个阶段,可随意调控学生的注意力和兴趣点。生成性教学互动不再是单向的互动,而是真正进入双向互动的阶段,是师生双向积极有效高质量的互动。教师利用渊博的知识提出存在质疑性的观点,让学生产生疑问,主动进入发问环节,由教师引导,学生自行依据以往所学的知识与技能,分析并解决问题。生成性教学互动中学生处于主导地位,教师只起到引导和掌控时间、效率的作用,学生在整个过程中自行发现问题、分析问题并解决问题,不仅有效提高学生理论联系实际的能力,更有效提高学生自我学习能力。

三、医学临床教育中教学互动的设计

(一)试讲式

试讲式教学互动又称为模拟教学活动,是指在有限时间内,学生通过口语、形体语言和各种教学技能与组织形式的展示而进行的一种模拟教学形式,是医学临床教育教学活动中一种常见的教学互动。教师在课前将要实施讲授的教学内容依照教学顺序分成若干知识点,并依照知识点的数量将学生分组,以小组为单位进行授课内容的分析,形成教案或讲稿,在教学活动进行模拟实施。其他组成员和教师可针对试讲内容提出问题,试讲学生进行解答。医学临床教育具有很强的实践性,需要培养学生临床思维能力和学习能力,而试讲式教学互动的方式能够显著提高学生的自主学习能力,并能够培养学生发现问题、分析问题和解决问题的能力,使医学临床教育教学活动获得良好的教学效果。

(二)讨论式

病案讨论和术前讨论是常见的临床活动,用于疑难病例的分析,探寻解决疾病诊疗过程的关键环节,而分析和讨论能力也是医学高等院校学生需要掌握的必备能力。讨论式教学互动是针对性培养学生分析和讨论能力的一种教学活动实施方式,在教学法体系中占有重要地位。讨论式教学互动强调在教师的精心准备和指导下,为实现教学目标,通过预先的设计与组织,启发学生就特定问题发表自己的见解,其基本环节包括设计问题、提供资料、启发思路、得出结论四个步骤。利用讨论式教学互动组织教学活动,教师作为引导者,对学生的思维加以引导和启发,学生在教师指导下进行有意识的思维探索活动,学习始终处于"问题—思考—探索—解答"的积极状态,其间基于不同观点和看法形成强烈的外部刺激,会引起学生的高度兴趣和注意,从而产生自主性、探索性和协同性的学习,有助于学生通过思考、讨论解决学习中遇到的问题。

(三)扮演式

医学学科鲜明的专业特点是其包含的人文性,医学服务的最终对象是人,医学关注人与人之间的交流与沟通,而合格的临床医学人才除了应该具备临床知识与技能之外,还应当具备良好的医患沟通和协调能力。扮演式教学互动是学生在假设环境中按某一角色身份进行活动以达到学习目标的一种教学方法。医学临床教育教学活动中依据教学要求设计患者就诊情境,由学生扮演情境中医生或患者,按设定身份的职能及人际关系,尝试处理临床就诊事件。扮演式教学互动不仅能够真正将学生带入医生角色,真实感受患者就诊过程,培养良好的临床思维能力,更能够通过扮演患者,设身处地体会患者的痛苦,有助于塑造学生正确的临床医疗观和价值观。

(四)案例式

医学临床教育具有很强的实践性,其培养目的是向国家输送应用型临床人才。所以,学生必须具备将所学医学相关理论知识与技能向临床实践转化的能力,并且具备临床思维能力和临床思维构架体系。案例式教学互动是一种以案例为基础的教学方法,教师在教学互动中扮演着设计者和激励者的双重角色,要求学生能够回忆出并应用所学知识与技能,自主地研究与发现进行学习。案例式教学互动适合于开发分析、综合及评估能力等高级智力技能,是医生所必需。为使教学互动更加有效,教师需要运用多媒体等手法呈现精选个案,让学生尝试提出解决方案,然后抓住重点作深入分析,最后上升为理论知识。案例式教学互动一般分为案例解说、尝试解决、设置悬念、理论学习、剖析方案五个环节。

(五)辩论式

医学中包含发病机制、诊断方法和治疗手段在内的相关理论均没有统一定论,医学也是在符合基本理论的前提条件下,对诸多非统一定论进行辩论和分析的过程中不断地发展和进步。而辩论式教学互动是以学生为主体,以反向思维和发散性思维为特征,由小组或全班成员围绕特定的论题辩驳问难,各抒己见,互相学习,在辩论中主动获取知识、提高素养的一种教学方式。其符合医学临床教育方向,有利于学生辩证性和批判性思维能力的培养。教学互动中,教师将非统一定论提供给学生,并提供解决问题的经验方法,设置正反辩论双方,让学生在辩论过程中充分理解和融合基础知识和基本技能,自主地、能动地获取知识,并形成辩证性和批判性思维能力。

（六）作业式

传统教学活动中的作业可以进行现场展示,也可以进行优秀作业评选;现代教学活动也可以通过互评的形式实现作业展示,学生在互评的时候也实现了相互学习。教师可以通过现场作业促进学生的学习活动,这也是常用的教学互动手段。作业式教学互动可以在教学活动实施过程中运用提问方式,让学生进行回答,也可以通过现代化信息手段,基于教学互动软件让学生适时通过手机反馈答案,现场作业的主要目的是调节教学活动气氛和突出教学内容的难点与重点。此外,教师也可以通过布置课后复习作业和课前预习作业,让学生进一步加深理论知识的学习。

第七节　医学临床教育课程资源的开发与利用

课程资源又称教学资源,其概念具有广义与狭义之分。广义的课程资源是指有利于实现课程和教学目标的各种因素,狭义的课程资源仅指课程与教学内容直接因素的来源。

课程与教学活动的实施必须借助于一定的环境和条件才能有效进行,课程资源是课程与教学内容实施的物质基础;课程资源也是影响学习生命存在及其优化活动的各种因素与实施条件,是学习活动的系统支持,支持学习活动的发生和发展。

一、课程资源的分类

1.依据课程资源的来源分类　课程资源依照资源的来源可以分为校内课程资源、校外课程资源和信息化课程资源三类,课程和教学活动应充分发挥校内课程资源的作用,广泛利用校外课程资源,积极利用并开发信息化课程资源。

（1）校内课程资源:校内课程资源主要包括学校图书馆、实验室、教室、专用教室、信息中心、实训中心、实习基地、动植物标本、矿物标本、教学挂图、模型、录像片、幻灯片、电影片、录音带、电脑软件、教科书、参考书等校内的各种场所与设施,以及本校教师、学生、师生不同的经历、生活经验、教学策略、学习方式、班级组织、学生团体、校风校纪、校容校貌等各种校内人文资源,还有实验实习、座谈讨论、文艺演出、社团活动、体育比赛、典礼仪式等与教育教学活动密切相关的教学活动。

（2）校外课程资源:校外课程资源主要指学生家庭、家长、校外学科专家、上级教研部门、科学研究机构、其他学校的设施、学术团体、社区组织、公共图书馆、博物馆、展览馆、科技馆、纪念馆、气象站、地震台、水文站、有关政府部门、野外、工厂、农村等社会中各种可以应用于教育教学活动的人力设备和条件以及丰富的自然资源。此外,校外课程资源还包括电视、广播、报纸杂志、图书等。

（3）信息化课程资源:信息化课程资源主要指多媒体化、网络化、交互化的以网络技术为载体开发的校内外资源,以计算机网络为代表,具有信息容量大、智能化、虚拟化、网络化和多样化的特性,与其他课程资源相比具有远大前景。

2. 依据课程资源的性质分类　课程资源依照资源的性质可以分为自然课程资源和社会课程资源。

(1)自然课程资源:自然课程资源简单理解就是来自大自然的事物,包括动植物、微生物等生物资源;食物链、生物圈等生态资源;地形、地貌和地势等地理资源;气候、天气、季节、节气等气象资源;自然景观等艺术资源。自然课程资源具有天然性和自发性,是学生素质养成的重要依据,也是课程编制和教学活动体现的基本理念。

(2)社会课程资源:社会课程资源包括图书馆、博物馆、展览馆、纪念馆等为保存和展示人类文明成果的公共设施和公共场所;雕塑、音乐、电影、电视、图片等可以陶冶情操的资源;政治、经济、司法、军事、外交、宗教、科技等社会活动;人际关系、行为规范、团体影响、人格特征、合作原则、价值观念、伦理道德、风俗习惯、传统信仰等人类的交际活动与社会交往过程中所建立的与教育教学活动直接相关的思想观念。这些资源引领和影响学生群体的发展。

3. 依据课程资源的存在方式分类　课程资源依照资源的存在方式可以分为有形课程资源和无形课程资源。

(1)有形课程资源:有形课程资源是指可以直观看到或接触到,能够直接应用于课程或教学活动的课程资源,包括教材、教具、仪器设备、计算机网络、自然和社会课程资源中的实物、活动等。有形课程资源具有直观性,可以直接成为教育教学的便捷手段或内容,利于开发和应用。

(2)无形课程资源:无形课程资源的范围较广,是指以潜在方式对课程或教学活动造成影响的课程资源。包括学校风尚、社会风气、家庭气氛、师生关系、学生已有的知识和经验、家长的支持态度和能力等。无形课程资源具有间接性和隐蔽性,对课程和教学活动有着持久的、潜移默化的作用,需要付出较大努力才能进行开发和利用。

4. 依据课程资源的功能分类　课程资源依据资源的功能可以分为素材性课程资源与条件性课程资源。

(1)素材性课程资源:素材性课程资源包括知识、技能、经验、活动方式方法、情感态度、价值观以及培养目标等方面的因素,其中教材就是最常见的素材性课程资源。素材性课程资源并不能直接构成课程和教学活动,必须经过加工并付诸实施才能成为课程和教学活动的要素。

(2)条件性课程资源:条件性课程资源包括时间、场地、媒介、设备、设施和环境等因素,以及对于课程和教学活动的认知状况等因素。条件性课程资源的特点是作用于课程和教学活动,并不形成资源本身的直接来源,条件性课程资源在很大程度上决定着课程和教学活动实施的范围和水平。

5. 依据课程资源的物理特性分类　课程资源依据资源的物理特性可以分为文字课程资源、实物课程资源、活动课程资源和信息化课程资源。

(1)文字课程资源:教科书为主的印刷品记录着人类的思想,蕴含着人类的智慧,保存着人类的文化,延续着人类的文明,这是最主要的课程资源。此外,文字课程资源还包含图书、报刊、广播、电视、歌曲等蕴含文字的相关资源。

（2）实物课程资源：实物课程资源有多种表现形式，包括植物、微生物、食物链、生物圈、地形、地貌、地势、气候、天气、季节、节气、自然景观等自然物质资源，也包括道路、图书馆、博物馆、展览馆、纪念馆、建筑、机械、服饰等人类生活生产工程中创造出来的物资资源，还包括图书、报刊、广播、电视、歌曲、动植物标本、矿物标本、教学挂图、模型、录像片、投影片、电影片、录音带、电脑软件、教科书、参考书等专门为课程和教学活动制作的物质资源。实物课程资源具有直观性、形象性和具体性，是课程和教学活动中最常用的课程资源。

（3）活动课程资源：活动课程资源包括教师的素质性格、形象气质、言语谈吐、举止活动等，也包括师生之间、班级集体、学生团体等所开展的各种交际、活动、集会等。活动课程资源加以充分利用，会有利于打破单一的接受性教学活动模式，使学生在掌握理论知识与技能的同时，有效提高社会适应能力和社会交往能力，培养健全的社会人格。

（4）信息化课程资源：关于信息化课程资源在前面的内容中已经进行过相关论述，在此不再进行过多阐明。

二、课程资源的特性

课程资源不是现实的课程和教学活动成分或运作条件，具有多样性、多质性、动态性和潜在性的特点。

1. **多样性**　首先，课程资源客观形态具有多样性，其涉及学生学习与生活环境中所有利于课程和教学活动实施、完成教学目标及实现教育教学目的的教育资源，弥散在学校、家庭、社会、自然等各个方面；其次，课程资源多基于人为开发，不同的人对于课程资源的开发和利用不同，因而课程资源的开发和利用也呈现多样性；再次，课程资源是为不同的课程和教学活动目标服务，且课程资源作为社会资源的重要组成部分，具有明显的社会效益，其具有的功能和价值并不单一局限于课程和教学活动领域应用，故而课程资源的功能和价值也具有多样性。

2. **多质性**　课程资源的应用广泛，不同的课程和教学活动对同一课程资源的利用方向不同，而同一课程或教学活动对相同的课程资源的利用也会有不同的用途和价值，这些都基于课程和教学活动的实施主体而定。因此，课程资源具有多质性，要求教师作为课程和教学活动的实施主体，必须独具慧眼，善于挖掘课程资源的多种利用价值。

3. **动态性**　首先，课程资源内涵清楚，但外延并不明确，不同的主题对课程资源的理解不同，课程资源的形态伴随主体的意义选择不同而变化，因而其存在形态存在动态性；其次，课程资源与其他社会资源存在相互整合，很难分清界限，只有实施主体对课程和教学活动有高度敏感性、自主性，才能开发和利用丰富的课程资源，故而课程资源的归属具有动态性。

4. **潜在性**　课程资源是一种自然因素，并不是现实的课程和教学活动的基本要素和条件，各种资源在未被课程实施主体开发之前，并没有显示出其教育功用，经过课程和教学活动的实施主体自觉地、能动地加以赋值、开发和利用，才能转化为现实的课程和教学活动的成分和相关条件，发挥课程和教学活动的作用和教育价值。

三、课程资源开发与利用的原则

1. **共享性原则** 首先,课程资源的共享是指师生的资源共享,师生之间可以随时针对课程和教学活动中的问题和论点组织交流,互补合作;其次,是校际的资源共享,国内外成功经验都可以作为宝贵的信息资源,供给后学者作为参照;再次,是社会范围的教育资源共享,争取企事业单位及科研机构的支持,对学生开放更多的教学场所,并为教师的进修培训提供方便,以发挥更大的社会效益。

2. **经济性原则** 课程资源的开发与利用要基于最节省的经费、时间、空间、精力和人力,达到最理想的效果。尽量利用与开发对当前教育教学有现实意义的课程资源,利用与开发尽量就地取材,尽量利用与开发能够激发学生学习兴趣的课程资源,尽量利用与开发教育专家、课程专家与普通教师共同研究的方法,以更有利于实际操作。

3. **实效性原则** 学校课程和教学活动必须在有限的课程资源范围内,充分考虑成本的前提,突出重点,针对不同的课程目标,精选对学生终身发展具有决定意义的课程资源。

4. **适应性原则** 课程资源的开发与利用应从实际情况出发,发挥地域优势,强化学校特色,区分学科特性,展示教师风格,因地制宜、因人制宜地开发与利用课程资源。课程资源的开发和利用,首先要符合学生年龄特点、身心特点和认知水平,有利于激发学生的学习兴趣和创造精神,使学生容易接受而且乐于接受。此外,课程资源的开发要依据地域的实际情况,注重发掘本区域内具有针对性和适应性的课程资源,对提高学生文化素养和培养民族精神具有重要指导意义。

5. **主体性原则** 课程和教学活动是以学生获取知识与经验为基础而开发和实施,课程资源的利用与开发应以学生为主体,鼓励学生自主选择和主动探究,把学生的需要、动机和兴趣置于课程开发的核心地位,让学生从生活、社会现实中提出问题,选择和决定活动主题,教师在其中起引导作用,不能代替学生学习。

6. **开放性原则** 首先,在类型上,无论以形式存在的课程资源,只要有利于提高教育教学质量和效果,就应该利用与开发;其次,在空间上,无论校内还是校外、城市还是乡村、国内还是国外,只要有利于提高教育教学质量和效果,就应该利用与开发;再次,在开发和利用途径上,不能局限于某一种途径或方法,应探索多种途径或方法,协调配合使用。

7. **系统性原则** 课程资源的开发与利用具有系统性,必须依靠国家相关部门的指导、教育专家与课程专家的探讨以及普通教师的参与,有条件、有步骤地进行,盲目开发就是浪费。此外,应充分利用已开发出来的资源,避免重复开发。

8. **思想性原则** 在课程资源的开发和利用过程中必须充分利用各种资源中所蕴含的德育价值,选择适当的内容和形式将优秀的课外资源引入课程与教学活动中,培养和塑造学生良好的道德品质、理想情操和行为意志。

9. **实践性原则** 要以学生的现实生活和社会实践为基础来挖掘课程资源,避免在学科知识的第一逻辑序列中构建课程资源,通过学生的探究、社会参与、体验和操作性的学习等多种实践性学习活动,发现和解决问题。课程资源开发和利用的实践性原则要求课程资源要贴近学生的生活和经验,建立在学生能够切身感受和体验的基础上,适应学生的年龄特征和成长要求,便于学生自主性探究和体验。

10.科学性原则　首先,教师在课程和教学活动中,应明确教学重点,区分主次内容,合理安排教学容量,不能随意改变教学目的和增加与课程和教学活动无关的课程资源,给学生更多的空间和时间;其次,在对课程资源的筛选过程中,注重对学生学习能力、分析能力、合作能力和创新能力有利的课程资源;再次,课程资源的开发和利用,要针对具体的教学目标、教学计划、教学重点和难点,关注学生兴趣,使课程资源的开发和利用有利于调动学生的学习积极性和各项教学目标的落实。

四、医学临床教育课程资源开发与利用的内涵

医学临床教育课程资源并非仅仅局限于医学相关资源,更包含了大量的自然资源、社会资源和人文资源,只有充分合理开发,使其成为医学临床教育课程和教学活动的有机组成部分,才能实现其应有的课程和教学活动意义与价值。

五、医学临床教育课程资源开发与利用的出发点

课程资源的潜在性和动态性特征,决定着课程资源的开发和利用必须充分发挥课程实施者的能动作用,而对于医学临床教育课程资源的开发与利用来说,其出发点主要有学生、教师、学校和社会四种,但其间并非截然分开的,存在着有机整合性。

1.从学生的现状出发　所有的课程和教学活动最终都要落实到学生的身上,开发出来的课程资源也是为学生服务的。首先,要对学生的各方面的素质现状进行调查分析,掌握学生的素质水平和学生接受和理解课程资源能力,这不仅影响课程资源的内容选择,还直接关系开发的深度和广度;其次,要基于学生的兴趣爱好开发课程资源,这样的课程资源是最适合学生的,可以充分调动学生的积极性;再次,学生既是课程资源的消费者,又是课程资源的开发者,在现代信息技术广泛运用的背景下,学生获取知识与信息的途径多元化,也成了特殊课程资源的开发者。学生在合作、探究及自主学习的过程中,相互都成了对方的课程资源。

2.从师资的条件出发　教师是开发课程资源的基础要素,直接制约课程资源的有效合理利用。在课程和教学活动实施过程中,课程资源的开发离不开教师,教师更是最重要的课程资源,不仅影响课程资源的鉴别、开发、利用和积累,是素材性课程资源的主要载体,而且还是课程实施的首要的基本条件。只有充分评估教师素质水平和能力条件,将教师的智力资源开发出来,通过教师发挥作用,才能最有效地开发课程资源。教师在课程资源开发和利用中作用重大,对教师资源的开发和利用是课程资源开发和利用的最重要的途径。

3.从学校的特色出发　学校课程资源的开发与利用主要集中在学校中资料室、实验室、多媒体教室等实物性课程资源和校园文化建设、各种非正式课程等素质性课程资源的利用上。要充分利用好学校课程资源的优势,进一步形成和深化学校办学特色,才能有效开发和利用学校课程资源,使不同的学校具有各自独特的课程资源。学校要充分开

发与利用与众不同的悠久人文传统,让学生在浓厚的学校文化氛围中生活和学习,被这种多年形成的文化所熏陶和感染;充分利用现代化设备和信息技术,让学生与信息技术紧密接触,培养学生的信息素养。

4. 从社会的需要出发　学校的主要任务就是要为社会输送合格的社会型人才,从社会的需求的角度开发课程资源,培养学生在这些方面的素质,可以让学生将来较好地适应社会。而且,课程资源地开发从社会需求出发,对学生的发展具有教育意义,让学生了解社会需求,从而使环保教育、人口教育这些内容作为课程资源被开发并整合进学校的课程中来,这实际就是依据社会需求开发课程资源。社会层面可资利用的课程资源范围极为广泛,包括社会上的设备资源和人力资源,其功能与价值远未被发挥出来。面对社会层面存在的丰富的课程资源,各层次的课程开发和实施者都要有意识地加以开发和利用,为课程资源库存容量的增加添砖加瓦。

六、医学临床教育课程资源开发与利用的方法

1. 不断完善自身资源　教学过程是师生方借助外部媒介所进行的双边活动,学生是教学的对象也是学习的主体,教师更是教育者,对教学活动起主导作用。教师应随时注意吸收人类医学史上最新、最优秀的精神和物质文化成果,优化并提高自身的知识结构,才可能发掘最鲜活的课程资源,并利用在课程和教学活动中,实现其强烈的现实性、感染力和说服力,达到教学效果的最优化。

2. 捕捉利用学生资源　在课程资源的开发和利用过程中,要进行充分的学情分析,在课程和教学活动中有效地利用学生已有的知识结构、生活体验、学习兴趣,兼顾他们的差异,因材施教,才能合理地开发和利用学生的课程资源。另外,还要特别注意捕捉、开发和利用学生在教学活动中显现出的课程资源。并且,学生在课程资源捕捉利用后还可以再设计,促使资源的二次生成,教师必须为学生展示搭建平台,创设师生对话情景,为思维碰撞鼓掌喝彩,充分发掘学生资源和二次生成资源。

3. 有机整合外部资源　首先,教师应该能动地、创造地处理教材,为教材添砖加瓦,将临床案例和社会热点话题加入教材中,拓展教材的课程资源功能;其次,教师要具备敏锐的观察能力和课程资源意识,依据教育教学改革的理念和学校自身的办学指导思想,构建适合学校实际和符合课程和教学活动发展要求的课程资源;再者,利用医院和社会课程资源,带领学生走进临床、走进社会,对适合课程和教学活动的社会教育资源合理运用,提高课程及教学活动的效果,更能培养学生的社会和职业适应能力。但是,课程和教学活动的展开服务,不能超过学生的理解能力,更不能加重师生的工作和课业负担,避免课程资源开发可能引起的负面效应。

七、医学临床教育课程资源开发与利用的意义

教育教学改革要求医学临床教育应当走出传统课程的狭隘视野,合理开发和利用医学临床教育课程资源,使医学临床教育课程更加适合医学高等教育的具体教学特点,对促进课程与生活、课程与社会的联系,增强课程的选择性与适应性,以满足学生多样化发

展的需要,有效培养学生理论联系实际的能力,都有重大的实践意义。

(一)培养全面发展的应用型医学临床人才

医学临床教育的最终目标是培养合格的医学临床人才,不仅注重学生理论知识与技能的传承与拓展,更应当关注学生德智体美劳的全面发展。课程和教学活动中充分发挥校内课程资源的作用,广泛利用校外课程资源,积极开发并利用信息化课程资源,能够在学生获取医学基础知识、基本理论和基本技能的同时,促进学生认知、情感、行为的充分协调和特色性全面发展。

1. 医学相关知识与技能的传承与拓展 课程资源是课程和教学活动实施的基础和内容,是人与自然、社会和自我相互作用而形成的直接和间接经验所构成的课程实施和教学活动的内容体系,也是课程实施和教学活动的前提条件和保障。在课程和教学活动中,以贯穿实施为基本目的,立足于高等院校已有的课程资源,以综合性信息和直接经验为主要内容,充分利用高等医学院校现有办学条件,发挥多种教学设备的功能,通过实物课程资源促进学生对理论知识形成感性认识,让枯燥的教材内容变得生动有趣,使学生在直观刺激中获得医学相关知识与技能的传承与拓展。

2. 学生学习能力的拓展与延伸 医学临床教育教学过程中所传授的知识大多数艰涩难懂,只有学生掌握有效的学习方法,提高知识理解能力,才能更有效地完成教学目标。而且,医学知识更新较快,教材中无法完成涵盖最前沿的医学临床知识与技能,学生只有掌握有效的资料查阅方法,才能获取前沿知识,更新相关医学知识,成为合格的医学人才。打破教材作为唯一课程资源的模式,充分开发和利用信息化课程资源,以计算机网络载体,让学生在信息容量大、智能化、虚拟化、网络化和多样化的课程资源体系中,延伸感官,寻求适合自己的学习方法,培养资料查阅能力,对于提高医学临床教育课程和教学活动效果有着不可忽视的作用,具有不可替代性。

3. 在实践中锻造临床思维能力 医学具有很强实践性,医学临床教育具有建立学生临床思维能力、培养学生的独立学习能力和处理临床问题能力的责任,这些能力的培养只依靠理论学习是远远不够的,需要有大量的实践机会作为支撑。所以,医学临床教育更注重理论与实践相结合。开发和应用各种课程资源,可以在活动课程资源的支持下,培养学生的主体意识、合作意识、创新意识、动手能力、交往能力、信息收集处理能力、问题分析解决能力等,更加注重直接经验的实践转化,不仅可以检验教学活动的效果,还能有效锻造学生临床思维能力。

4. 形成教育与德育并进局面 医学临床教育的教学目标是培养合格的医学临床、科研和教学人才,成为合格的医务工作者必须有相应的医德品质与之相匹配,这些品质的塑造要在学校教育中潜移默化地进行,并在终身教育中巩固发展。延伸课程资源,大力开发和利用无形课程资源,利用党风政风、学校风尚、社会风气、家风门风、师德医德、师生关系等,直接作为医学临床教育的基本因素,对学生的价值观和医疗观的建立起到持久的、潜移默化的作用,让学生形成良好的医德医风,对未来的临床工作带来良性影响。

（二）有效提高医学临床教师专业化的程度

从本质上来说，教师是最重要的课程资源。优秀的教师不仅可以将教学活动生活化、活动化、灵活化，使自身资源价值充分体现，还能够充分利用和开发自身以外的课程资源，实现课程资源价值的超量发挥。而课程资源不仅能促进学生的进步与发展，还能够促进教师更新教育理念、树立教学科研意识、提高教育教学水平，向专业化发展，达到教学相长的目的。

1. 拓宽医学临床教师视野　为保证医学临床教育教学活动的顺利开展，教师需要不断更新自己的知识技能，适应人才培养的需要，快速有效地塑造完备的医学临床人才。有效开发和利用课程资源，建立完备的校内和校外课程资源，加大信息化课程资源的利用率，快速更新医学临床知识与技能，加大教育教学改革力度，能够有效拓宽医学临床教师视野，促进教师更加严格地要求自己，坚定政治立场，进一步凝练和提高自身思想观点、道德品质、价值观念和知识技能，适应学生进一步提高发展的需求。

2. 优化医学临床教师职业生命发展载体　医学临床教师的教育具有专业化、终身化和网络化发展趋势，加大校内课程资源、校外课程资源和信息化课程资源融合力度，以教师为本，通过同行间的互动，倡导团队合作意识，可以有效促进教师团队的协作式学习。并且，通过专业引领，建立教师个体化研究培训计划，为教师提供外出学习保障，可以有效提升教师教学素质的水平。再者，通过邀请相关专业教学专家、学者，建立交流服务平台，能够形成合力化课程资源，构建和优化完备的医学临床教师职业生命发展载体。

3. 提升医学临床教师职业生命水平　充分发挥校内课程资源的作用，广泛利用校外课程资源，积极开发并利用信息化课程资源，能够有效打造医学临床教育跨学科、跨专业、跨领域的教师交流学习平台，实现教学互补、教程互信、教案互享、教法互促等，普遍提高医学临床教师的教育教学能力。此外，通过课程资源的开发与利用，优化师资服务，开展青年教师培养计划，实施自我约束、自我管理与相互制约、相互促进为一体的运行机制，可以有效加快教师不断进步的步伐，有效提升医学临床教师职业生命水平。

总之，课程资源的开发与利用是极富主动性、创造性的工作，在具体的课程及教学活动过程中，只有从教师和学生的实际需要出发，开发、利用好课内外的课程资源，才能使课程及教学活动变得风采迷人、朝气蓬勃。

第八节　医学临床教育教学设计的研制与开发

教学设计是课程和教学活动实施之前进行全面考虑和准备的文档材料，是以优化教学效果为目的，以传播理论、学习理论和教学理论为基础，运用系统分析方法解决教学问题，具有很强的理论性、科学性、再现性和操作性。

一、教学设计的概念与范畴

教学设计又称教学系统设计,是指以学习论、教学论、教育传播学、信息技术等作为指导思想的理论基础,依据课程标准的要求和教学对象的特点,采用系统方法,分析学习需要、确定学习目标和任务体系、整合教学策略和制定解决方案、开展评价活动和试行解决方案,并在评价基础上改进工作和方案的有序过程。教学设计包括宏观设计和微观设计。宏观设计是以教学系统为中心的设计,微观设计是以教学活动和教学活动为中心的设计。教学活动设计属于微观教学设计的范畴,也是教学设计中运用最多的一种形式。

教学设计是把学生作为系统的研究对象,从理论上来讲教学设计包含学生需要分析、学习内容分析、学习目标阐明、学情分析、教学策略的制定、使用媒体的分析及教学评价七个元素。但是,实际的教学工作中教学设计主要涵盖教学目标、教学策略和教学评价三个主要元素,其中教学策略涵盖教学难点、教学重点、教学方法、教学步骤与时间分配、教案、学案等。除此之外,教学设计还包含学生问题的创设、教具的应用等所有的与教学设计有关的基本因素。

二、教学设计的层次

基于教学系统的不同层次划分,教学设计也具有不同的层次。

1. 以产品为中心的层次　教学设计最初起始于对教学中需要使用的媒体、材料、教学包等教学产品进行设计,通常基于课程教学大纲、学习指导书、多媒体课程材料等特定课程的教学资源进行。

2. 以教学活动为中心的层次　该层次的教学设计以教学活动为目标,是指在规定的教学大纲和教学计划下针对固定的学生、固定的教学资源进行的教学设计,以教学活动为中心对教学活动的过程进行整合,其中还包含课程作业的形式、课程评价的方法等。

3. 以系统为中心的层次　该层次的教学设计属于宏观教学设计,主要针对学院、专业设置等大型、综合、复杂的教学系统进行设计。通常包括系统目标、实施方案、运行评价、反馈修改等环节,涉及内容范围广,设计难度大。

以上三个层次是教学设计发展过程中逐渐形成的,三个层次的教学设计都有相应的教学设计模式,在具体的实践中,需要按照所面临教学问题的层次,选择相应的教学设计模式。

三、教学设计的理论基础

教学设计的理论基础包括系统理论、传播理论、学习理论和教学理论。

1. 系统理论与教学设计　作为科学的方法论,系统理论对教学设计有着举足轻重的影响。任何系统都包括人物、事物、过程、外部限制因素和可用资源五个基本要素,要素间存在过程的时间顺序、各因素间数据或信息流程、系统中输入或输出的原材料三种联系形式。教学设计的开发和利用要以系统理论为基础,包含系统理论中的基本要素,更要符合系统理论各要素之间的联系形式,只有这样才能使教学设计更符合课程及教学活动的需求。

2. 传播理论与教学设计　教学设计是以整个教学系统或教学活动过程为研究对象,而教学活动过程是教育信息传播的过程,过程中有内在的规律性和理论,因此教学设计要以传播理论为基础。传播理论阐明了教学活动的要素、各种要素间动态的联系以及教学活动的双向性。传播理论中传播内容分析、受众分析、媒体分析、效果分析等要素,也对应着教学设计中内容分析、学生分析、媒体选择以及教学评价等要素。

3. 学习理论与教学设计　教学设计是对教学活动中的双边活动进行设计,以学生学习的心理机制为依据探索教学机制,而学习理论是探究学习本质及其形成机制的心理学理论。教学设计是为学习创造环境,依据学生学习的需要进行不同的教学设计,就必须要了解学习,以学习理论为基础。教学设计重视学生特征分析和学习内容分析,以学生已掌握的知识和认知能力作为起点,以保证学生积极参与,促进有效学习的发生。所以,应依据学习理论,构建教学设计的思想和知识结构网络的概念,才能发挥教学设计在教学活动中的重要作用。

4. 教学理论与教学设计　教学设计的产生是教学理论发展的需要,古今中外教学理论的研究和发展也为教学设计提供了丰富的科学依据。教学的概念模式分为时间中心模式、学生中心模式与任务中心模式三类,这是教学设计的基础理论。教学理论是为了解决教学问题而进行教学规律研究的科学,教学设计是科学地解决教学问题的过程,为了在解决教学问题的过程中更好地遵循和应用教学规律,教学设计应该以教学理论为基础。

四、教学设计的特性

1. 系统性　教学设计的最根本特征是追求教学系统的整体优化,是由教学目标和教学对象的分析、教学内容和方法的选择以及教学评估等组成的系统工程,各因素既相对独立,又相互依存、相互制约,组成一个有机的整体。各因素的功能并不等价,其中教学目标起指导其他因素的作用。

2. 学习性　教学是通过创设环境,激发、支持和推动学习内部过程的有效发生和学习结果的达成。因此,教学设计是围绕着学习展开的,把学习与学生作为焦点,以教导学、以教促学。

3. 程序性　教学设计是一项系统工程,包含有条不紊、合理有序的内容。重视教学活动的循序操作,就是要突出教学设计在促进学习过程中的程序性。教师在备课、上课、评课、说课等一系列教学工作中都应有相对明确的操作程序和基本要求,需要教师把循序操作看成是对教有定法的支持,强调教学外部条件应环环相扣、层层落实。

4. 提升性　教学设计是提高教师教学素养的现实途径,有效缩短教师成长时间,并形成教师经验积累与个人风格。而且,教学设计中的成效考评只能以教学过程前后的变化以及对学生作业的科学测量为依据,测评教学效果可以最大限度地获取反馈信息,修正、完善原有的教学设计。

5.**目标性**　教学目标是指教学活动后学生应达到的预期状态,教学设计不仅要以教学大纲为依据,认真钻研教科书和教学参考资料,还要对学生的学习需要进行评估和分析。只有设定具体教学目标,才能让学生在教学活动开始前心中有数,才能凭借教学条件引发与强化预期的行为,才能够保证教师在教学中严格贯彻教学意图,随时对教学活动进行调控。

6.**分类性**　教学设计的分类性指不同的学习需要要有不同的教学设计。教师就可以依据学习类型进行教学设计过程,可以有针对性地创设教学环境促使学习有效地发生,既可以改变以往学科间互相隔阂、联系薄弱的缺陷,又可以为不同类型学习结果之间的转化、迁移、渗透提供保障。

7.**评估性**　教学设计中教学目标与教学结果检测项目之间必须具备对应关系,为教学目标的达成建立可靠的监控调节机制。教学设计以达标度作为评估教师教学与学生学习的落脚点,可以有效避免应试教学之嫌,清楚地反映教学措施的效果,更体现全面质量管理或全面质量控制思想在教学活动中的运用。

8.**可行性**　教学设计要成为现实,必须具备两个可行性条件。一是符合主客观条件,主观条件应考虑学生的年龄特点、已有知识基础和师资水平;客观条件应考虑教学设备、地区差异等因素。二是具有操作性,教学设计应能指导具体的实践。教学过程体现为按照时间流程和空间条件制约的教学环节实际展开的程序。

五、教学设计的模式

(一)国内教学设计模式

随着教学理论和学习理论的发展,教学设计的理论和发展也在不断地变化。教学设计理论的变化主要体现在教学设计模式的变化,教学模式的变化不仅体现了不同学习理论对学习本质的不同认知,以及所对应的教学设计流程的变化;更体现了教学设计在积极吸收最新的教与学的科研成果,促进教育教学变革中的重要作用。

1.**一般教学设计模式**　一般教学设计模式(图6-1),突出了学生、目标、策略和评价四个关键要素,并强调四个要素之间的一致性。首先,重视学生特征分析,以学生原有的知识和认知结构作为教学起点;其次,重视各级学习目标的制定,以达到学习目标为教学的最终目的;再次,重视学习内容分析,充分考虑学科内容的知识结构和学生认知结构的协调性,保证学生对新知识的同化和认知结构重新构建的顺利进行;从次,一般教学设计还特别关注教学策略的制定和媒体的选择,保证学生积极参与,促进有效学习的发生;最后,一般教学设计还重视评价的重要性,特别强调形成性评价对教学设计方案不断完善的重要意义。

2.**基于建构主义的教学设计模式**　基于建构主义的教学设计模式(图6-2),强调学生是认知过程的主体,是意义的主动构建者,强调要发挥学生在学习过程的主动性和建构性;依据不同层级学习的划分方法,提出了自上而下的教学设计思想和知识结构网络的概念;重视学习情境设计和管理与帮助设计在教学活动中的重要作用。

3. **以学习活动为中心的教学设计模式** 以学习活动为中心的教学设计模式具有以下特点:首先,对学习活动的目的、对象、主体、团体、具体操作步骤、工具、资源及有关规则,以及预期的学生行为等进行分析和设计;其次,学习活动应当包括学习目标、活动任务、操作方法、步骤分工、协作规则、学习资源、学习成果形式、学习评定规则、学习监管规则等主要成分;再次,知识网络图是设计学习活动的重要基础和参照,也反映了设计者对学科知识的理解;从次,各种教学策略的选择渗透在学习活动设计的过程中,是学习活动设计的重要内容,是为学习任务服务的;最后,学习环境是学习工具和学习资源的整合,学习环境的设计应该依据学习活动具体需要进行,提供给学生易获得的、易使用的认知工具和学习资源等。

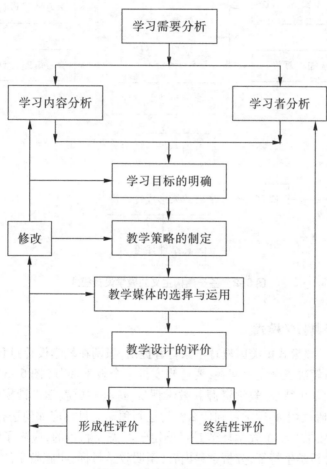

图 6-1 一般教学设计模式

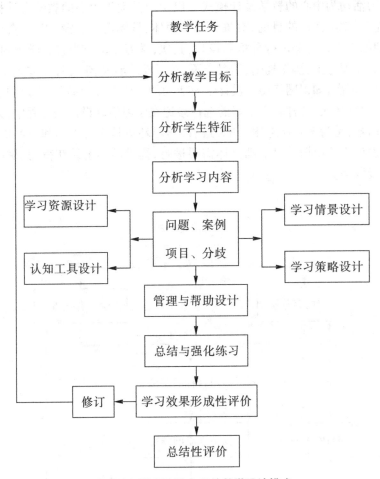

图6-2 基于建构主义的教学设计模式

(二)国外经典教学模式

1.肯普模式 该模式由美国教育学家肯普提出,强调在教学设计过程中应注重四个基本要素,需着重解决三个主要问题,要适当安排十个教学环节(图6-3)。四个基本要素是指教学目标、学生特征、教学资源和教学评价,这是构成教学设计模式的总体框架。三个主要问题包括,学生必须学习到什么?为达到预期的目标应如何进行教学?检查和评定预期的教学效果?十个教学环节是指确定学习需要和目的,应先了解教学条件;选择课题与任务;分析学生特征;分析学科内容;阐明教学目标;实施教学活动;利用教学资源;提供辅助性服务;进行教学评价;预测学生的准备情况等。

图6-3中把确定学习需要和学习目的置于中心位置,说明这是整个教学设计的出发点和归宿,各环节均应围绕其来进行设计;各环节间未连接,表示教学设计是很灵活的过程,可以依据实际情况和教师的教学风格从任意环节开始,并可按照任意的顺序进行;评价和修改在环形圈内标出,这是为了表明评价与修改应该贯穿在整个教学过程的始终。

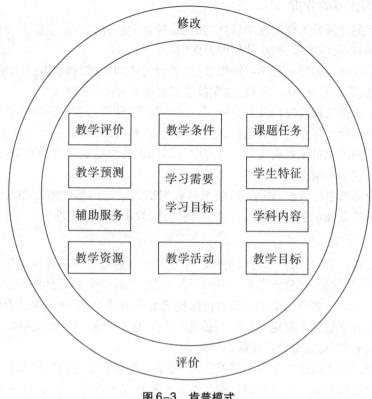

图6-3　肯普模式

2.迪克·凯瑞模式　该模式从确定教学目标开始,到终结性评价结束,组成一个完整的教学系统开发过程。主要包含三步,通过对社会需求、学科特点以及学习者特点三个方面进行分析确定教学目标;在教学目标确定以后,通过选用合适的教学策略以及教学材料实现教学目标;开展教学评价,这里的教学评价也包括形成性评价以及终结性评价两个方面。

六、教学设计的前期分析

(一)学习需要分析

学习需要是指学生学习方面当前的状况与被期望达到的状况之间的距离,即学生已经具备的水平与期望达到的水平之间的差距。

学习需要分析的四个步骤:规划、收集数据、分析数据、准备最后的报告。学习需要具体资料及数据的收集方法有与学生交谈;查阅学生相关试卷、作业和测验;与学生家长或相关教师访谈交流等。分析学习需要往往是以教学中存在的问题作为起点的,主要包含七个方面的教学问题:教学中是否有不适合学生的学习目标? 教学传送方式是否有效? 教学能否提高学生的动机、兴趣? 是否能够达到学习目标? 课程中是否增加了新的学习目标? 学生的组成是否有变化? 资源和约束条件的情况如何?

(二)学习内容的分析

学习内容的分析分为确定教学目标的类型、对教学目标进行信息加工分析和确定学习内容、学习内容组织安排、初步评价四方面内容。

确定教学目标的类型又称学习结果分类,可分为认知、技能和态度三个领域,也可以分为言语信息、智力技能、认知策略、动作技能和态度五种学习结果。

信息加工分析又称为过程任务分析,是以学习需要分析过程中得到的教学目标和学生分析中得到的学生起点状态为依据,逐步分析信息和目标,延续至学生的起点状态。

学习内容的组织是依据确定学习内容中具体知识技能的逻辑结构和学习理论,对内容进行科学的安排和组合。

初步评价是形成性评价,用于考察、选择和组织的学习内容的效度和对学生的适合性。评价的目的是确定学习内容的有效性、科学性、教学性和适用性。

(三)学生分析

学生分析包括学习准备、学习风格和心理发展的年龄特征三项内容。学习准备的分析包括三个方面:首先,要分析学生学习的预备技能,了解学生是否具备了学习所须掌握的知识与技能;其次,要分析学生对学习目标技能的掌握情况,了解学生是否已经掌握了或部分掌握了教学目标中规定的知识与技能;再者,还要分析学生对从事特定学科内容学习的认知与态度,检查是否存在认识偏差。

学习风格是学生持续的个性化学习方式,是学习策略和学习倾向的总和,由生理、心理和社会三个层面构成。生理要素是指个体对外界环境中的声、光、温度等生理刺激,以及时间节律和接受外界信息时对不同感觉通道的偏爱;心理要素包括认知、情感和意志动机三方面,认知动机具体表现在认知过程中归类的宽窄、信息加工、场依存性和场独立性、分析与综合、沉思与冲动等方面;情感动机具体表现在理性水平、学习兴趣或好奇心、成就动机、内控与外控以及焦虑性质与水平等方面;意志动机则表现为学习的坚持性、言语表达力的差异性、冒险与谨慎性等方面。社会要素,包括个体在独立学习与结伴学习、竞争与合作等方面所表现出的特征。

七、教学设计的评价

教学设计的后期评价是指为完成教学目标,收集学习过程和课程资源中的相关数据或证据,并对其进行处理和判断所采用的方法和手段。了解不同的评价技术将有助于获得有效而全面的数据,并得到客观的结论。

(一)评价形式

1.实绩评估　实绩评估是指通常需要花费大量时间才能完成的开放性任务,测评教师在真实情境中使用的复杂、高层次知识和技能。

2.笔纸评估　笔纸评估即通常所指的测验,多基于网络进行。可以使用回忆、再认和建构性回答三种不同的形式来设计。

(二)评价方法

教学评价多出现在教学设计过程的两个不同的位置,服务于两个不同的目的。设计者对材料进行评价以确定教学存在的不足,以便能够做出修改,使教学材料更为高效、恰当,进而评估教学设计过程调整与否,这种评价被称为形成性评价。另外,在教学材料已经运用到所设计的教学情境后,为向可能采用或者继续使用材料的决策者提供数据,设计者会涉及按照材料的效用来评价这些材料的过程,这种评价被称为总结性评价。

1.形成性评价　形成性评价是为了支持教学设计过程的改进而进行的评价,通常由能对设计做出改进的人来评价。形成性评价包括以下七个步骤。

(1)设计评估:为在教学材料真正应用前做出修改,设计中每一个阶段的输出目标、学生和情境分析、任务分析等都应该经受形成性评价,这种评价可能在设计的每一阶段完成之时执行,用来证实每一阶段设计过程的精确性。

(2)专家评估:设计者让具有学科知识的专家检查教学材料内容的准确性与完整性,让专家对应该做出的修改和继续收集的资料做出建议。

(3)一对一评价:在一对一评价中,设计者将教学材料在两到三名目标受众成员身上试验,目的是确定和修改教学中存在的明显错误的问题,包括印刷上的错误、不清晰的句子、低质量或缺失的说明书、不恰当的例子、生僻的词汇、标错页码或插图、没有表明意图的例证、顺序错误的框架等。

(4)小组评价:小组评价是为了检验以一对一评价为基础进行数据修改的有效性,确定教学如何对不同的学生起作用,并且审视在缺少设计者干预时教师如何更好地教学。

(5)实地试验:实地试验是为了确定在小组评价中做出的修改是否有效,确定在实际教学环境中实施这些材料可能引发的各种问题,证实试用于大量目标受众的教学能否可靠地预测教学的效用。

(6)即时评价:即时评价是教学过程中依据一定的评价标准对教学现象做出的实时评估,通过调整、控制受评者的后继行为取得最佳教学效果,是一种有效促进教学目标实现的教学手段。即时评价具有及时性、激励性、全面性、公正性的原则。

(7)形成性评价的设计方案:评估方案要包括下列成分。学习目标、资源和限制性条件分析、任务分析、学习环境描述、需要回答的问题、提供证实答案的指标和评估方式、确定需求评估的教学部分、执行的形成性评价阶段以及每个阶段需要回答的问题。

形成性评价中,早期设计阶段所做的决策必定经受检验,应尽可能分析教学中学生遇到的问题并相应地修改教学,尽可能实施评价的多个阶段,确保有质量的教学设计。

2.总结性评价　教学活动中常用的两种总结性评价方法是客观评价和主观评价。客观评价是依据观察和数据建立假设,设计实验,收集数据和作结论;主观评价是运用专家的判断作为评价的标准,用观察和访谈等实质性方法考察教学情境。

总结性评价包括确定目标、选择导向、选择设计、设计或选择评价标准、收集数据、分析数据和报告效果七个步骤,评价者要评估收益结果、学习结果、态度结果、项目实施水平和成本。

八、教案

教案是教育科学领域基本概念,又叫课时计划,是指教师为顺利而有效地开展教学活动,依据课程标准、教学大纲和教科书要求及学生的实际情况,以课时或课题为单位,对教学内容、教学步骤、教学方法等进行的具体设计和安排的实用性教学内容文本,是教学设计的核心部分。教案有表格式、教学活动实录式、普通文本式等,主要用于对教学目标、内容、环节进行备课。

(一)教案的编写依据

编写教案要依据教学大纲和教科书,从学生实际情况出发,精心设计。教案的编写依据要符合以下要求:明确地制订教学目的,具体规定传授基础知识、培养基本技能、发展能力以及思想政治教育的任务,合理地组织教材,突出重点、解决难点,便于学生理解并掌握系统的知识;恰当地选择和运用教学方法,调动学生学习的积极性,面向大多数学生,使全体学生都得到发展。

(二)教案编写应遵循的原则

虽然每个学科教学活动都有各自的特点,教学形式和手段也不尽相同,但在培养学生成为德智体美全面发展、适应社会需求的高素质人才教育宗旨上是一致的,对教案的要求也是有共性的。

1. 科学性　科学性是指教师要依照教材内在规律,结合学生实际来确定教学目标、重点、难点。取材内容合理,切合课程宗旨,符合培养目标定位的要求,适应现实需要,讲述内容观点正确,有实际应用价值。

2. 创新性　教案既是以往教学经验的总结,又是开拓知识新领域的钥匙,能够体现学科发展前沿的要求,具有前瞻性,与时代发展相适应。

3. 差异性　首先,教案不能千篇一律,要发挥每一个老师的聪明才智和创造力,因材施教。其次,教案不能面面俱到、大而全,而应该是在学科基本的知识框架基础上,对当前急需解决的问题进行研究、探索、阐述,能够体现教师对相关学科有价值的学术观点及研究心得。

4. 艺术性　所谓教案的艺术性就是构思巧妙,能让学生在教学活动上不仅能学到知识,而且得到艺术的欣赏和快乐的体验。教学方法有创新,给学生留有充分的余地,注重引导学生思考问题、研究问题、解决问题。

5. 可行性　教师在写教案时,要充分考虑从实际需要出发,要考虑教案的可行性和可操作性。能够理论联系实际,通过典型事例研究分析,揭示学科相关基本理论、基本方法的实质和价值及明确的应用方向。

6. 变化性　教学面对的是有思维能力的学生,教师要依据学生的实际启发学生的思维,充分估计学生在学习时可能提出的问题,耐心细致地培养学生的进取精神。

总之,教案是针对社会需求、学科特点及教育对象具有明确目的性、适应性、实用性的教学研究成果的重要表现形式,教案应是与时俱进的。

(三)教案的具体内容

1. 课题　即本课程的名称,每一节课教案的教学内容都要有具体的章、节的名称,说明本节课的内容在本学段教材中的具体位置。

2. 教学目的　又称教学要求,或教学目标,说明本课所要完成的教学任务。教学活动分知识目标、技能、情感三部分,设计时要注意将课程需要关注的知识与技能、过程与方法、情感态度与价值观融入教学活动中。其中，知识目标通常用了解、熟悉、掌握等来表述；技能目标多用学会、掌握、熟练掌握等来表述；情感目标通常用体会、体验、感受、认识等来表述。

3.**课型**　教师要依据不同的教学任务确定教学活动的类型，即为课型，如新课、复习课、实验课、实习课、检查课、测验课、综合课、活动课等。其中，新课以讲解新知识为目的，复习课以复习巩固所学知识为目的，实习课以培养学生技能、技巧为目的，测验课以检查学生掌握知识和技能程度为目的，综合课和活动课是将讲授、复习巩固、检查提问、作业练习等活动交叉进行的课型。

4.**课时**　教师需要依据教学大纲的要求、教材内容的分布和学生学习的具体情况对每一次教学活动设定所需课时，并在设定课时内完成既定教学任务。

5.**教学重点**　教学重点就是本次教学活动中所必须解决的关键性问题，教案中的重点要基于教学大纲设定，是教师上课讲解的主要内容和教案的重要组成部分。不同的教师讲授同一节课的内容时，教学重点应当相同。

6.**教学难点**　教学难点是指本次教学活动中学生学习时易产生困难和障碍的知识传授与能力培养点，设置每次教学活动的教学难点要依据教学的环境，学生的认知能力、理解能力、接受能力精心设定。

7.**教学方法**　在教学活动过程中，通常是以讲授法为主，辅以讨论法、发现法、指导法、演示法、实验法、导学法、辅导法、谈话法、陶冶法、任务驱动法、交流法、互动法、练习法、开放方式教学法等。在教案中可以写出本次教学活动中可能使用的几种主要教学方法，教学过程中选择使用的教学方法。

8.**教学过程**　又称教学活动结构，是指教学活动的内容和方法步骤，一般需要包含五个基本环节。

（1）复习提问（1～2分钟）：复习提问是为化解本次教学活动的难点而进行的准备工作，为顺利地引入本次教学内容而做铺垫工作。复习提问的最后一个问题，通常设计为与本次教学活动内容紧密相关的问题。

（2）引入新课（1～2分钟）：引入新课通常采用直接陈述、比喻类比、触类旁通等手法，自然顺畅地引出新课的内容，具体使用方法应依据学生认知规律和水平，从学生有感受的生活实例入手选择。

（3）讲授新课（32～36分钟）：新课讲授可依据教学内容和时间分段进行。讲授新课时应注意内容要对题，结构要清晰，目标能操作，具体可检测，由特殊到一般，由规律推普遍；重点要突出，难点要突破；分段掌控，环节紧扣；要以信息为主线，使学生素养提升；注重知识与技能的培养，德育与教育并进。

（4）总结归纳（1～2分钟）：重温结构点题目，从具体实例中上升到对知识结构化认识，从本课内容里扩展到对相关问题的关注。

（5）课后作业（1～2分钟）：课后作业通常是实践探索性作业，主要包含三个方面：首先，依据本次教学活动所学知识和技能，进行具有拓展性、迁移性的探究性学习和实践，既达到复习巩固所学的知识和技能的目的，又培养学生主动学习的兴趣；其次，检测学生在本节课中的学习效果；再次，为下一节课的教学内容作铺垫，也可以作为下一节课的复习提问的内容。

9.**板书设计**　板书设计是指教学活动时准备写在黑板上的内容,板书必须有章、节、目三级目录和本节课中的内容摘要等内容。可以将黑板右侧1/4用来书写和保留复习提问的题目和课后作业内容。

10.**教具**　又称教具准备,是指辅助教学手段使用的工具。教案中的教具使用比较简单,多为模型、挂图等公开发行的教具,缺乏针对性和创新性。演示文稿可以展示提纲要点、图片、影片和动画等,但不可代替实物展示、教学挂图、演示实验、体验操作等。

11.**教学反思**　教学反思是指教师对教学活动实施后的感受及学生的收获情况和改进方法,应依据学生在教学活动后学习的效果进行填写。包括课前教学设计中预期的教学目标是否完成;采用的教学方法和手段是否得当;教学效果如何;需要进行改进的方面;教学难点设置是否精确;教学重点是否突出及顺利突破;教学活动过程中突发问题是否应对周全;教学活动中是否出现不可控因素等。

总而言之,教案的基本组成部分是教学进程,包括教材简析、学生分析、教学目的、重点难点、教学准备、教学步骤、教学方法、板书设计、教具或现代化教学手段的应用及练习设计等,是教学中的重要一环,体现着很强的计划性。

第七章　医学临床教学艺术

教学艺术属于教学实践活动的范畴,是高度综合的艺术。教学艺术具有形象性,运用生动、鲜明、具体的形象来达到教学目的;具有情感性,师生双方的教学活动是情感交流、心灵碰撞的过程;具有审美性,教学设计美、教态美、教学语言美、教学过程美、教学意境美、教学机智美、教学风格美、教师人格美等既是以提高教学质量为最终目的,又使教学具有了审美价值;具有表演性,机智幽默的语言、惟妙惟肖的表演和恰如其分的笑话等表演手段,使教育教学寓于娱乐之中;具有创造性,教学的新颖性、灵活性能解决教学中出现的各种复杂问题,教师独特的教学风格使教师具有吸引学生的独特魅力。

第一节　教学艺术概述

教学艺术,就是教师运用语言、动作、表情、色彩、音响、图像(包括文字、符号、图表、模型、实物、标本)等手段,遵循教学规律、运用教学原则、创设教学情境,为取得最佳教学效果而组合运用的教学方法、技能和技巧。

一、教学艺术的内容

1. **教学幽默**　教学幽默是教师在教学中表现出的幽默感,使学生在笑声中进行认知活动,在师生关系融洽、教学活动气氛活跃、学生情绪饱满的情况下学习和掌握文化知识。

2. **教学机智**　教学机智指在教学过程中面对千变万化的教学情境,迅速、敏捷、灵活、准确地做出判断、处理,保持教学活动动态平衡的心理能力。

3. **语言艺术**　教师语言是整个教育教学工作中最主要、最直接、最常用的手段,是教师实施教学活动的主要媒介。因此,教师语言的运用就显现得特别重要。往往不同的表达方式,教育效果也会有很大的差异。

4. **板书艺术**　合理的总体布局、提纲挈领的内容、规范的例题解答、优美的图形设计、适当的色彩搭配、必要的线条勾画、知识结构的列表归纳、图文的合理结合、板块的恰当拼接以及或端正秀丽，或苍劲有力的字体等，都可以构成独特的艺术品，倍增教学效果。

5.仪容仪表　教师好的仪容仪表同样会给学生以美的享受。教师的许多方面都会引起学生的无意注意而分散学生的注意力，来自教师仪容仪表方面的影响，只要采取适当措施，则比较容易消除。

6.批评表扬　学生更多的是希望受到老师的表扬而不是批评。因此，教师对学生的表扬在很大程度上能促进学生的进步和发展。对做错事的学生进行批评，但在适当的时候，对做错事的学生进行表扬，更会起到意想不到的效果。

二、教学艺术的特点

1.形象性　教学艺术主要运用生动、鲜明、具体的形象来达到教学目的。要把抽象的理论形象化，变为学生易于接受的知识，就要借助语言、表情、动作、直观实物、绘画及音响等手段，对讲授的内容进行形象描绘，这是学生理解、接受知识的首要条件。其中，教师语言的形象性最为重要，通过比喻、类比，可使学生立得要领、顿开茅塞、透彻理解。

2.情感性　教学艺术则是运用情感，以情感人。教学过程既是教学信息交流的过程，也是师生情感交流的过程。教师要善于表现出情感性教态，创设情感性教学情境，挖掘教学内容中的情感性因素，把学生置于情感激发、陶冶的气氛中，使之为之所感，为之所动，这是教学艺术的体现，是教学成功的保证。

3.创造性　教师的劳动本身就是创作，教学艺术特别要求具有求异性和独创性，在教学实践中，具有教学艺术素养的教师具有自己独特的风格和特色。教学艺术中的创造性，除了具有求异性和独创性以外，还应具有应变性。

4.审美性　审美性是教学艺术最突出的特点。教学艺术的审美性表现在教学设计的美、教学过程的美、教学语言的美、教态的美、板书的美等方面。教学设计的美表现为教学计划方案新颖、别具一格而又具有可行性、富有成效。教学过程的美表现在整个教学过程自然流畅，能引人兴趣。"承"能环环紧扣，别具匠心；"转"能自然畅达，波澜起伏，引人入胜；"收"能令人顿开茅塞，豁然开朗，或者余味无穷，发人沉思。教学语言的美表现为生动形象、言简意赅、精确明快、富有情感。教态的美表现为衣着打扮美观大方，仪态端庄，态度真诚、热情，举止潇洒、自然等。板书的美表现为布局设计比例协调，对比鲜明，有系统而又重点、难点突出，书写规范而且漂亮、工整等。

三、教学艺术的功能

1.实现愉快教学，提高教学效率　教学是要学生在愉快的学习氛围中发挥学习的主动性和积极性，兴趣盎然、专注地参与学习，从而提高教学效率。

2.培养学生美感，促进美育实施　学生学习的过程同时也是审美的过程。教师的形象、品格、语言、教态、板书等教学活动都影响着学生的审美感觉，帮助学生形成良好的审美习惯和心理品格。

3. 促进教学质量,实现教学相长　教学艺术应当是教师激励学生乐学,为达到最佳教学效果而采用的手段、方法、技术的完美综合。富有艺术性的教学,能充分激发学生的求知欲,引发学生浓厚的学习兴趣,把知识信息轻松、愉快而有效地输入学生的头脑中,从而达到教学目的。

四、教学艺术的要求

1. 教师必须具备教学基本功　包括普通话、板书、口才、文采、方法。教师纯正的普通话,在听觉上给学生以美感。教师的板书,在视觉上给学生以美感。教师的口才和文采,能吸引学生,使学生感觉听课就是享受。教师的方法就是通过钻研各种教法,发挥自己优势,形成自己特色。

2. 教师必须德才兼备　教师具备五种角色,即历史文化的传播者、人际关系的艺术家、学生心理的保健医生、事业的引路人、人类灵魂的塑造者。因此,教师是社会的重要角色,德才兼备是教师的基本素质,是提高教学艺术的基本保证。

3. 教师必须拥有渊博的知识　学识是教师实施教学的力量源泉,教学艺术则是达到教育目的的具体途径。教师通晓学科知识、拓展知识面、发掘知识渊薮,才能真正成为让学生佩服的教师,这是教师必备的重要素质。

4. 教师必须研究教学规律,提高教学效果　医学知识的系统性和连贯性很强,教师必须从培养学生思维敏捷性、逻辑的连贯性、积极的创造性角度出发,研究教学、钻研教学,将书上的知识进行有效重组,使知识更加系统化、具体化等,使学生既学得具体、轻松,教师也教得愉悦,从而形成教与学的良性循环互动。

5. 教师必须把情感融入教学过程中　把情感贯穿整个教学活动,融入"精、气、神",即精力充沛、气势旺盛和神采飞扬,能够感染学生,调动学生的求知欲。情感在教学过程中不仅有动力作用,而且能起到消除疲劳、激发创造力的作用。充满感情的教与学,在很大程度上使主体思维敏捷,富有创造性。教学过程既是传授知识培养能力的过程,也是师生情感交流的过程。教师在教学过程中应善于发挥情感的作用,为学生营造愉快、和谐、合作、轻松的学习氛围,提高教学活动效率。与此同时,教师在教学过程中还应努力创造条件,使学生能享受教师充满激情的讲授,有获得成功的机会,能品尝取得进步的快乐。

6. 教师必须与时俱进　教有教法,教无定法,教学对象因时代不同、生源不同而有诸多差异,教学方法也不能一成不变。教师在教学艺术的研究中,应该乐于接受新事物,努力学习、不断进取,在教学方法、教学手段、教学内容的改革和创新上与日俱进,以实现教学的真正高效。

7. 教师必须以学生为主体　教师是教的主体,学生是学的主体,在教学过程中以启发式教学为主,鼓励学生去探索、去实践。教师高超的教学艺术能吸引学生的注意力,激发学生的学习兴趣和学习热情,调动学生学习的主动性、积极性和创造性,丰富学生的想象力,推动学生不断向新的目标迈进。

8. 教师必须精心设计教学活动　具有精湛教学艺术的教师能科学地设计教学活动,灵活地选择教学方法,全面地运用教学原则,恰当地进行教学评价,从而及时地获取反馈信息,有效地调控教学过程。

9.教师必须善于激发学生的学习兴趣 医学临床教师不仅善于运用严密的逻辑武器,而且还善于运用生动、鲜明、具体的形象法宝,通过直观性语言和感性化材料的辅助来展开医学临床教学活动,使学生从具体可感的形象中,把理论与现实融为一体,完成从具体思维到抽象思维的飞跃。

10.教师必须掌握先进的教学手段 随着科学技术的飞速发展,多媒体教学在教学中的优势已越来越明显。其不仅可以调动学生的积极性,强化教学过程,而且能使教学活动由静变动,激发学生的兴趣,从而打破传统教法,提供生动、抽象的画面,体现教学艺术的价值。

五、教学艺术的价值

1.教学艺术具有激发动机和引起兴趣的功能 具备教学艺术或教学艺术水平高超的教师,能以生动形象的语言、优雅亲切的姿态、炽热动人的情感、准确精当的讲评和充实丰富的教学内容来吸引学生注意力,赢得学生的好感与尊重,帮助学生认识学习的规律,掌握正确的学习方法,使教学的内容系统而又生动。

2.教学艺术具有减少失误和提高效益的功能 具备教学艺术的教师可以有效地掌握教学信息传递的速度和强度,及时调整和控制教学进度,提高教学质量。进行教学艺术的研究,可以处理好教学中的速度和强度的问题,既可以考虑到教学的高效率、扩大教学信息量,又可以兼顾学生的接受能力,让学生吸收和消化,做到快慢适中、抑扬顿挫、高低适宜,确保教学活动质量的提高。

3.教学艺术具有开发智力和培养能力的功能 教学艺术能给学生以示范、启发,吸引学生注意力,培养学生观察力,锻炼学生记忆力,促进学生思维的能力,发展学生想象力和创造力,并提高学生分析、解决实际问题的能力。教学中不仅要注重知识的传授,而且还应该注重传授与发展的并行和渗透。

4.教学艺术具有进行美育和净化心灵的功能 教学艺术能激发学生的审美感受,净化学生的心灵,培养学生正确的审美观点和审美情操,提高其感受美、体现美和创造美的能力。具有精湛教学艺术的教师往往意识到自己不仅是作为教师在讲课,而且同时是作为审美对象在塑造着美的形象。

第二节 教学艺术内涵

一、教学语言表达艺术

(一)教学语言表达艺术的分类

教师良好的教学语言表达能力是提高教学质量和效率的重要保证,教学语言表达具有多讯道特点。按照教学信息载体的不同,可将教学语言表达分为以下几种主要讯道。

1. **音声讯道**　主要指口头语言及副语言表达。口头语言是最基本的教学语言表达手段,要求准确、精炼、生动有趣、纯洁文雅、启发思维等。副语言既包含语言的音质、音量、声调、语速、节奏等,也包含笑声、叹息等无固定语义的发声,常用来辅助词语的表达以便准确表达意义所具备的情感,使教学语言表达更具表现力。

2. **形符讯道**　主要指配合教学语言表达的板书、板画、模型、标本、挂图、表格等。其通过学生的视觉调剂由纯语言讲授带来的单调感和疲劳感,并且直观性强,可增强语言说服力,促进学生的观察和思考,帮助他们准确了解并迅速掌握所学的内容。

3. **动姿讯道**　主要指由人体本身的动作和姿态来传播教学信息,如眼神、表情、手势、摇头、耸肩、站姿、步态等,可称之为人体语言。其以动态的形象诉诸学生的视觉,具有生动灵活、鲜明真实的特征,易于引起学生的注意,从而使他们获得更多的附加信息量和感情的交流。

4. **时空讯道**　主要指教学表达的时间和空间因素,时间跨度及顺序会影响表达的情义及效果,空间因素如师生在交往时的人间距离及占用空间,也可以丰富传递的信息,沟通师生间的联系,缩短心与心的距离。

5. **综合讯道**　主要指现代化教学手段的使用,如播放器、投影仪等,延伸和增强了教学语言表达手段,有效地拓宽和优化了教学语言表达的讯道,扩大了教学语言表达的内涵。

(二)教学语言表达艺术的重要性

教学语言表达艺术是指教师创造性地运用语言进行教学的艺术实践活动,是教师教学语言表达艺术的最重要的组成部分,基本上属音声讯道的教学语言表达范畴。教学语言表达艺术的重要意义及其作用表现在以下方面。

1. **教学语言表达艺术是教师最主要的教学手段**　现代教学手段丰富多彩,但教学语言表达艺术的地位和作用是难以被完全取代的。在传统的、比较正规的教学活动中,平均有70%的时间是教师在讲话。教与学包含的语言活动主要有讲授、解释、讨论、提问、回答、复述、概述、修正或纠正等。此外,还有为吸引或保持对方注意、控制讲话量,以及表现彼此关系的表达,这些都是教学语言的组成部分。弗兰德斯(Flanders)曾将在教学情境中的师生语言行为分为十大类,并对每一个类目作了规定性说明(表7-1)。

2. **教学语言表达艺术水平制约着教学效果和效率**　教师的教学语言表达艺术水平综合反映教师的全部教学素养,对教师的教学效果和效率的影响是直接的、深刻的。在教学语言表达艺术对教学效果影响方面,以下方面是重要的。

(1)教学语言表达艺术的清晰度:学生的知识学习效果同教师表述的清晰度有显著的相关。教学活动中最初呈现的观念和随后提供的有效反馈,有赖于教师表述的清晰性和流畅性。

(2)教学语言表达艺术的严密度:教学语言表达艺术的内在逻辑性,可使所表达的内容系统、条理,增强语言的说服力和论证性。

(3)教学语言表达艺术的动听度:教师教学语言表达艺术的动听程度,决定了教师语言感染力的大小和学生的语言接受程度,动听度制造着教学语言引人入胜的艺术魅力。

表7-1　弗兰德斯关于师生语言行为分类

教师表述	直接影响学生	1. 接纳感受:用非威胁性态度和语气,接受或体会学生所表现的积极或消极的感受;期望或使学生回忆他们的感受
		2. 赞赏或鼓励:以言语或非言语行为方式,赞赏或鼓励学生正确或适宜的动作或行为,包括幽默语言和减轻紧张情绪的话语
		3. 归纳或采用:归纳、综合或发展学生提出的意见;利用学生提出的意见刺激学生思考,如教师加入太多自己的看法,则归入第五项
		4. 提问:就教学内容或处理方法提出问题,以期学生回答
	间接影响学生	5. 讲解:就教学内容或处理方法给出事实、资料或意见;发表一己之见
		6. 指示:发命令、作指示,导控教学进程,以期学生遵照执行
		7. 批评或维护权威:用声明、说理等方式,澄清自己的动机,说明决策的理由,以期学生改变态度或行为;以权威身份喝令学生停止违纪行为,或执行自己的指示
学生表述		8. 学生反应性回答:由教师引发的发言
		9. 学生的主动性发言:学生自发的发言
其他		10. 安静或混乱:师生语言交流暂时停顿;教室出现短暂寂静时刻;或由于一些混乱状况,观察者不能判明其类目

3. 教学语言表达艺术影响学生多方面能力的发展　教学语言表达艺术的高低,不仅影响教师教学任务的完成、教学效果的优化,更重要的还能直接影响学生多方面能力的发展。

(1)影响学生思维能力的发展:学生透过教师高超的教学语言表达艺术,可以探知到教师的思维进程,学习到思考问题的良好方法,体验思维过程中的快乐,激发学生思维兴趣,提高其思维能力的水平。

(2)影响学生语言能力的发展:教师的教学语言不仅是传授知识的工具,还是教师给学生做出的运用语言的最直观、最有效、有声无形的榜样。

(3)影响学生审美能力的发展:教师教学语言表达艺术本身即可成为学生审美的对象,使之从中获得审美感受,激发审美想象,丰富审美情趣,锻炼和提高学生的审美创造能力。

(三)教学语言表达艺术的特征

教学语言表达艺术除应具备准确、鲜明、生动的共性特征之外,还应具备自身的个性特征。

1. 从教学目的和任务看　教学语言表达艺术要具有高效的教育性。语言为教育目标服务,要带有鲜明的教育性。

2. 从教学内容看　教学语言表达艺术具有专业知识性。专用名词、术语定义、定律等务必用词恰当、准确。

3. **从教学对象看**　教学语言表达艺术具有鲜明的针对性。对低年级的学生,教学语言应当生动、形象、具体、明朗、亲切;对高年级的学生,教学语言应当深刻、多变、具有哲理性。

4. **从教学方法看**　教学语言表达艺术应有灵活的启发性。无论讲授、讨论、练习,教学语言表达艺术都应依据教学实际,交错使用多种教学方法:或讲述,或点评,或直陈,或曲问,或质疑,或解难,或分析,或综合,使教学语言不断点燃学生智慧的火花,既活跃教学活动气氛,又美化学生的心灵。

(四)教学语言表达艺术最优化的要求

清晰准确,通俗易懂。生动活泼、简洁练达、富有情趣的语言最能开启人的智慧,但要做到生动有度、活泼有格,避免为追求生动形象而流于庸俗、低级。精练、简洁、明快、干净利落的语言,最能启发学生的思维活动,使学生不致厌倦、烦躁。抑扬顿挫,和谐悦耳。节拍的强弱、力度的大小、句子的长短、声调的高低、抑扬的有规律变化,即语言的节奏,能给学生以较强的刺激,从而得到明显的教学艺术效果。

教师应依据教材内容的主次、详略、难易程度,确定语调的变化。重点内容、主要知识、关键与难点,语调应稍加缓慢、高亢,字正腔圆,一句一顿,必要时还须适当反复,以加深学生的印象。而对于那些次要的、非重点的知识,或学生不需费解的地方,则可适当讲得快些,语调平淡,一带而过。

教师应依据教材内容的思想感情要求,运用语调。教师的感情要随着教材内容变化,反映在语调的运用上。

(1)愉快时应当语调明快轻松。

(2)愤怒时则应语沉字重,铿锵有力,愤慨之情溢于言表。

(3)悲壮时则应当低沉厚重,惋惜之情油然而生。

(4)导入新课时,教师的语言应确切恰当,有画龙点睛之妙;既朴实无华、通俗易懂,又生动活泼、饶有风趣,能拨动学生的心弦,激起学生的求知欲望。

(5)讲解课文时,教师的语言应准确、严谨,具有逻辑性。

(6)在课程的起、承、转、合处和激疑、析疑、质疑、释疑处具有激发学生兴趣和思维的启发性。

(7)在教学活动归纳总结时,教师的语言应具有凝练性、平实性,并有向新的深度、广度掘进的延伸性。

二、教学幽默艺术的理解和应用

教学幽默是一种教学艺术,具有很高的教学审美趣味,是通向教学生动活泼的桥梁,主要体现在能用可笑的形式表现真理和智慧,用谐趣的手段来揭示事物的矛盾和本质,使语言信息的传递与转换过程得到优化,直接创造出教学活动的良好效果。

教学内容具有理论性、严肃性、抽象性和深刻性的特点,很容易使教学活动变得枯燥无味、平淡无奇,使学生在教学活动中很容易产生疲劳、厌倦感,甚至昏昏欲睡。合理运用教学幽默艺术,能创造出真理性、时代性、思想性、逻辑性、趣味性、艺术性、审美性相映生辉的高品位、高层次的教学艺术境界。

(一)教学幽默艺术在教学活动中的作用

1. 激发兴趣,增强动机　幽默与学生的学习兴趣密切相关,使平淡的教学内容富有情感化,能大大激发学生对学习的兴趣,增强学习动机。教师巧妙地使用幽默技巧会引起学生情感上的共鸣,激发学生的学习兴趣,使枯燥乏味的学习变成精神享受。

2. 控制情绪,愉悦精神　幽默是教学活动活力的催化剂,教师的幽默将会使教学活动气氛活跃起来,带来富有朝气的乐观情绪,使学生精神焕发,激发起学习的兴趣。幽默可以调节不良情绪,愉悦精神,使师生心灵相容,营造出欢乐、和谐、宽松的教学活动氛围。

3. 健全人格,陶冶情操　教师把幽默带进教学活动,运用幽默教学艺术实施教学,对学生会起到潜移默化的作用,陶冶学生情操,使学生具有乐观豁达的气度和积极进取的精神,能正确面对困难和挫折,形成高尚的品质,养成健全的人格,从而提高审美修养和艺术修养,全面提高素质和能力,使学生个性品质得到优化。

4. 改善关系,增强魅力　富有幽默感的教师,通常会以宽厚温和的态度来对待差生,体现他扬美抑丑的自信和魅力;对有骄傲情绪的学生,善意委婉的幽默可使学生心有灵犀地意识到自己的不足;对不守纪律的学生,温和满怀慈爱之心的幽默比别的批评更易感染学生,使他奋起直追。幽默可以使教师在民主、平等、和谐的气氛里轻松地完成教学目标。

(二)教学活动中教学幽默的运用

在教学活动中恰当地运用幽默的教学艺术,可以化平淡为新奇,变抽象为具体,化枯燥为生动,变深刻为浅显,化单调为丰富,变沉闷为轻松,化呆板为活泼,变陈旧为鲜活,收到事半功倍的效果。恰当运用幽默的教学艺术,能使枯燥的理论知识对学生产生强烈的吸引力、感染力和凝聚力。但是,在运用幽默时,要注意质、量、度三个方面。

1. 教学幽默艺术要把握质　理论教学是枯燥无味的,需要教师用教学幽默去滋润,去吸引学生的兴趣和激发学生强烈的求知欲。知识点有关的幽默语言是教师备课时精心把握的质,但对于教学活动过程中突发的灵感,教师应特别注意不可信口开河,应以良好的体态语言配合教学幽默,做到庄谐一致,营造和谐的教学气氛。

2. 教学幽默艺术要把握量　教学幽默艺术是教学活动的亮点,幽默的语言能成为教学活力的催化剂,激发学生的兴趣和学习动机。但教学幽默应注意量的问题,在教学活动上适当的时间引入适当的幽默,给学生适当的刺激不至于造成教学活动气氛过分的沉闷。

3. 教学幽默艺术要把握度　教学活动中的幽默语言要以不损害学生心理健康为前提,喻悦学生心理为保证,启发学生心智为基础,完成教学目标为归宿。教学幽默艺术应是知识、趣味、思想、智慧的和谐统一,掌握好分寸,使之锦上添花,真正达到寓教育于幽默之中,在笑声中达到教学的目的。

三、教学活动组织艺术

教学活动组织是指在教学活动中,教师通过组织管理工作,集中学生的注意力,创设适宜的教学活动情境,激发学生的学习兴趣,调动学生的学习积极性,以达到教学活动预定目标的行为方式。其需要教师具有过硬的教学基本功和良好的心理素质,需要教师具有驾驭整个教学活动的能力。

(一)教学活动组织的纪律

加拿大华裔心理学教授江绍伦指出,教师必须把纪律作为进行教学的重要部分教给学生,其重要性不低于所规定的教学内容。教学活动纪律不仅是教学工作的重要内容,也是组织教学的重要环节,又是培养学生自觉遵守纪律的途径和方法。因此,教学活动的纪律教育是教学组织的重要内容。

教学活动纪律的好坏并不单纯依靠学生的外部表现,主要是看其情感的饱满和思维的活跃,应让学生自由讨论和主动参与,这样有利于学生兴趣的激发和积极性的调动。在教学活动上教师过分地强调对学生行为的控制是不正确的,过多的惩罚容易伤害学生的自尊心,使师生之间产生对立情绪。良好的教学活动纪律并不排除学生在学习过程中流露出的经过思考、讨论,从而得到答案时的情绪。

良好的教学活动纪律应当具有如下特征:尊重学生人格,尊重学生自尊心,严格要求学生与尊重人格相结合;积极引导学生自己管理自己,以积极的纪律教育为主,主张教师要教给学生自我管理的方法,这样有助于发展学生的个性与创造精神;培养良好的纪律为主,惩罚不良行为为辅,更不能对学生采用讽刺、挖苦和恐吓等方式;实行民主管理,注重教师的主导作用与学生的主体作用的有机结合,教学活动上不压制学生,不滥施惩罚,虚心听取学生的意见,营造充满友好、和谐、积极、认真的教学气氛。

要做好教学活动纪律管理,融洽师生关系,师生心理相融是必不可少的条件。教学活动上教学气氛活跃,学生自觉遵守纪律,不仅有利于知识信息的传递,而且起着丰富的情感交流作用。教师能了解与满足学生的愿望和心理需求,学生了解教师的要求与纪律中的自由活动范围,师生行动协调一致,良好的教学活动纪律自然容易形成。因此,教师要做好教学活动纪律管理,首先要建立和谐、融洽的师生关系。

(二)教学活动组织中教师的自我管理

善于组织教学活动的教师,不仅善于对学生进行管理,而且首先善于自我管理,这样才能管理好学生,才能有良好的教学活动秩序、和谐的师生关系、活跃的教学活动气氛。

1. **教师的意识自控**　所谓意识自控是指教师在教学活动中要有明确的自我意识,并依据这种自我意识理智地控制自己在教学活动上的言语和行为。在教学中,教师不以主导者自居,意识上和学生平等,不能把学生思维定位在自己的思维圈子里,而是激励学生大胆探索,发现问题,研究问题,注意和学生交换意见,肯定学生的见解,鼓励学生大胆提问,积极讨论。教师在组织时始终要注意自控,善于从观察学生的表情反映中来敏锐地观察自己,保证教学活动的顺利进行。

2. **教师的情感自控**　教师的情感不仅影响自己的教学思维和言语表达,而且影响着学生的听课情绪和学生智力活动的积极程度,从而影响教学活动上的教学组织。教师在教学活动中应始终以饱满的热情、良好的表情上课,不将消极情绪带到教学活动上。情感自控还要注意避免对优等生的偏爱和对差生的偏见。丰富的情感可激发学生学习的动机和学习兴趣,在教学中教师用积极高昂的情绪进行教学,能激励学生和感染学生,使学生自觉强化教学活动上的学习行为,养成教学活动上的良好的行为习惯,保持积极的学习情绪。

3. **教师的行为自控**　在教学活动中,教师自身的行为往往不易被自己所察觉,如表情呆板、口头禅多等,这些都会引起学生的逆反心理,使学生厌烦。因此,教师在教学活动中应特别注重这些方面的表现。同时,教师着装要美观大方,举止端庄得体,谈吐文雅,态度和蔼,上课不拖堂。教师良好的教学活动行为是集中学生注意力、保证教学活动秩序有条不紊的关键所在。

(三)教学活动组织中学生的行为控制

教学活动组织中,教师不仅善于自我管理,还要善于控制学生的行为。

1. **指导好学生的学习**　首先,要了解和掌握学生的思想、性格、兴趣爱好、知识水平和能力水平。这样才能切实指导学生学习,教给学生学习的方法,养成学习习惯,提高学习能力。其次,提出明确要求和富有启发性的问题,指导学生主动探索,主动学习。教会学生学习,提高学生学习能力,就要充分发挥学生的主体作用,使学生的眼、耳、口、手、心并用,提高教学效果。

2. **组织好讨论**　讨论是学生相互交流、相互启发、相互学习的方法。教师可以打破常规,提出反面问题,培养学生的创新思维,使他们不盲从老师,促使学生青出于蓝而胜于蓝。

(四)课程组织艺术的几种常见模式

1. 讲授式教学活动组织的设计技术

(1)讲授式教学实施的条件:讲授式教学最适宜实施的条件与环境是讲授式教学活动组织设计的第一步。讲授式教学要顺利有效实施,离不开以下主要条件的创设。

1)学习任务条件:讲授式教学主要适用于封闭型教学活动,适用于系统知识和技能的传授、学习,要求在一定的教学时间范围内向学生传授大容量的知识和技能。

2)学习心理条件:要使学生积极主动地进行接受学习,教师必须培养学生良好的学习习惯,使其克服死记硬背的不良习惯;必须激发学生有意义学习的心向;必须善于使新知识与学生认知结构中已有的有关知识相联系,运用恰当的刺激激起学生学习的主动性、好奇心与求知欲。

3)主体技能条件:对教师而言,讲授式教学活动要求教师要熟悉所传授知识的学科知识结构,拥有一定的教学理论与经验,善于将书本知识与实际生活密切联系,善于以恰当的方式向学生讲授学习内容,善于运用现代信息技术手段向学生呈现学习材料,增强生动性、形象性,善于命题,善于指导学生进行有效练习。对学生来说,讲授式教学活动要求学生遵从教师的教学活动组织,服从教师的教学活动监控与管理,在教师引导下会听课,会作笔记,能跟随教师的思路积极思考并积极回答问题。

(2)讲授式教学活动过程组织设计:讲授式教学过程分为组织上课、检查复习、讲授新教材、巩固教材和布置课外作业五个步骤。随着认知科学,讲授式教学活动设计融入了"六步三段两分支"教学活动模式,将讲授式教学活动过程组织设计调整如下(图7-1)。

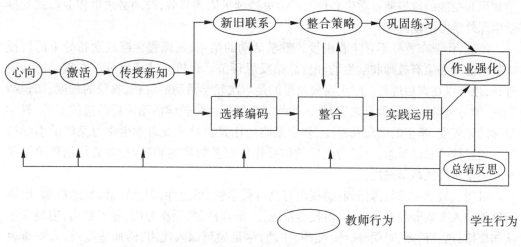

图7-1　讲授式教学活动过程组织设计

　　讲授式教学活动强调教师向学生传授大量的系统知识和技能,强调教师在教学过程中主导作用的充分发挥。在讲授式教学活动实施之前,教师必须充分做好准备,充分解读教材和学生,选择最恰当的教学方法,择优确定媒体的应用范围与对象,预设定量的、有价值的巩固练习,做好教学时间的预期分配,突出重点、难点、疑点、热点等,在此基础上精心设计教案。在教学活动实施过程中,教师必须灵活、充分、恰当地控制教学进程。

　　第一,教师必须采取合适的方法、手段引起学生注意,激发学生学习的动机与兴趣,告知学生学习目标,引发学生对学习的预期与心向。

　　第二,引发学生学习心向后,教师必须从学习目标出发,依逻辑关系逐步推导出达成新的学习目标所必需的前提性知识,激活学生头脑中已有的知识,对掌握前提性知识的情况进行检查、复习、诊断,如果学生已理解、掌握并能有效地运用原有知识,则教师可引导学生进入新知识的学习;反之,则必须及时对学习新知识所必需的前提性知识进行必要的补救性教学。

　　第三,在顺利激活学生头脑中已有知识的基础上,教师要及时引导学生进入新知识的学习。将学习的内容、任务整合成易于被学生所理解的有组织的知识结构,把这些知识与学生生活实际、现代社会和高科技发展等紧密结合,并依据具体情况选择恰当的教学方法,以适当的方式呈现、讲授给学生。

　　第四,新知识传授完毕,教师的讲授和学生的接受进入并存共进的学与教互动的阶段。对于教师来说,该阶段的任务是把新知识与学生头脑中已有知识进行更深入的比较,阐明新旧知识的联系,促进学生对新知识的选择编码从而促成学生对新知识的理解。传授学生必要的知识整合技能、学习策略,使学生在感知、理解教材新知识与原有知识联系的基础上,整合新旧知识,建构起新的知识网络或完善原有的知识网络。通过定量的、高质量的、多变式的巩固练习,对学生头脑中重组或完善过的知识结构进行强化、检验,促使学生能把学习到的知识迁移应用到新情境中去。通过反馈及时纠正、调节学生编码、整合方式或认知上的错误或偏向。为了进一步加深学生对所学知识和技能的理解,使知识和技能的掌握能在学生心理上产生更持续巩固的后效,教师必须以作业形式安排学生课外学习活动。

第五,作业布置并不意味着讲授式教学活动的结束,新课程标准理念指导下的讲授式教学活动必须有教师和学生的评价总结反思环节。评价总结反思可以在教学活动内进行,也可以在课后进行。学生需要反思的是本次教学活动的收获、收获的程度、知识结构图、学习策略运用效果及改进方式,教师需要反思的是教学活动需要改进的方式、教学目标的完成度、学生的收获及程度、教学策略应用是否恰当及对学生学习策略的引导情况。通过评价总结反思,可以为此后的讲授提供有益的借鉴和启迪,并要依据评价结果及时调整讲授式教学进度。

讲授式教学要求教师做到:讲授内容具有科学性、思想性,观点正确,概念准确,融科学精神与人文素养教育于一体;讲授有系统性,条理清楚,层次分明,重点突出,遵循学生认知规律;语言清晰、鲜明、简练、准确、生动,尽量做到深入浅出,语速适度;合理安排教与学的时间,适时调节教学进度;提高提问引导艺术,不断激发学生思维;搞好教学活动监控与管理,为教学实施提供保证。

2.探究式教学活动组织设计　探究式教学活动组织形式是指以学生探究学习为主的教学活动组织形式,即在教师引导下,以学生探讨、研究为前提,以现行教材为基本内容,学生通过个人、小组、集体等多种活动,进行学习的教学活动组织形式。探究式教学的目标不仅在于推动学生主动获得知识、更深刻理解知识、学会学习、学会思考,而且在于培养学生的探究精神、责任感和合作意识,从而为创新型人才的培养打下坚实的基础。

(1)探究式教学活动组织的心理学原理:为探究式教学活动组织形式提供理论基础的心理学原理主要有以下几种。

1)格式塔顿悟学习理论:用"整体性"和"组织作用"的解释学习过程,认为学习是由机体通过主动加工把相互联系的各要素结合到认知单元中去的结果。

2)皮亚杰的发生认识论:认为同种外因由于作用的主体不同,往往会产生不同程度和形式的内部需要(内因),进而对人的学习产生不同的作用。

3)布鲁纳的"认知-发现"学习理论:认为学习的实质是人把同类事物联系起来,组织成赋予其意义的结构。

4)当代建构主义学习理论:强调学习的主动性、社会性和情境性,学习是学习者主动地建构内部心理表征的过程,不是知识由教师向学生的传递,而是学生建构自己知识的过程,教师的作用实际上只是促进学生自己建构知识。

(2)探究式教学活动组织形式:探究式教学按不同标准可划分为不同类型,不同类型的探究式教学需要不同的教学活动组织形式。教学活动组织形式的选择,要依课程、问题、学生、客观环境等具体情况而定。

1)依据探究主体,探究教学可分为个人独立探究教学、小组合作探究教学及个人探究与集体讨论相结合的探究教学。

个人独立探究教学就是由学生个人独立完成探究学习任务的教学,教师采用具有相应难度或开放性的问题形式,强调学生的独立思考,强调学生自己查阅相关资料并找出问题解决方案。

小组合作探究式教学在实施过程中较多采用组成课题组,以小组合作形式展开探究学习活动,教师要遵循"组内异质、组间同质"的原则组建探究课题合作小组,依据教学进度灵活调整小组;对小组成员明确分工,指导小组适时开展组内和组间交流、探讨,对探究活动予以恰当的指导、监控,建立师生之间、生生之间、小组成员之间、小组之间等多向互动的机制。

个人探究与集体讨论相结合的探究式教学是把个人独立探究与小组合作探究结合起来的探究式教学方式。强调学生个人的独立探究,在此基础上把个人独立探究取得的成果或体验提交合作小组,通过合作让学生分享初步研究成果,进行思维的交流、碰撞,由此相互推动在各自原有基础上对问题的深入理解,有时还需要进入更深入的第二轮的集体探究。

2)依据师生关系,探究教学可分为指导式探究教学和自主式探究教学。

指导式探究就是指学生所进行的探究大多是在教师的指导和帮助下完成的,包括教师给出探究学习的题目、教师对探究程序的指导、为学生查阅资料提供指导甚至提供必要的资料等。

自主式探究就是指学生极少得到教师的指导和帮助,主要由自己独立完成探究的学习活动。自主式探究首先要由学生自己确定探究问题,然后自己设计探究方案,收集相关资料,检验假设,最后作出结论。

学生刚开始进行探究学习时,由于缺乏探究经验,需要教师较多地指导,这时宜采取指导式探究教学。当学生已具备探究经验时,教师应鼓励学生进行自主式探究。由于自主式探究除了对学生的要求更高外,费时费力,在教学活动中不宜采用太多的自主式探究教学。

3)依据思维特点,探究教学可分为归纳式探究教学和演绎式探究教学。

归纳探究就是指学生从个别事例出发,经过比较、探究得出关于某类事物的一般特点,从而发现概念、原理或规则的活动。归纳式探究活动中教师的引导作用特别重要。

演绎式探究就是指从一般到个别,教师先给出概念或原理,然后让学生自己举出各种不同的正反例子来加强理解的教学活动。演绎式探究教学时,教师要明确自己和学生的职责划分,教师的职责在于提出并初步分析概念或原理,学生的主要职责是探究实例与抽象概念或原理的关系。

较难的概念或原理的学习比较适合采用演绎式探究教学,教学内容多、时间有限也宜采用演绎式探究教学,反之宜采用归纳式探究教学。

4)依据探究教学方法,探究教学可分为梳理型探究教学、问题式探究教学和情境式探究教学。

梳理型探究教学就是指由学生对自主生成的问题进行梳理的探究教学。其教学基本流程是:学生提出问题,教师引导学生梳理问题,围绕重点指导学生深入探究,学生交流、反思、拓展思维。

问题式探究教学就是指教师创设一定的问题情境,让学生通过探究,不断缩小问题空间,达到问题解决的教学活动。其教学基本流程是:教师设计问题情境,学生确定问题并主动探究,找出问题解决办法,检验方法的有效性,学生交流。

情境式探究教学就是教师使学生置于内涵丰富的情境中,由教师或学生发出与情境有关的问题,然后学生收集资料、进行探究、寻求问题解答的教学过程。

3. 探究式教学活动组织的设计技术

(1)设计原则:探究式教学活动组织设计应遵循以下原则。

1)适应性原则:探究式教学有其适用范围,在进行探究式教学活动组织设计时必须坚持适应性原则,必须符合学科性质、学生特点、学生能力水平、学习内容等。

2)渐进性原则:学生的探究水平会随探究活动的进行而动态发展,在组织探究式教学活动时,教师可依据学生的实际从恰当的水平做起,循序渐进,促成学生探究水平的提高。

3)学生主体原则:探究学习是学生主动参与的学习活动,强调学生的主体性,坚持学生主体原则,尊重学生,倾听学生存在的问题,调动学生参与探究活动的积极性,既注意学生整体发展,又关注个别差异。

4)问题有效原则:探究活动的起点在于有效的问题。有效的问题应具有难度、挑战度、紧跟时代步伐,从学生生活实际出发,问题的提出方式及问题内容能激发学生的兴趣。

5)与现代信息技术相结合的原则:把探究学习与现代信息技术相结合可更好地促成学生的探究学习。

6)形成性评价为主的原则:探究式教学是注重学生学习过程的教学,探究式教学活动组织设计时应以形成性评价为主。

(2)探究式教学条件的创设。

1)营造民主平等、和谐信任的教学氛围:探究式教学的本质在于教师创造智力和社会交往环境,让学生通过探索发现学科内容知识和认知策略。只有在师生关系民主平等、信任和谐的教学环境里,学生才会很少感到压力,产生安全感,把自己的思考与困惑讲出来,大胆做出种种设想,主动查阅相关资料,采取措施接近问题的解决,积极交流以寻求更多的理解,从而推动探究学习的进展。

2)提供探究学习所必需的物质条件:探究教学需要为学生提供丰富的信息资料,这就离不开丰富的教学材料、各种教学仪器和设备等,特别是现代信息技术手段可以扩大学生视野,使学生能找到更多的资料,与更多的人交流思想,激发起强烈的求知欲和持续的探究学习兴趣。

3)培养学生必要的探究技能:探究学习要求学生掌握必要的探究技能,如人际交往技能、交流技能、资料获取技能、思维技能等,教师要让学生在探究学习的实践中积累经验,体验探究过程,培养学生的探究技能。

(3)探究式教学过程组织设计

1)探究教学类型与具体形式的选择:探究式教学活动组织设计应分为三步。

第一步,确定总的探究取向。探究式教学活动组织设计存在能力与知识两种取向。以能力取向为主的探究式教学活动组织设计时要注重加强基本知识的训练,以知识取向为主的探究式教学活动组织设计时要注意将知识与实践相结合,对知识进行适当拓展,用理论知识解决实际生活中遇到的问题。

第二步,依据科目性质、学习内容、学习时间要求及学生的年龄、能力、特长、兴趣等确定探究目标、选择探究类型。

第三步,进行探究式教学活动组织形式的具体操作系统设计。

2)探究式教学活动过程的组织设计:探究式教学活动过程组织是较复杂的过程,选择什么类型的探究方式就会要求什么样的探究式教学活动过程组织形式与之相适应(图7-2)。

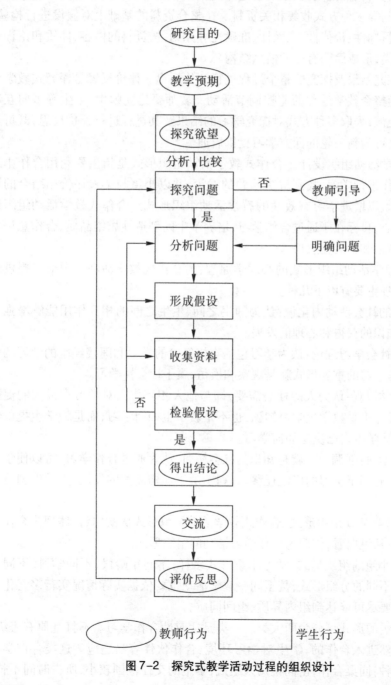

图7-2　探究式教学活动过程的组织设计

第一步,教师要激发学生的问题意识。教师必须明确探究目的,选择探究学习的类型和具体形式,构建教学预期,设计问题情境,激发学生兴趣、好奇心和求知欲。

第二步,确定问题、形成假设。问题可以由教师直接给出,也可以由学生在教师启发下或自己提出。确定问题之后就要形成假设,所谓假设,就是依据不多的事实材料,运用已有的知识,充分发挥想象力和创造力,对事物的本质和规律提出的初步设想。

第三步,收集资料、检验假设、做出结论并交流。学生要采取网上查询、文献查阅、实地调查、观察、访问等多种方式收集相关资料。在整合资料的基础上对假设进行检验,资料的整合应遵循目标性、价值性、全面性、准确性等原则,按资料的内容、性质和论证假设的需要等进行分类,形成简明有序的信息结构。

第四步,对探究结果及探究的整个过程进行评价反思。评价反思是探究式教学的最后阶段,也是伴随整个教学过程的监控调节活动。教师要建立师生、生生等多向互动机制,通过对话与交流,采取多种方式对探究学习的结果及其过程进行评价反思,既可适时调控探究学习,又可为新一轮的探究学习提供启迪。

4.合作式教学活动组织设计 合作式教学活动组织形式是指主要利用合作小组成员之间的分工合作进行学习,找到解决问题的对策,并以小组与个人评价相结合的评价营造团队心理气氛以增进学习有效性的教学活动组织形式。合作式教学活动组织形式以合作学习为核心,目标在于通过合作学习,培养学生的创造性思维品质、合作意识与技能,促进学生主体性和社会化发展。

(1)合作式教学活动组织形式的心理学原理:为合作式教学活动组织形式提供理论基础的心理学原理主要有以下几种。

1)维果茨基的社会活动内化说:认为师生之间、生生之间的相互作用能够增强各种联系,促进学生知识的获得和心理的发展。

2)班杜拉的社会学习理论:认为学习包括直接经验的学习和间接经验的学习两种基本过程,间接经验学习的重要形式就是观察和模仿,属于社会性学习。

3)人本主义学习观:认为人的社会需要,即与他人相互作用对学习有极大的促进作用,强调教师的任务不是教学生学习知识,也不是教学生如何学习,而是为学生提供学习资源、学习气氛,让学生自己决定如何学习。

4)建构主义学习:强调学习就是知识的社会协商,认为通过合作学习,可以使学生形成更丰富的理解,有利于学习的广泛迁移,有利于学生建构能力的发展,为学生创造更大的发展空间。

(2)合作式教学活动组织形式:合作式教学活动组织形式从横向看,体现为合作学习小组的组织形式;从纵向看,体现为合作学习活动的组织形式。

1)合作学习小组的组织形式:学习小组形式多样,不同年龄段、不同学科、不同学生等客观条件要求不同的分组形式,甚至同一教学活动也要依据实际情况实行多元化分组形式。在分组时要尽可能达到组内异质、组间同质。

合作学习小组的形式可分为两大类。一类是适应性合作学习。不打乱原有班级,相对稳定的小组自然进入合作的,学生对学习环境、合作伙伴容易适应。这类合作学习小组可以有以下三种:同桌合作,由同桌两人组成,学生的交往范围较小,所占时间不长,易操作;前后合作,由前后同学组成,合作方式的特点、操作与同桌合作相同;邻座合作,由邻座4~8人组成合作学习小组。这种编组形式要注意成员之间的差异性和互补性,小组合作学习应在教师整体教学思路的指导下,与全班学习进程同步。通常在小组合作之后,可展开组际之间的学习竞争与合作,以求得全体学生的共同发展。

另一类是选择性合作学习。这类合作打破原有年级、班级、组别的界限,让学生依据自己的兴趣和意愿,选择合作对象有利于培养学生选择、判断的能力。这类合作学习小组可以有以下三种:自由合作,人数多少不作限制,以不影响学习进展为宜,这种建组扩大了学生自主的责权范围,更有利于他们对学习活动的积极主动参与,自由合作小组适宜于对能展开争辩讨论问题的学习,合作中教师的合理调控尤为重要;网上合作,网络已成为新的学习形式,应充分发挥网络在合作学习中的作用,网络化合作学习的特点是人数不限,学习内容不一定与自身所处教学活动同步,可分享不同文化背景的合作对象的经验;问题解决小组合作,教师或学生提出有相应难度的问题,然后依据问题的实际情况,将全班学生按"组内异质、组外同质"的原则分成若干合作学习小组,将问题细分,各小组分别解决每个细分的问题,也可在小组内再分小组,这种合作学习适宜较为复杂的问题和高年级的学生。

2)合作学习活动的组织形式:合作学习活动形式分为组内活动和组间活动。

组内活动:会议式,即给出题目和问题进行讨论,全组人共同找寻解决问题的办法;辩论式,即提出有争议的问题,学生准备论点,组内辩论;个人贡献式,即学生先各自准备材料,然后组内交流;分工合作式,即把问题细分,然后分配给学生分头准备,组内交换,共享问题每部分的解答。

组间活动:公开讲解式,每个小组准备好自己的发言提纲,推选同学讲解本组观点,其他小组成员对有疑问的地方提问;提问争辩式,小组作为被咨询组,其他组的成员进行提问,小组成员进行争辩;访问式,小组对问题的研究遇到困难,可派成员参加其他小组的活动,然后将访问结果讲给其他成员听,小组成员对问题继续合作学习;专家合作式,遇到难度较大、各组都感到有些困难的问题时,由各组在这个问题上擅长、有见解的学生组成专家组进行研究,将结果讲给小组其他成员听。

(3)合作式教学活动组织的设计技术:在进行合作式教学活动组织设计时,应坚持以下原则。①适应性原则。适合合作学习的内容才进行合作学习,要创设适合合作学习的环境,使学生掌握必备的合作技能,在恰当的时机进行合作学习。②多元化原则。要依据具体条件采用灵活多样的合作学习小组,依据学习进程适时调整合作学习小组;要在教学实践中不断创造越来越丰富多彩的合作学习活动形式;合作学习活动评价要多元化。

1)合作学习小组的组织设计:组建合作学习小组时,学生的能力水平、人格品质、人际交往技能等都要加以考虑,要保证组内各成员之间的差异性和互补性,小组之间合理竞争的公平性。各组基本保持平衡的标志有各组平均学业成就大致相当,都包含学业成就低、中、高的学生;各组成员在性别、兴趣、能力等方面合理搭配。

选举组长,做好分工,明确责任:组长是小组合作学习的组织者和管理者,是小组意见的整理者和反馈者,应从合作意识、口头表达和组织能力强的学生中以民主选举方式产生。

优化、动态调节合作学习小组：合作学习小组应充分体现动态性，依据不同情况适时优化、调节小组。

2）合作学习活动的组织设计：尽管合作学习的活动程序灵活多样，但一般运作程序相似。按照合作学习活动全过程，教学活动合作学习教学的基本过程可以总结如图7-3。

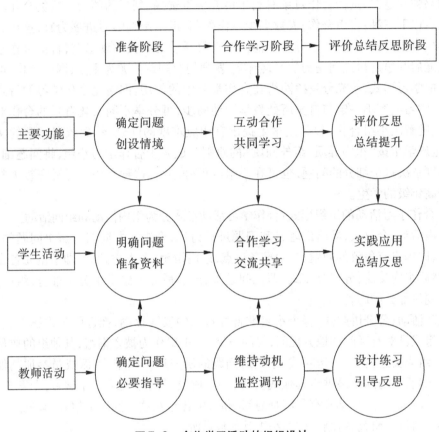

图7-3 合作学习活动的组织设计

（4）合作式教学活动组织学习过程

1）准备阶段：教师要培育适宜于合作学习的物理环境和心理环境，让学生在师生平等、信任、尊重的环境里体验合作学习的成功与乐趣，要培养学生合作学习的技能，把握合作学习时机，确定具有挑战性的问题，以学生明白易懂的方式呈现，对学生提出必须首先独立思考的要求。

2）合作学习阶段：合作学习阶段，学生进行小组合作学习活动，教师的主要职责是在巡视中解决学生合作学习遇到的困惑，对学生给予鼓励、支持和启发，搞好教学活动监控与处理，引导合作学习逐步推进，引导学习小组之间的合作与交流，依据具体学习阶段的具体要求动态调节合作学习小组，督促学生以保证合作学习的效率和质量。

3）评价总结反思阶段：必须重视合作学习活动的评价总结反思，做到"两结合、两侧重",过程评价与结果评价相结合,侧重合作过程的评价;小组评价与个人评价相结合,侧重小组评价。

(五)教学活动组织注意事宜

1.掌握适当的教学节奏　教学节奏包含教学速度及教学难度,教学速度及难度会直接影响学生学习的适应度和学习兴趣。构成难度的因素有教学内容的广度、深度和新颖度。

2.掌握导入和总结的艺术　富有艺术性的导入,能牵引整个教学过程。导入的方式包含复习导入、直观演示导入、实验演示导入、生产实践和生活实际问题导入、悬念矛盾导入、故事导入、逻辑推理导入、提纲挈领导入、知识衔接导入等。导入技能由集中注意力、引起兴趣、明确目的及进入课题四方面所构成。

导入应具有针对性,与教学内容和学生的特点相适应;导入应富有启发性,能引起学生的积极思维;导入应富有趣味性,能激发学生的兴趣和学习积极性;导入语言要具有艺术性,准确、科学、有思想,便于接受。导入应简练,短小精悍,以尽快进入主题,并要注意融科学性、艺术性、教育性于一体。

3.总结的基本方法

(1)总结法:即用准确简练的语言,把整个教学活动主要内容加以概括归纳,给学生以系统、完整的印象,起到帮助学生整理思维、加深理解、巩固知识的作用。

(2)发散法:即把教学过程得出的结论、命题、定律等进行发散性思考,以拓宽知识的覆盖面和适用面,并加深对已讲知识的掌握。

(3)假想法:指对教学活动作各种假想,让学生依据假想推断结局,培养学生的创造性想象能力。

(4)回味法:即在教学活动结束时,注意增添浓郁的色彩、含蓄的艺术,使学生活动后能咀嚼回味,展开丰富的想象。

总结要求能对所学知识进行全面回忆,并使之条理化;能紧扣教学目标进行简单扼要的归纳总结,并提示知识结构和重点;能对重要的事实、概念、规律进行总结、深化和提高;能对有些内容进行拓展延伸,并进一步启发学生的思维。

四、掌握"应激"的艺术

应激即指教师对教学活动始料未及的偶发事件的处理。

(一)应激艺术的常用方法

1.冷处理　即教师对学生的恶作剧等偶发事件,可先采取冷落的方式,然后充分发挥自己的发散、换元、转向的教育机智进行处理。

2.温处理　即教师对于因为自己疏忽、不慎而造成的不利影响所引起的学生哄笑、骚动等,应态度温和地承认失误,并顺其自然地过渡到原教学进程的轨道上来。

3.热处理　即教师对偶发事件,趁热打铁,或正面教育或严肃批评。但要注意不要为此花费太多时间,以免影响教学活动的进行。

(二)应激艺术的最优化要求

(1)能使学生明确学习目的,热爱科学知识,形成良好的行为习惯,在学科教学的同时,渗透着大量的思想道德品质教育,做到既教书又育人。

(2)了解学生,尊重学生的人格,以表扬为主,激发积极因素,克服消极因素。

(3)能重视集体和良好班风的形成与建设。

(4)能灵活应变,因势利导,把不利于教学活动的行为引导到有益的学习或集体活动方面来,恰到好处地处理个别学生的问题,灵活地运用多种教育形式和方法,有针对性地对学生进行教育。

(5)能不骄不躁、冷静处理突发事件和所面临的各种复杂问题。

五、沟通表达艺术

教师要做好教育教学工作,沟通是必不可少的。沟通表达是建立良好师生关系的桥梁,也是提高教学质量的有效保障。沟通艺术的掌握关系着教育教学的成败。要实现有效地沟通需要学习教育教学的有效技巧,也需要营造良好的沟通环境、和谐的学习氛围,师生在这样的教学活动上都能真实地表达自己的观点,才能学到更多。

(一)沟通表达的意义

教学过程是教师与学生双向沟通的过程。教学活动上的有效沟通就是教师通过教学活动形式和媒介将知识传递给学生,并寻求反馈以达到理解、掌握的过程;是双向、互动的反馈和理解的过程。

(二)目标策略

明确的目标,是有效沟通最重要的前提。教师对教学活动所需完成的教学任务和所要达到的教学目标必须进行恰当的设计,教学目标应与学生的求知动机一致,全面考虑到学生的知识面、兴趣、能力与情感等因素。要做到目标明确、切合实际,就需要在目标策略上下功夫。

目标策略包括总体目标与具体目标两部分,总体目标是概括性的陈述,包括知识目标、能力目标、情感态度和价值目标,具体目标是依据总体目标的要求,在把握教材难易程度的基础上,结合专业特点和班级实际,确定所要达到的比较个性化的目标。目标策略既要符合教学大纲的规定,又考虑到专业的具体特点,与学生的基本情况相吻合,符合学生的生活和情感体验,教学活动的沟通才能够有效地进行。

(三)对象策略

教师在备课时,首先要对学生进行分析。真正的有效沟通,必须在充分了解、分析学生的基础上进行,同时还要考虑到学生的层次、专业、年龄、性别、记忆、兴趣爱好等。在对象策略上,教师还要把握好教学内容的深度与宽度,即教师在基于目标和综合对象特征的基础上,对教材进行适当的重新组织与整合。

(四)表达策略

教学活动过程就是知识的传递过程。在整个教学活动过程中,知识的传递、学生接受知识情况的反馈、师生间的情感交流等,大都依靠语言的表达来实现。因此,教师的表达策略将直接影响学生对知识的接受情况。

在确定目标和对象的基础上,首先要做到表达的准确性和精炼性。教师在教学活动中的重要目的就是把自己所要传授的知识信息化难为易、以简驭繁,用最符合学生思维方式的语言,准确地传达出去,让学生接受。教师还应该借助赞美的话语、令人兴奋的事实或者名言警句等,并以适中的语速、流畅的表达,使学生明确教师所想、所求或所希望达到的目的,在表达中还要注意启发性。此外,合理运用肢体语言有助于教学活动秩序的建立。教师在调控教学活动行为的过程中,应尽可能利用身体姿势和面部表情辅佐说话,通过丰富的表情等肢体语言简单准确地将所要表达的意思传达给学生,从而达到有效沟通的目的。

(五)反馈策略

教学活动的过程是完整的师生双向沟通的过程,即教师要把所传授的知识或技术,通过语言发送给学生,学生接收到知识或技术以后,提出问题或发出信息反馈给教师,形成完整的双向沟通的过程。在教学活动过程中,教师要特别注意学生的反馈情况,观察学生的眼神和表情,注意学生情绪的流露,合理调整传授的内容或话题,引导学生关注并积极参与教学活动,达到教学目的。

反馈的关键环节就是倾听,教师要鼓励学生质疑,有意识地将学生视作具有主观能动性的主体。当然,也可以通过教学活动测试或作业的形式来了解学生对教师所传授的知识内容的掌握情况。

(六)态度策略

教师的态度将直接影响沟通的有效性,教学活动有效沟通态度策略的要件是真诚。真诚,即师生之间的沟通坦诚直率,彼此都尽情地表露瞬间的感情和态度。这种态度直接体现在教学氛围的营造和教学方法的运用上,意味着教师所表达的一切都是从心灵深处流露出来的。

教学活动要为学生提供有效沟通的机会而不是枯燥知识的硬性接受体验。如果缺少目标方向,不考虑学生因素,不讲究表达技巧,不注重反馈,欠缺真诚的态度,是不可能达到良好的教学沟通效果的,最终也将会导致教学活动有效性的缺失。

(七)交流策略与方法

1. 转移问题　转移矛盾是教学应变的重要方法,面对学生提出的难题、怪题、偏题,教师如果不能直接回答可以采用转移的方法加以应对。学生的问题本来是提给教师的,教师可以把问题转移给全班学生或其他学生,这样做的目的是给教师提供思考问题的时间,同时借助学生的思考寻找解决问题的契机。教师绝不能以为把问题抛给学生就可以了,最后教师还必须拿出自己的看法。

2. 避错纠错　教学中教师难免会出现知识性错误,这样会直接伤害教师的专业地位,当出现知识性错误时,教师需要运用应对方法巧妙地避错纠错。将错就错:也为巧妙掩饰法,即当教师出现错误时,可以采取巧妙的方法进行掩饰,这种掩饰不是建立在对学生进行欺骗的基础上,而是建立在教师巧妙解围的基础上,是建立在教学正确的基础上。

知错认错:知错认错的方法不仅不会伤害教师权威性,反而会增加学生对教师的好感,但教师不可再错。以错止错:面对学生的错误提问或回答,教师出示类似的错误以启发学生正确认识的应变方法。

3. 牵线搭桥　牵线搭桥是指学生在学习过程中遇到知识性障碍导致思路不通或思维中断时,教师以补充知识、疏通难点、提供证据、培养情感等方式为学生提供帮助以达到疏通思路的应变方法。知识疏通:指学生遇到知识缺乏或认知性障碍时,教师通过补充相关知识来释解学生疑问的应对方法。难点疏通:是教师帮助学生扫除学习过程中的难点,从而帮助学生释疑解惑的应变方法。提供证据:是教师通过提供有力的证据来证明观点、说服学生的教学应变方法。身体表现:是教师通过身体语言帮助学生理解教学内容的教学应变方法。

4. 因势利导　因势利导是教师依据教学发展变化的具体情境,积极挖掘并充分应用教学变化中的有利成分与积极因素以应对教学变故的应变方法。顺水推舟:是指教师以学生的提问或回答为切入口,顺着学生的提问或回答推进教学的应变方法,运用顺水推舟法需要教师把握学生提问或回答与所讲内容之间的关系,要在建立起两者内在联系的基础上展开。逆势拉回:也可称为力挽偏离法,当学生的提问或回答偏离教学主题、教学中心或教学计划时,教师需要对原计划做出相应的调整,同时又要把握这种调整以免教学偏离主题或跑题,要及时把教学调整到正确的轨道。迂回引领:就是当学生的思维和认识出现偏差时,教师引导学生学习相关材料或内容,通过相关材料与内容的学习让学生认识到自己存在的偏差,进而回到正确的思考轨道上来的方法。

5. 合理吸纳　合理吸纳是教师对学生的提问或回答中的合理成分加以吸纳,以应对内容性教学变故的方法。这种方法因为吸纳了学生提问中的合理成分,所以减少了师生在认知上的冲突,减轻了师生之间心理上的认知压力,可以很好地缓解认识矛盾与冲突,进而解决问题。接纳所问:是教师把学生的提问与教学设计中的某个问题迅速联系起来,并把学生的问题纳入讲课的轨道上来的应变方法,变被动为主动,变费时为省时,取得好的教学效果。吸收观点:是教师吸收学生发言中的正确观点以促进学生认识,使教学活动内容更丰富的方法。观点共存:既承认学生在教学活动上提出的对教材内容或者是讲授内容的不同看法,又维护教材的说法或教师的讲解,两种不同的见解在教学过程中"共存",教学中要允许学生多元观点的共生共存。

教师应先把学生见解的正确之处承认下来,而后指出其中的不足或谬误,教师所做的让步是有条件的,即学生的见解中确有较大分值的正确之处。实事求是的让步,才会收到理想的教学效果。

6. 巧给台阶　巧给台阶是当学生在提问或回答问题出现尴尬时,教师巧用方法使学生走出尴尬境地的应变方法。巧给台阶法是为了保护学生的自尊,保护学生学习的积极性。适时顺接:当学生回答问题卡壳时,教师以适时顺接学生的发言,为其解围。代为解释:是指教师为学生找出提问或回答的理由以帮其解脱尴尬或困境。辩证分析:学生的回答是对错参半的,教师可以辩证分析,肯定合理部分,纠正错误部分,让学生正确地认识问题和事物。

7. 延后处理　延后处理是指在教学活动中遇到不能立即解决或当堂解决的问题时,

教师及时做出判断,把问题留到后面的教学中或课后去解决的应变方法。暂缓解决:学生提出的问题能够在后面的教学中解决,可采取存疑不答、暂缓解决的策略。悬而不决:对学生提出的各种疑难问题,教师启发学生思考解决,可让学生讨论解决,也可以悬而不决,以引发学生进一步探讨的愿望。启发自答:当学生遇到问题或回答错误时,教师并不立即给出答案,而是通过启发、引导的方式让学生自己深入学习或讨论,最终自己得出问题的答案。练习自悟:学生提出教师没有意料到的问题,不用着急回答,而是提供习题让学生在练习中自悟,这样的方法不仅可以帮助教师化解难堪的局面,也可以提高学生认识问题、分析问题和解决问题的能力。课后处理:对不知道、拿不准的问题,教师答应学生课后解释,或鼓励学生课下自己去寻找答案的应变方法,这种处理方法既能调动学生的学习积极性,又能鼓励他们查找资料,还能保证教学活动的顺利进行。

六、灵活使用教学活动提问艺术

教学活动提问是教学活动的重要组织形式,是传播知识、开发智力、发展思维的重要手段,是师生交流的主要途径。教学活动提问贯穿着整个教学过程。教师所提的问题的质量会直接影响教学活动的效果。教学活动提问的应注意以下几点。

(一)提问要适时

教师在教学活动上要选择合适的时机提问,才能使教学灵活有效。这个时机主要是:①在学生学习情绪需要激发调动的时候。教学开始,学生的情绪处于平静、期待的状态。要让学生马上进入本节课的情境之中,就有必要设计一些新颖有趣的问题来导入。②在研究探讨新知识学生尚不完全明确的时候,要让学生带着问题去探究。教师要精心设计问题,问题提得要有代表性,能突出重点。③在学生思维受阻的时候。在学生的学习出现盲区或者思维出现阻碍时,教师要及时以问题加以引导启发。④每当教学任务快要完成或已经完成的时候,适当的提问,会改善学生思维活动暂停的状态。

(二)提问要适度

教学活动问题设计的难易要有层次,其必须是与学生的认识水平一致,要循序渐进。首先,要问题的数量频率恰当。问题的设置应疏密相间,要留给学生充分思考的时间和空间。其次,问题难度要适度,就是问题提得要准,要富有启发性,要依据具体内容提出,难易要适度,要有针对性。适度的提问能激发学生的好奇心和求知欲,学生通过积极的思索取得成功就能增强学习信心,保持对学习知识的兴趣。

(三)提问要有趣味性

兴趣是最好的老师,是思维活动的基础,是启迪学生智慧、培养学生思维能力的心理因素,兴趣会引导学生到思维的王国里遨游探索。而索然寡味、浅表层的提问,不仅无益于学生的思维训练,而且会使学生厌烦,以致影响教学活动的效果。因此,教学活动问题的设计还必须新颖有趣,有利于激发学生的学习兴趣。

(四)提问要富有创造性

教学活动问题的设计不仅要关注学生的情感、态度等方面的反应,更要关注学生的思维发展。创造性的提问有利于培养学生的求异思维和创新品质。要是开放式的问题,要带有假设性,教师要引导学生从不同的角度去分析、思考、研究,使其产生多向联想,提出自己独特的见解。教师引导学生比较思索,然后再加以抽象概括,达到对事物规律性的认识,提高学生辩证思维的能力。

七、教学活动掌控艺术

教学活动掌控是指教师对教学活动上学习情境的创设、对教学时间的合理分配、对达成教学目标的策略使用、对教学活动气氛的调节、对学生学习方式的指导应用等方面实施调控。

(一)教学活动掌控艺术的实施

1.**科学制定教学目标,掌控教学目标的达成方向** 教师在教学目标的设定过程中,首先要重视学情分析,贴近学情,这是科学设定教学目标的基础。要从学生实际出发,认真分析学生认知与能力的起点、心理认知特点,真正了解学生的已有知识经验,才能确定其在学习活动中的最近发展区,在这基础上确定教学目标,这样的目标就能更好地符合学生的实际与发展状况,才能便于在教学活动上掌控实施方向。

2.**细化教学预设,有效掌控教学节奏** 对教学形式的分配预设,把教学活动时间的分配与教学目标、内容等因素联系起来,注意科学分配以不同的教学组织形式。

3.**对探究问题层次的预设** 在组织问题探究式教学时,要巧设问题的层次性、梯度性,做到循序渐进,符合学生的认知逻辑,对教师把握教学的节奏,掌控教学活动的秩序是非常重要的。探究问题的阶梯式呈现,对培养学生思维的逻辑性和深刻性有重要的作用,也有利于教师对内容的层层落实和节奏掌控。

4.**营造和谐的教学氛围,有效引控教学参与** 提高教学活动的掌控艺术就必须注重融洽的师生感情和民主的平等的师生关系,和谐的师生关系不但可以营造民主、平等、活跃的教学活动气氛,有效地保护学生的好奇心,发展学生的求异思维和想象力,促进学生创造力的发展,还能满足学生的归属、受尊重、自我实现等心理需求。

5.**善于激发学生兴趣,巧用"趣控"** 教学活动内容的设置和教材编排方式上,为教师提供了广阔的创造空间,要求教师依据学生的实际,创造性地整合教学资源。可以结合学生的学习兴趣,充分引用和整合贴近学生生活实际与思维规律相应的教学资源,增强所授内容的趣味性和吸引力,让学生看到"鲜活"的内容,对学生进行"诱"控。

(二)教学活动掌控的技巧

教学活动是为完成教学任务而有节奏的变量过程,有较强的灵活性,其节奏调控应同教学本身规律相一致。因此,教学活动的节奏调控,直接影响教学效果。教学活动的节奏调控,应从以下几方面入手。

1.**教学内容的节奏调控** 每堂课的教学内容有容量,必须在教学活动前熟知其在某学科知识结构上的地位和作用,确定其教学内容的合理分配,合理布局。

2.**教学时间的节奏调控** 每堂课有时间限定,所占时间必须进行调控,但调控不是固定的,因教学内容、因人、因境、因势导之,并利用教学活动的各种反馈信息,即时抓住学生有意注意的、短暂的时间,组织学生认知最佳时间出现,紧抓机遇,解决重点,突破难点,提高教学活动效率。

3.**教学语言的节奏调控**　教学活动语言应做到抑扬顿挫、快慢得当、疏密交织、有张有弛,声调起伏跌宕,使之风趣幽默,浑然一体且有序。

4.**注意反馈信息,进行节奏调控**　教师要善于准确捕获稍纵即逝的、有价值的信息反馈,洞察学生思维所处状态,及时准确地调控有效信息输出,或变讲述,或变教法,或及时容纳学生突现灵感,丰富教学活动内容,确保教学活动质量。

(三)教师对教学活动节奏的调控

教学活动节奏是教学活动过程中具有规律性和重复性的教学变化形式。不同的节奏会产生不同的教学效果。适宜的节奏,有促进教学的积极作用;不当的节奏,则对教学产生消极的阻碍作用。

1.**教学流程节奏的调控**　教学流程的开始便是教学内容的导入,教学流程的发展便是教学内容的不断深入,教学流程的高潮是重点的突破和解决,教学流程的终结便是教学内容的巩固与小结,教学流程慢的时候,便是教学内容略处理的时候。

2.**教学环节节奏的调控**　教学活动中,既要有教学高潮,此时学生思维在最集中、最兴奋状态,又要有教学平稳,此时学生思维处于相对静止、停顿、休整阶段,使他们有回味和思考的余地。

3.**教学内容节奏的调控**　教师在驾驭和处理教材时,必须突出重点,抓住难点,做到有放有收,详略得当。要引导学生主动去探索和概括知识的规律,并在思维的训练和能力培养上做到有层次、有章法、有主次、有坡度、有创新,不断激发学生的思维和强烈的求知欲望。

4.**教学活动情感节奏的调控**　任何教学形式都离不开情感调控,在教学活动中形成鲜明的感情节奏,能使教学内容的内在表现力得到充分地外现,使学生的情感在律动中融入教学内容,使教学活动产生最佳的艺术效果。

(四)教学活动的段落管理

教学活动的段落,指的是教师教学活动推进中的几个活动阶段,不同于教学活动环节。环节是对教学活动传授内在联系的描述,段落是对教学活动进行组织步骤的划分。这里主要探讨极易被忽视的课的"开头"和"结尾"部分。

1.**候课**　候课是教师教学活动活动的预备状况,指的是教师上教学活动开始前的等候。这是教师教学活动登台前的入场活动,可以使教师在开课前及时准确地进入角色。教师的候课,是教师守时、重课、爱生的表率。教师对教学活动的珍惜会唤起学生对这节课的重视。候课对于稳定学生情绪也有好处,还有助于与学生沟通,教师通过与个别学生的接触,来传达乐观、喜爱和关怀,更易被学生集体所接受,可以使教学活动增加融洽的气氛。

2.**导入**　教师利用5分钟左右时间,将学生的注意力吸引到预定的教学任务和程序之中,起着酝酿情绪、集中注意力、渗透主题和带入情境的作用。

3.**有序解散**　教学活动的有序解散,指的是教学活动的结尾设计,教师如何总结、如何让学生走出教室。该阶段教师的控制力减弱,教学活动时间浪费量也最大,教学活动的主要内容过早结束的教师,都不能长久地维持好教室的秩序。

(1)教师要充分注意后几分钟的教学效果。为巩固教学活动已讲授的内容,教师应抓住适当的机会,向学生提出几个简单扼要的问题,或是梳理、归纳,或是加深、加宽,或是配置临时的教学活动练习。

(2)完善的结束可以达到如下目的:重申所学知识的重要性或应注意之点;概括本单元或本节的知识结构,强调重要事实、概念和规律的关键;检查或自我检测学习效果,通过完成各种类型的练习、实验操作、回答问题进行小结、改错、评价等,使所学内容和学生原有的认知结构联系起来;可以引导学生分析自己的思维过程和方法;使学生领悟所学内容主题的基调,做到情理的统一,并使这些认识经验转化为指导他们思想行为的准则;以训练行为技能为目标的教学,结束部分为主练习阶段,通过活动,总括技能,或使技能更加熟练,学习者之间亦可互相交流、观摩;布置思考题和练习题,对所学知识及时复习、巩固和运用。

(3)结束技术有系统归纳、比较异同、集中小结、领悟主题、巩固练习等类型。

(4)教学活动小结要紧扣教学内容的目标、重点和知识结构,要有利于学生回忆、检索和运用,同时注意强化重要事实、概念和规律。

(五)教学节奏的调控机制

教学节奏就是教学进程中的速度及其规律性变化,通过教师的机智调控,使教学节奏张弛得法、疏密得当、错落有致、起伏和谐。对教学节奏进行调控通常运用四种手段。

1. 依据内容进行调控 重点难点,节奏宜缓,密而不紧;浅易的内容节奏宜快,疏而不虚。此外,对非重点内容可串联教,快节奏进行;对重点内容则不妨深教,慢节奏进行。

2. 依据教学方法进行调控 教师应当从教学内容出发灵活运用、互相调节,切不可注入式一讲到底,教学方法的单一必然导致教学节奏单调,教师只能"以其昏昏使人昏昏"。

3. 依据教学反馈进行调控 教学作为信息的传导与输入过程,教师必须注意学生的信息反馈,依据教学活动动向进行节奏调控。如发现学生疲惫紧张,则以舒缓的节奏加强调节;如学生情绪松懈,则应加快节奏,让其情绪高涨。

4. 讲究休止艺术 合理的教学节奏如行云流水,行乎其当行,止乎其当止。"止"是调控节奏的有效手段,正如激流勇进突转以细流幽咽,能驰以回味,休以运神。

(六)教学活动节奏控制五原则

节奏是事物运动的连续,是美的重要因素。事物运动有节奏,人的思维同样也有节奏。人在思考问题时,有时百思不得其解,有时茅塞顿开、豁然开朗。学生的思维同样如此,他们的思维特点是在思维过程中出现高潮后,要再过一段时间出现另一个高潮。因为学生的思维是有节奏的,所以,教学活动也要有节奏。

1. 快与慢有变换

(1)快节奏就是要学生养成快看、快说、快写、快做、快思的习惯。教学活动前的充分准备是实施快节奏的前提,实施中的严格要求是施行快节奏的保证。基本训练的内容应使学生脱口而出,实施后的作业时限是施行快节奏的关键。

（2）慢节奏就是在教学的重点、难点、疑点等处充分揭示知识的发生过程和暴露学生的思维过程。概念教学应经分析、综合、比较、抽象、概括等逻辑思维加工过程,要引导学生逐字逐句剖析表达概念的语句,充分暴露结论的发现过程,充分暴露公式的推导过程,充分暴露思路的选择过程。

2. 动与静有交替　所谓"动"是指教学活动的活跃状态。如学生积极参与、踊跃发言和热烈讨论、争辩等;所谓"静",是教学活动中的相对安静状态,如学生静心听课、深入思考等。符合教学美学的教学节奏,应是动静交替与有机结合。

3. 张与弛有错落　教师在教学活动中,既要运用教学活动比赛、教学活动辩论和教师紧张、急促的语言等造成紧张的教学活动气氛;也要运用游戏、故事、活动和幽默的语言等使学生心理轻松、愉快。通过张与弛的互相错落,使教学活动具有韵味美。

4. 疏与密有间隔　教学活动既要"密"如基础训练速度快、密度高,使学生达到娴熟、脱口而出的程度;也要有"疏",如对教学的重点、难点、疑点,教学速度要慢,要给学生深思熟虑的时间。这样通过教学活动的疏密变化,使学生精神振奋,提高教学效果。

5. 起与伏有波澜　"起",是指在教学活动中学生思维最活跃、师生情感交流最灵通的高潮状态;"伏",是指学生情绪相对地平稳,兴奋稍微退落的状态。教师在医学教学活动中要善于用一起一伏的节奏,将学生带入起伏跌宕、波澜变化的教学艺术情景中去,使学生享受教育艺术的美。

（七）教学活动节奏控制常用办法

1. 通过教学语言的表达来形成教学节奏　教师的语言修养在极大的程度上决定着学生在教学活动上的脑力劳动的效率,故语言修养的问题应该成为教师关心的问题。教师的语言首先要准确、明晰,这样才能达到教学目的。同时,在语调上要谦逊温和,抑扬顿挫;在速度上要缓急有致,张弛有度;在风格上要刚柔相济,或庄或谐,或侃侃而谈,如唠家常,或一唱三叹。

2. 通过教师的神、情、行、态的变化来形成教学节奏　教师处于教学活动注意的中心,教师的眼神、手势,都会引起学生的注意,从而对教学产生影响。在多数情况下,神、情、行、态只是无声的因素、非语言性的因素。充分利用这些无声因素,使之成为非语言性的教学表达方式,将有助于形态良好的节奏。

3. 通过教学活动的教学程序来形成节奏　首先,要使全课的结构严谨,忌"松"忌"散";其次,要注意设置波澜,忌"平"忌"淡";再次,还应注意留下"空白",给学生以思考的余地,忌"直"忌"浅"。这样,才能构成教学活动的时起时伏、动静相济、疏密相间、繁简得当、快慢相宜、手脑并用、紧凑凝练的格调。

4. 通过"抓两头、带中间"来形成教学节奏　教学活动总有其开始部分、进行部分、结束部分,这是教学活动的自然划分。在这三部分里展开何种内容,进行何种活动,采取何种方法以及这三部分之间的照应、联合和转换,也属于教学节奏的范畴。充分发挥教师的聪明才智与创造性,就能形成各具特色、异彩纷呈的教学节奏。

5. 通过教学情境、教学气氛的创设来形成教学节奏　教学活动过程中师生内在的思想感情、心理变化是教学活动的内部节奏,教学情境、教学气氛是这种内部节奏的表现和反映。积极地创设教学情境、教学气氛,使之形成有机的变化,就会成为促进教学的适宜节奏。

6.通过快与慢的调整来形成教学节奏 在教学中克服拖沓,达到精练,但要达到目标也不是单纯靠追求快节奏就能奏效的。在教学活动中教师要做到该快就快、该慢就慢、快中有慢、慢中有快、快慢结合。在教授基本概念和法则时可放慢速度,但如果在教授基本概念和法则本身的同时,能把后面的某些内容提早进行渗透的话,那么在学习后面的内容时,就能加快了。

7.通过重复和变化形成教学节奏 教学节奏本身体现了重复与变化的同时存在。重复可使教学得到统一和巩固;变化可增加新的因素,造成对比,推动教学活动继续发展。所说的重复,是允许的或必要的重复,而不是多余的或机械的重复;所主张的变化,是在重复基础上的变化,而不是无休止的变化。

8.通过连贯与停顿来形成教学节奏 教学节奏的连贯性,既体现在教学活动结构上的严谨和有层次上,也体现在教师语言的叙述上,特别是在小段间的自然转折上,应做到前后呼应、浑然一体,让学生听来感到自然流畅,轻松自如,没有断层的痕迹,以保持学生思维的连贯与一致性。在强调教学连贯性的同时,也应充分考虑停顿在教学过程中的必要性。教学活动中要有停顿,这种停顿,是为了给学生留下思考的时间,消化新的内容,并允许学生议论或质疑。适当的教学停顿,有利于逐步培养学生掌握知识的自信心,使新的教学内容能得到他们思想上的认可。

八、板书排版艺术

独具匠心的板书和板图,既有利于传授知识,又能发展学生的智力;既能产生美感陶冶情操,又能影响学生形成良好的习惯;既能激发学生的学习兴趣,又能启迪学生的智慧,活跃学生的思维。优秀板书特点如下。

(一)精心构思、整体设计

教师自觉增强教学板书的设计意识,提高教学板书设计的艺术水平,可以有效地克服教学板书的盲目性、随意性带来的低质量、低效率的弊病,达到应有的教学效果。教学板书设计要书之有效,就得书之有方。所谓书之有方,指的是明要求,做到书之有用;抓重点,做到书之有据;选词语,做到书之有度;定形式,做到书之有条;排次序,做到书之有时;留余地,做到书之有择。这样,教学板书设计才能达到科学、精当、醒目、规范、易记的要求,真正成为提高教学活动效率的有效工具。

1.注意教学板书设计的目的性 教学板书设计要依据教学的实际需要,确定是否采用板书、用何种形式、怎样运用板书等。

2.注意教学板书设计的整体性 教学板书的构思与设计,应注意从整体上反映教学内容的特点和结构,同时注意使教学板书自身也形成相对完美的整体,使构成板书的各要素如文字、符号、线条、色彩、图像等和谐地统一,为共同的教学目的服务。

3.注意教学板书设计的制约性 教学板书的构思与设计,要受到多种因素的制约。所以,教师在构思设计教学板书时要注意如下情况。

（1）学生程度的制约。教学板书的内容与形式，要适应学生和年龄特点和接受能力而设计，可随着学生发展程度的不断提高，逐步地由简到繁、由浅入深、由具体到抽象，使教学板书在适应学生特点的基础上积极地促进学生的发展。

（2）时空条件的制约。教学板书的设计，不能脱离教学的时空条件的实际。要考虑到教学活动的时间、黑板的容量以及书写或作图的工具等客观条件是否具备或容许。

（二）合理布局、虚实相生

教学板书的合理布局是指对在黑板上要书写的文字、图表、线条，做出严密周到的安排，既符合书写规范要求，格式行款十分讲究，又能充分利用黑板的有限空间，使整个教学板书紧凑、匀称、协调、完整、美观、大方。教学板书的合理布局可以增加内容的条理感和清晰度，避免引起学生视力过早疲劳，也有助于培养学生的审美能力等。常见的教学板书布局有以下几种。

1. 中心板　以黑板中心为主板，自始至终保持整洁，不轻易擦。黑板两侧留有少许板面，以供辅助板书用，随用随擦。

2. 两分板　板面一分为二，左侧为主板，右侧供辅助板书用。

3. 三分板　以黑板左侧为主板，所讲内容提纲挈领，以一、二、三等标号，内容始终不擦；中间部分为副板，用作小标题的板书位置，讲完大标题内容略作小结后擦去；黑板右侧作为机动，供绘图或作补充说明用。

4. 四分或五分板　将大标题横向排列，以一、二、三、四或五标号，依大标题纵向向下排列小标题，内容力求简练，一次教学活动一板，基本不擦。此种方法，有利总结、记忆，整体感也强。不论如何进行板书布局，都应力求主次分明。主板少而精，保持整洁，不轻易擦；副板的大小标题应条理清楚，层次分明。

教学板书的虚实相生，就是对板书设计的内容进行艺术处理，依据教学需要，使有的内容必须在板书中体现出来，而有的内容则可不必在板书中反映出来，通过省略号或丢空的办法使之隐去。让学生自己凭借教师的讲述去领会、去思考、去联想，这样不仅可以节省教学时间、突出教学重点，而且对提高学生思考问题能力，启发和调动学生积极、主动地学习，都大有裨益。

（三）配合讲解、示现适时

大多数教学板书都是在教学活动上当着学生的面逐步完成的，所以板书内容示现的次序和时间也须着意考究。示现太早，学生会觉得突兀；示现太晚，学生又会觉得多余；只有当学生需要写的时候写出来，板书才能收到好的效果。按照教学需要，有的板书内容可以先讲后写，有的则要先写后讲，而有的必须边讲边写。先写后讲的板书能起到引导作用，诱引学生遵循教师的思路；先讲后写的板书能起总结作用，可以加深学生对问题的理解；边讲边写的板书则能起到控制作用，可以吸引学生的注意力、激发学生的学习兴趣，使教学活动思路、教师思路和学生思路合拍共振。

（四）师生合作、共同参与

教学板书艺术是师生共同创造的结果。鼓励并吸收学生参与板书活动过程，有助于打破教学活动板书由教师一手包办的局面，对于形成生动活泼的教学气氛、合作融洽的师生关系、发展学生的各种能力等,都有积极作用。由教师板书变为学生板书,更能调动学生的学习积极性,这种艺术之境正是由师生合作、共同参与而创造出来的。

(五)写字作画、技巧娴熟

教学板书的制作过程,要求教师写字作画既稳且准、又快又好,而这若没有训练有素、娴熟灵巧的教学板书基本技能技术,是做不到的。因此,教师要高度重视教学板书技能技巧的训练和提高。

(六)教学活动中的板书板画技巧

板书是教学活动的重要组成部分,是传递教学信息的有效手段,是教师口头语言的书面表达形式。板书板画技能是教师利用黑板以凝练的文字语言和图表等形式,传递教学信息的行为方式。板书板画技能有以下类型。

1.提纲式板书　按教学内容和教师设计的教学程序,条理分明、提纲挈领地编排书写的板书形式。这种形式能突出教学重点,便于学生抓住要领,掌握学习内容的层次和结构,培养学生分析和概括的能力。

2.语词式板书　通过几个含有内在联系的关键词,按一定的形式和顺序组合在一起,表现事物的结构、顺序、过程等的板书形式。

3.表格式板书　教师依据教学内容可以明显分项的特点设计表格,提出相应问题,让学生思考后提炼出简要的词语填入表格中,也可以边讲边把关键词填入表格,还可以先把内容分类,有目的地按一定位置书写、归纳,总结时再形成表格。

4.线索式板书　以教材提供的线索为主,反映教学的主要内容,使教材的梗概一目了然地展现在学生面前,使学生对其全貌有所了解。这种板书指导性强,对于复杂的过程能起到化繁为简的作用,便于记忆和回忆。

5.图示式板书　在文字之间辅之线条、箭头、符号,组成某种文字图形的板书形式。把板书和板图结合起来,用不同颜色的文字、线条、勾画出简明的图形或图表,使学生从相互联系上理解知识。

6.简笔画、示意图　是教师随着讲解把教学内容所涉及的事物形态、结构等简明扼要地在黑板上绘画出来,形象直观地展示教学内容的板书形式。

7.总分式　适合于先总体叙述后分述或先讲整体结构后分别讲解细微结构的教学内容。

(七)板书技能最优化的要求

字体工整、清晰,书写规范、准确,有示范性。

用词恰当,线条整齐,图表规范,有科学性。

层次分明,条理清楚,主线清晰,枝蔓有序,有条理性。

重点突出,详略得当,有鲜明性。

布局合理,有计划性。

形式多样,给人以美的享受,有趣味性。

静中含动,有启发性。静中含动,是依据需要加上实线、虚线、箭头、括号、省略号,使静态的板书蕴含着动态的思路,给学生思考的余地。

九、多媒体教学设计艺术

多媒体教学在教学中的作用也有许多方面是传统教学无法实现的。多媒体教学使教学内容由抽象变为直观,便于观察和认识,有利于学习和掌握教材;多媒体教学可以化繁为简、化难为易,提高教学速度,节省课时,减轻教师的劳动;随着科学技术的发展,多媒体技术将与网络技术、仿真技术、人工技术等高科技结合起来,应用在教育教学中,必将掀起教育事业的新革命。

(一)多媒体教学的优点

多媒体教学与传统教学相比较具有以下优点。

(1)改变了传统教学中粉笔加黑板的单一、呆板的表现形式,能将抽象、生涩、陌生的知识直观化、形象化,激发学生学习兴趣,调动其主动学习的积极性。

(2)将在普通条件下难以实现、观察到的过程形象化地显示出来。

(3)增大信息量,有效扩展课时容量,提高教学效率。

(4)活跃教学活动气氛,加深巩固教学内容,使学生感受到学习的喜悦,寓学于乐。

(二)多媒体教学存在的问题

1. 不必要的课件　采用传统教学就能达到良好的教学效果的教学活动,为了某些特殊原因花费大量的时间和精力去制作课件,而取得的教学效果与传统教学相近,反而会忽略了对教学教法的研究。

2. 课件内容华而不实　有的老师在制作课件时,一味设置各个内容的动画及声音效果,有的甚至截取影片中的声音,同时设置彩色文字等。学生只顾觉得好奇,忘记了教学活动的内容,结果造成本末倒置、喧宾夺主,学生对于知识内容几乎没有什么印象,教学效果无从谈起。

3. 以电脑为中心　在使用多媒体辅助教学时,教师将过多的文字排列于课件上,只需要跟着课件朗读,根本没有时间解释,这也就成了多媒体教学的悲哀。究其根源,实质上是"以教师为中心"的教学思想演变成了以"从电脑为中心"的教学思想,这样的多媒体教学只不过更强化了"教师的主动性"和"学生的被动性"。

4. "多媒体"成了"一媒体"　有的教师在尝到计算机辅助教学的甜头后,便对此视若掌上明珠,于是在教学活动中从头至尾都用计算机来教学,对其他常规媒体不屑一顾。计算机辅助教学固然有其他媒体所无法比拟的优越性,但其他常规媒体的许多特色功能也不容忽视。

5. 公开教学活动专用　为了一次公开的教学活动,教师费尽心机苦战多日,终于制作出令人满意的课件,费时又费力,平时教学中老师们不可能如此费心费力地制作,导致粗制滥造的课件无法展示多媒体教学的魅力来辅助教学。

6. 备课不充分,失去对教学活动的专注力　多媒体教学就要求教师去花费时间制作课件,从而把教师备课时间转化为了制作课件时间,教师就没有更多的时间去充分备课,到了上课时,教师就只面对电脑点击鼠标,把讲课变成了念课,不利学生的学习能力、思维能力和创新能力的培养。

（三）多媒体教学课件设计应该遵循的基本原则

1. 通用性　既要适用于单机运行，又要满足局域网中文件服务方式下的本地运行要求。

2. 科学性　教学目的明确，内容准确，表述规范，文本、图形、动画、音像、视频等各种媒体使用合理，搭配得当，层次分明，屏幕设计清晰高雅，色调搭配适中，生动活泼而又不失严肃，注意引导式启发，防止简单的"书本搬家"和呆板的说教，要充分利用计算机的交互特性，不失时机地穿插学与教的信息交流。

（四）多媒体课件制作原则

1. 忌滥用多媒体　必须针对不同的教学内容和教学目标，精心筛选和运用适合的教学手段，如果采用传统的教学手段能够达到良好教学效果的，就没必要花大量的精力去设计课件。滥用多媒体不仅让授课老师加重备课的负担，还会引起学生的反感。

2. 忌多媒体课件出现过多文字　幻灯片上出现过多的文字很容易让学生产生视觉和心理的双重疲倦甚至产生抵触情绪。所以设计课件时要避免出现过多文字，尽量以画面、流程图等方式进行表现，以体现多媒体课件生动活泼的特点。

3. 忌多媒体课件出现无关动画　在多媒体课件中频繁地出现与教学内容无关的画面、声音和小动画，虽然能够达到吸引学生兴趣的目的，然而过于繁杂的画面和动画往往使学生分散注意力，不能专注于所学的内容，最终效果适得其反。

4. 忌多媒体课件直线思维　多媒体方式下，有些教师的课件无法体现循序渐进、步步深入的推理过程，只是摆列出相应的结论，进行直线思维，根本没有留出空间让学生独立地思考，学生只能顺应教师的思维方式作简单的应答。这种做法很容易抑制学生的抽象思维能力和想象能力的发展。教师如果掌握了制作技巧完全可以通过流程的设计和采用动画的形式很好地演示出逻辑推理过程，甚至做得比板书的过程更好。

5. 忌抛弃板书　板书作为传统又实用的教学手段有其灵活性，不应该彻底放弃。应该注意搭配使用，在强调重点内容、进行逻辑推理演算的时候可以配以板书的方式。多媒体手段与其他教学手段共同使用时，应该交替顺畅，衔接自然。

6. 课件设计制作要教师自制　多媒体课件的设计制作虽然费时费力，但应该鼓励教师自制，自制课件有利于发现教学中自己的教学特点，更具有针对性、可行性。自制课件是教师教学思想、教学理念的集中体现。

7. 多媒体课件要突出重点和难点　在多媒体课件教学实践中，教学活动开始的时候最好展示给学生整体框架。在进入正式内容的时候切忌罗列所有知识点，应做到重点突出、详略得当。同一门课程不同的章节和内容采用突出重点和难点的方式最好一致，便于学生发现其中的规律，加强对重点和难点内容的掌握。在教学活动即将结束的时候，再以图形的方式将此次所学知识进行总结概括，强调内容之间的逻辑关系以及重点，学生可以将所学到的本节知识融会贯通，形成体系，加强理解和记忆。

8. 多媒体课件要有艺术美感　细节决定成败，课件在界面的布局、颜色的搭配、图片的使用以及动画的运用、视觉效果上都应仔细斟酌，注意细节，反复试验。编辑文字时，可以选择不同的文字大小、颜色、布局，既重点突出又美观大方。同时，课件的界面还要保持简洁统一,既要有艺术性,又要有整体思想。

9.课件教学要与其他教学手段相结合 多媒体课件教学中,仍要贯彻教师为主导,学生为主体的教学原则。课件只是辅助工具,运用多媒体课件进行教学,教师的任务并不只是点击鼠标,展示画面,更重要的工作仍是讲解和与学生互动。要求教师要具备各种教学素质,如讲课时声调的抑扬顿挫、语速的控制、手势的搭配、眼神的交流、神态仪表的配合等。讲课过程中要注意条理清晰、重点突出、详略得当、各部分知识点过渡自然等。在教学中,以教师的人格魅力和富有情趣的讲解,通过师生间的情绪相互感染,来调动学生积极参与到教学活动中,这是任何形式的媒体所不能替代的。

10.要掌握演示技巧 运用多媒体课件教学,节省了大量的板书时间,提高了教学活动效率,但要注意演示技巧,否则会弄巧成拙。首先,要合理分配教学活动时间,把握好课件的讲解和演示速度,演示时翻页的速度不要太快,如果太快,学生往往跟不上做笔记,很难回忆、复习教学活动内容,以致掌握不好所学内容。如果节奏过慢会造成学生的精力分散,求知欲不能得到满足,同样会失去学习的兴趣。多媒体演示的时候与板书的使用要衔接好,做到交替自然顺畅,以引导学生跟随教师的思路逐步深入的推导,教师要做到转换媒体的自然。

(五)多媒体课件制作要求

1.界面设计 界面通常包含有文字、图形、图像、动画和视频等元素。界面设计应做到内容合理、条理分明、和谐美观。

(1)内容合理:文字内容选用要提纲挈领,突出重点。其他元素要服务于内容的表现,有助于提高教学效果。

(2)条理分明:要吃透教学内容,进行整体的布局。内容的排列组合由其相互内在联系为依据,需表现的各元素主次分明,主要内容处于界面的视觉中心。

(3)和谐美观:课件整体要色调和谐,各元素搭配构图得当,背景和文字颜色有反差,文字修饰适度,字体、字号有层次,前后风格统一。

2.文字运用

(1)字体:字体的选择应由内容层次和段落大小确定,通常是由粗到细、由重到轻排列。同一个界面中,字体一般不超过3种,多了就会引起视觉上的混乱。字体不宜花哨,将原有字体加粗、变细、拉长、压扁或倾斜,可丰富界面,但正文用字要规范,否则会影响阅读速度。

(2)字号:字号即文字的大小。字号的选择按内容层次由大到小。从主标题、分级标题到正文用字一般在60~24号,文字每行不超过20字,一般控制在5~7字为宜。

(3)字距与行距:字距大或行距窄,会造成上下文字相互干扰,容易跳行读错。字距与行距比例的要求:行距要大于字距。具体距离应依据主题而定,正常多用标准值或默认值。

(4)文字编排:文字组形式一般为左侧对齐,左侧对齐符合人们的阅读习惯,右侧对齐、齐中、两边对齐等在视觉上不习惯,会产生特殊的效果;文字排版不能太靠近界面边缘,要像 Word 文档的页边距一样,四周留有一定距离。

3.图片运用 图片在传递形象信息、吸引读者的注意力、美化界面等方面具有独到的作用,但使用不当,也会影响界面的效果。对图片的选择应符合表达的主题,避免重复使用。在保证清晰度的情况下,要选用适当的尺寸和格式,尽量减小图片的数据量,以便课件运行顺畅。图片通过剪裁处理,去掉容易使人分心的干扰内容,可以突出主题,使观众更集中注意于图片所传递的有效信息。图片放置占用面积要得当,不要太靠边缘。使用图片时一般要描边,使图片从底图中分离出。文字说明尽量放在图片下侧或右侧,这样符合视觉习惯。

4.视频和动画运用　视频的运用要适度,用在必要的部位。在课件设计中除特殊情况外,不要大段地运用视频。使用视频时,要在保证画面质量的情况下,适当放大尺寸,减少数据量。使用动画是讲解抽象教学内容、复杂工作原理的辅助手段。三维动画的制作较复杂,在运用时要掌握时机,用到最需要的地方。二维动画能在多媒体课件集成软件中制作的,尽量在集成环境中完成,使操作简便。动画运用形式要和课件风格相协调。

5.色彩运用　色彩能影响人们的心理和情感,亦有形成对比、产生层次的作用。不同的色彩给人不同的心理感受,依据主题选用合理的色调,有助于表达情感。色彩运用要统一,一是底图决定整体色调,文字等要素选用的颜色要与底图协调。如蓝、绿底不要用红字,红、紫底不要用蓝字。特殊情况确需使用,可采用描白边的方式,将文字勾出,使色彩和谐。二是文字选用的颜色不宜过多,不超过3种,避免画面过于花哨,破坏整体和谐。通过采用色彩对比的手段,可强化章节、段落的结构。如在蓝色背景上,一级标题用红字(加白边),二级标题用黄字,正文用白字,使内容层次清楚明了。文字与背景要注意明暗对比,如颜色明度接近可采用描边或加阴影的方式突出文字,使学生能看清内容。

6.幻灯片切换　幻灯片的切换可采用动画特效和音效。动画特效如飞入飞出、淡入淡出等,使用得好可增加课件的观赏性,但不必过多地追求变化方式,以免分散学生的注意力。音效如键盘声、片段音乐等,自学型的课件可视情况适当加入,但教学活动讲授用的课件一般不需要,否则会影响讲授的节奏。

十、非语言艺术

教师的动姿艺术是教学的无声语汇,借助表情、眼神、举止、手势、仪表等手段,来传达感情,是具有较高审美价值和感情交流价值的沟通工具,要求掌握这种艺术的教师具有较高的艺术修养。充满生气和激情的教师会极大地唤起学生参与学习的积极性,使教学生动活泼,避免学生感到学习枯燥乏味;教师的动姿艺术可依据动作部位不同分为以下若干种类。

(一)身体的动作

借助身体的动作指通过躯干和四肢的动作变化来传递信息,包括手势、步态与头姿等。手势易变化、易表演、易引起学生的注意,是视觉美点的中心。所以教学中大部分信息传递靠手势来承担。

1.手势　手势总传递着一定的张力,学生通过视觉感受到张力的力度,再结合具有教学情境以及学生已有的经验,接收到教师手势所蕴含的情感信息。

做手势表达情感时要注意：讲到优美形象时，手势的力度不宜过大，动作要轻柔；当揭露丑恶的形象时力度宜大，动作要有力；讲喜剧主题时，力度要大且富有变化，有轻盈活泼感；讲悲剧主题时，力度宜小且动作缓慢，有滞重被动感。

2. 走动　走动是教师传递信息的另一种方式。教师适时地在学生面前走动，而又没有分散注意力的动作，教学活动就会变得有生气，还能激发学生的兴趣、引起注意，调动学习的积极情绪。教师在教学活动上走动大体有两种：一种是适当地在讲台周围走动；另一种是在学生做练习、讨论、实验时，教师在学生中间走动。

教师在教学活动上走动时要有控制，不能分散学生的注意力；走动或停留的位置要方便教学；走动的时间要符合学生的心理。

（二）面部的表情

借助面部的表情指通过脸上肌肉变化，眉、眼、口、鼻的活动和形状变化而传递信息。教师的面部表情，是学生在教学活动中体验教师情感过程的"温度计"：满面笑容、和颜悦色，给人以愉快的暗示；愁容满面、双眉紧锁，给人以悲哀的暗示；一本正经、不苟言笑，给人以冷漠的暗示；开口大笑、歪嘴耸鼻，给人以轻率的暗示。

教师面部表情最重要的是面带微笑，因为学生会从中感受到教师的亲切、关心、爱护、理解和友谊之情，从而激起相应的情感，反过来尊敬教师、热爱教师，喜欢教师的课，乐意接受教师的要求和教育，课就会上得更好。

但教师的面部表情要紧密结合教学内容，做到自然、贴切、巧妙，切忌挤眉眨眼，或肌肉僵硬，表情木然。值得注意的是，教师的面部表情有时应做到形于色，但有时又要做到不形于色。教师驾驭和控制自己的情绪和外在表情的能力越强，他的教学艺术水平也越高，他的教学也就越成功。

（三）眼神的交往

"眼睛是心灵的窗口"，透过这扇窗口，师生之间有效地交流了大量的情感信息。教师的眼神不同于演员的眼神，所遵循的美学要求是自然，只有真实自然，才有教师特有的神韵美；教师眼神中所传送出的笑意应是教师内心愉悦情感的真实流露。做作矫饰的笑，收不到良好的教学效果，学生凭借经验和体验，能理解教师眼神中所发出的真实信息。

刚毅、坚定、炯炯有神的目光，表示教师对学生的回答感兴趣并希望学生继续把话说下去；教师切忌耷拉着眼皮，会让学生昏昏欲睡；不能把眼睛长时间固定在某个学生身上，以免引起该学生心慌意乱；更不能上课时目光看窗外或望着天花板，使学生以为你心绪不宁，分散听课注意力。教师不仅要研究自身的眼神，还要注意学生的眼神，及时取得教学反馈，以便调整教学进程。

学生的眼神常常能表现学生对教学的反应，学生对讲课感兴趣时，眼神是闪光、兴奋的；听不懂时，眼神是困惑的；不感兴趣时，眼神是漫不经心的；疲劳时，眼神是呆滞的；能回答问题时，眼神是直视教师、充满自信的；不能回答问题时，眼神不敢正视教师，甚至会低下头去，等等。教师要从学生的眼神中了解信息，改进教学，提高教学效果。

第三节 教学活动外艺术

一、协调合作艺术

沟通与协调是普遍的客观存在,沟通是协调的条件和手段,协调则是沟通的目的和结果,两者相辅相成。沟通与协调无处不在,无时不在。作为优秀的教师要能胜任工作需要,必须着力提高其应有的沟通、协调能力。

1.提高学习力 "知识就是力量",学习能力是整体素质的基础,是激发教师创新力的关键,更是提高沟通协调能力的内在要求。

2.提高思想力 思想是行动的先导,思路决定出路。思考是分析、比较、提高、举一反三和学以致用的过程,只有在学习中深入思考,在实践中总结思考,在借鉴经验中比较思考,才能真正提高沟通协调的能力。

3.提高业务能力 教师是教育教学的直接实践者和落实者,在教学工作中,其业务能力如何,直接关系到素质教育的实施。必须以素质教育为核心,把素质教育的理念落实到教育教学工作中。

4.提高创新力 创新是民族进步的灵魂,是国家兴旺发达的不竭动力。实践证明,只有不断创新,才能与时俱进、提出新思路、推出新举措,沟通协调才能开拓新局面。

5.提高综合思考的能力 "预则立,不预则废",综合思考力是沟通协调工作中非常重要的能力。必须具有超前谋划的意识,无论是开创性的工作,还是执行教学任务,都需要提高谋划力。

6.提高执行力 执行力就是落实力,是沟通协调能力和水平的具体体现。提高执行力,就是要树立落实结果第一的观念;就是要树立求真务实、讲求实效、雷厉风行、一抓到底的作风;就是要树立开拓进取、勇挑重担、奋发有为、乐于奉献的精神;就是要提高效能,力戒优柔寡断、办事拖拉或推诿扯皮。

二、总结反思艺术

教学反思是教师在教学活动之后,以文字的形式对自己的教学活动过程的记录方式。这种记录是建立在对自己的教学行为进行考察、反思的基础之上,是对自己的教学活动过程、教学情况和教学效果等方面做出回顾、分析与总结。既包括对自己教学实践活动的总结和教学行为的体察,也包括对自己教学工作理念中出现问题的深入分析和寻求解决的对策。

(一)教学反思的内容

教师往往要通过反思来体察自己和学生在教学过程中的各种活动和言谈举止的得

失,可以及时总结教学成功的经验,吸取教学失败或失误的教训。这不仅对教师个人的专业成长、教学水平的发展和提高至关重要,而且对学生的学习活动、成长发展也有深远影响。无论是成功或失败的教学经历,教师在进行教学反思时,都会以研究者的眼光进行自觉梳理,进行有意识的审视、反思、分析和总结,都能从中学习、借鉴,从而使自己获得在教学活动过程中无法获得的感受,使自己对关于教学的经验系统化、概括化,促使自己快速地成长。

1.反思"特色"　教学特色是指教学过程中表现出来的独特风格。独具特色的教学,给人感受是别样的,给人的回味是无穷的。其蕴含于教学评价诸多要素之中:即在教学理念上,看主体地位的突出,主导作用的发挥;在教材处理上,看教材特点的把握,知识联系的沟通;在教学方法上,看教学层次的呈现,教学活动的安排;在教学方式上,看学生参与的程度,知识获取的过程;在教学效果上,看教学目标的落实,创新意识的培养。

2.反思"精彩"　精彩的教学片段依附于教学过程的方方面面,如引人入胜的新课导入、别有风味的氛围营造、得心应手的教具应用、新颖别致的难点突破、别具一格的智能开发、出神入化的学法指导、画龙点睛的诱导评价、留有悬念的课尾总结等。课后应及时进行反思,通过反思明白"为什么好""好在哪儿"等问题,并详细记录下来,供以后参考,也便于在此基础上不断改进完善。

3.反思"偶得"　在教学活动中,师生思维发展及情感交流融洽,往往会因一些偶发事件而产生瞬间灵感,这些灵感常常不由自主、突然而至,应该及时捕捉。而意外的收获往往来自对教学活动意外事件的处理:面对学生异想天开的"发问",教师如何应付;面对学生的歪答,教师如何引导等。意外的收获往往来自学生思维火花的捕捉:学生发现问题的独特渠道;提出问题的独特途径;分析问题的独特思路;解决问题的独特见解等。这些,都值得我们进行积累与总结。

4.反思"缺失"　即使成功的教学活动,也难免有疏漏之处,总会或多或少的感慨有这样或那样的缺失。哪些内容处理不当;哪个环节安排不合理;哪一重点突出不明显;哪一问题设计不科学;哪一合作落实不到位;哪一交流时间不充分;那一语言评价不得体等等。课后应对其进行系统回顾与梳理,并进行深刻反思,有利于在以后的教学中吸取教训。

5.反思"效果"　教学活动之后,教师应认真反思教学预案的实施情况。通过本节课教学,教学的目标是否达成,教学的效果是否良好,教学的组织是否科学,活动的安排是否合理。

(二)教学反思的形式

1.**教后记录**　是教师对教学活动的小结,也是对自己教学行为和体验的自我评价与对话,是改进教学策略、积累教学经验、提升教学水平的好方法。教后记录可长可短,可总结经验,补救措施,还可捕捉教学活动上的机智与亮点等,教后记录要力争做到及时、客观、公正。

2.**教育日记**　即教师把自己每天的所见、所闻、所读、所思,用记日记的形式记录下来。写教育日记,在于能够自己和自己对话,是人成长的重要法宝。

3.**教育随笔**　即老师记录观察到的教育现象,记录自己的感受和思考,属于散文体裁的文章。篇幅短小,表现形式灵活自由,可以抒情、叙事或评论,是从实际出发,写自己的心思、体验与感悟。

(三)教学反思的意义

反思教学就是教师自觉地把自己的教学活动实践,作为认识对象而进行全面而深入的冷静思考和总结。反思是用来提高自身的业务,改进教学实践的学习方式,不断对自己的教育实践深入反思,积极探索与解决教育实践中的一系列问题,从而进一步充实自己,提高教学水平。

1. 促进思考向纵深发展的意义　首先,需要教师对在教学中的引发了注意的教学现象进行认真的回忆,具体、细致、形象地描述,形成对教学事件、个案的进一步细致的、比较全面的认识,为深入思考奠定了基础。其次,写反思的时候,因为要落笔,就需要对所思考的内容进行逻辑化、条理化、理性化的表述,促使思考具有一定的理性化。

2. 促进教师教育理论学习的深入　写,往往使人产生写得深刻一点的需求,在这种需求的驱动下,往往要参阅资料、翻看书籍,促使教师进一步学习,使自己的思考与倡导的理论结合起来,从而实现对理论认识的提升,从而提高自己的理论水平。

3. 促成教师的经验积累和提升　因为写的积累作用,教师便真正成为有丰富教学经验和理性思考的教师。写下来的东西更方便与人交流,会促进教师更好的发展。

(四)教学反思的形式

1. 写成功之处　将教学过程中达到预先设计的教学目的、引起教学共振效应的做法,教学活动中临时应变得当的措施,层次清楚、条理分明的板书,某些教学思想方法的渗透与应用的过程,教育学、心理学中基本原理使用的感触,教学方法上的改革与创新等,详略得当地记录下来,供以后教学时参考使用,并可在此基础上不断地改进、完善、推陈出新,达到光辉顶点。

2. 写不足之处　即使是成功的教学活动也难免有疏漏失误之处,对其进行系统的回顾、梳理,并对其作深刻的反思、探究和剖析,使之成为今后在教学上的教训。

3. 写教学机智　教学活动中,随着教学内容的展开,师生的思维发展及情感交流的融洽,往往会因为偶发事件而产生瞬间灵感,这些智慧的火花常常是不由自主、突然而至,若不及时利用课后反思去捕捉,便会因时过境迁而烟消云散,令人遗憾不已。

4. 写学生创新　在教学活动过程中,学生是学习的主体,学生总会有创新的火花在闪烁,教师应当充分肯定学生在教学活动上提出的独特见解,这样不仅使学生的好方法、好思路得以推广,而且对学生也是赞赏和激励。

5. 写“再教设计”　教学活动之后,静心沉思,摸索出了哪些教学规律;教法上有哪些创新;知识点上有什么发现;组织教学方面有何新招;解题的诸多误区有无突破;启迪是否得当;训练是否到位等。及时记下这些得失,并进行必要的归类与取舍,考虑一下再教这部分内容时应该如何做,写出“再教设计”,这样可以做到扬长避短、精益求精,把自己的教学水平提高到新的境界和高度。

(五)如何写好教学反思

1. 从怀疑处反思　从怀疑处寻求问题,至少产生两个角度以上的思考。从“是”与

"否"两个角度,可以诞生出怎么"更科学",才能避免"不科学"。

2.从转换立场处反思　教学细节,从教师、学生、家长的角度来看会不同,细究之,从学生的不同层次来看也是如此。因此,反思中,要有机地寻求转换立场,多角度来"包围"反思主题,才能增强反思的深度与客观性。

3.从转换知识系统、学科领域处反思　综合实践、跨学科教学实践是课程标准的新理念。因此,反思有时也应从转换知识系统、学科领域来寻求不同的答案。

4.转换时空处反思　环境、时间的变化影响了人们的认知。每个教学细节都有其发生、发展的时空特性,教学过程的成功与失败都有诸多偶然因素,不要因为成功或失败就放过或忽略潜藏其中的问题。

5.从假设性问题处反思　注重思维的设计性是培养创新思维的要点。假设是逻辑思考的重要方式。假设就代表新思维、新概念,甚至能产生与已有的问题相悖的结果。反思中提出假设,就可能是在发现问题后寻找到的解决问题的钥匙。

6.从联系对比处反思　对比体现差异,联系体现衔接,通过横向、纵向的联系、对比,我们就可以从中发现许多新的问题。

7.从事物本质处反思　哲学是所有科学的基础,心理学、教育学是教育科学的基础。要学会做更深层次的反思,就必须掌握哲学原理,学习心理学、教育学知识,才能使"反思"更全面、更科学、更客观,才能提高"反思"的含金量。

(六)写教学反思的注意点

1.注意反思的落脚点　教师们多数处于实践研究层面,因此要重视发挥自己的优长,找准反思的落脚点。首先要做好个人教学能力与教学风格的自我反思,如教学活动设计是否过于单一、教学组织是否有序、激励奖惩是否得法、教学活动氛围是否和谐。通过自我反思,明确自己反思的中短期目标、方向。其次反思要有结合实际教育资源意识,如社区环境、学校环境、办学条件、学生实际等,有了实际的教育资源意识,反思才能实事求是,才能因地制宜。

2.注意反思的系统化　教学活动和教学细节都是反思的因子,但反思并不是仅仅只是为了这些,而是为了更好地改造自己整个的教学理念、教学思维,提高教育教学的生命活力。因此,要做好反思还必须具备系统化意识。

3.注意反思的实践性　实践是在理念的指引下进行的,理念又是在实践的论证下发展的。反思的目的就是改造教学实践,在实践中体现价值。

4.注意反思的发展性　经验的积累与知识能力的更新,对于老师来说是非常重要的。反思不仅是对教学实践的反思,还应该有对反思的再反思,反思后的再学习,学习后的再反思。

三、命题考核艺术

(一)形成性评价

形成性评价是过程性评价,是体现评价改革新理念的典型方法。形成性评价是相对于传统的终结性评价而言的。形成性评价贯穿于教学的全过程,着重关注在学习过程中学生学习效果以及与之相关的参与程度和学习态度,其目的是帮助学生有效调控自己的学习过程,随时激发学生的学习动机,产生新的学习需求。形成性评价是在教师教育教学过程之中,为使教师的专业水平继续提高、不断获取反馈信息,以便改进教学而进行的系统性评价。形成性评价是在教育教学活动中进行,目的是找出教师工作中的不足,为教师不断改进教学提供依据。形成性评价的主要目的是改进、完善教学过程。

1.形成性评价的常见步骤　确定形成性学习单元的目标和内容,分析其包含要点和各要点的层次关系;实施形成性测试,测试包括所测单元的所有重点,测试进行后教师要及时分析结果,同学生一起改进、巩固教学;实施平行性测试,其目的是对学生所学知识加以复习巩固,确保掌握并为后期学习奠定基础。

2.形成性评价的主要特点　第一,重视评价过程,评价注重教师的教育教学过程,而不仅仅是教师的教育教学效果;第二,教师不仅是评价的客体,而且也是评价的主体,教师参与评价活动是其重要特征;第三,评价的结论服务于为教师未来专业发展提供诊断性意见,而不仅仅是为了考评教师过去的工作实绩和实行奖惩;第四,与终结性评价性相比,形成性评价更能体现出民主与人文精神。

3.形成性评价的意义　教学评价的作用,不单是在学习结束时,对学生的学习成就做鉴定性的结论,更重要的是在学习过程中,对学生的学习和教师的教学进行反馈、反思、改进、优化,提高学与教的效率。一方面,让学生从学习过程的开始就了解评价要求、评价标准和评价方法,从而明确自己的努力方向和应该具有的学习表现,指导学生的学习过程,激励学生朝课程目标的方向不断进取;另一方面,通过学习过程中不同阶段、不同要求的评价,随时了解学习情况,发现学习过程中的薄弱环节,从而调整学习态度,改进学习方法,优化学习习惯,努力使自己达到课程目标所提出的要求,同时为教师改进教学提供客观依据。形成性评价的重要目的是帮助学生有效调控自己的学习过程,随时激发学生的学习动机,产生新的学习需求。

4.形成性评价的原则　建立形成性评价的原则有科学性原则、导向性原则、多元化原则、激励性原则、情感原则和可行性原则。

5.形成性评价的常用方式　从评价的主体来看,评价可以分为学生自评、互评和教师点评。从评价的手段来看,可以进行学业阶段性检测、教学活动观察、个别交流、态度调查、成长记录、轶文记录、活动观察,等等。教学评价是指以教学目标为依据,制定科学的标准,运用有效的技术手段,对教学活动的过程及其结果进行测定、衡量,并给以价值判断。在评价过程中需要制定评价量表,形成性评价也必须是经过仔细计划而确定的。

6.运用形成性评价要处理好以下几方面的问题　形成性评价是贯穿教学全过程的评价,需要教师充分发挥才能,精心设计,精心实施,注意到每一个教学的关键环节,适时地采取适当的评价方式评价,才能达到预期的目标和收到预期的效果。实施形成性评价时应该注意以下问题。

(1)正确认识和处理好形成性评价与终结性评价的关系:形成性评价关注的是学习的过程,而终结性评价关注的是学习的结果。形成性评价能较为及时地给教师提供信息反馈,不断改进和优化教学方式,提高教学质量;同时能诊断学习过程中学生出现的问题,发现薄弱环节,从而调整学习态度、矫正学习习惯、改进学习方法,努力使之达成课程标准所提出的要求。

(2)充分发挥学生在评价中的主体作用:课程改革强调评价主体的多元化,主要是确认学生作为评价主体的趋势,也就是说,学生需要进行自我评价和合作评价。强调学生作为评价主体是评价改革中的重要问题。

(3)做好评价设计:做好形成性评价设计是成功实施形成性评价的关键。学科教学中,要围绕每一次教学活动、每一教学模块的课程目标进行评价设计。其实,形成性评价在以往的教学过程中都出现过,只是对学生的针对性和对课程目标的适合性不十分突显和清楚。例如,在教学过程中对学生的情况分析、任务型作业、作品展示和评比等都属于形成性评价。

(4)及时反馈评价信息,制定和实施改进措施:评价的重要目的是改进教学和提高教学质量。形成性评价通过多种渠道或多种方法收集、综合和分析学生日常学习的信息并进行归因分析,了解学生的知识、能力、兴趣和需求,对学生的学习过程和教师的教学过程做出恰当的评估和评判。评价信息的及时反馈,有利于教师和学生制定改进方案,实施改进措施。这也为教师和学生提供了不断完善与提高的机会,有助于提高教与学的效率。

7.形成性评价的任务设计 做好形成性评价的任务设计是成功实施形成性评价的关键。在设计形成性评价任务时需要注意以下一些问题。

(1)评价目标要立足于教学活动的要求:虽然形成性评价对学习过程有一定的关注,实际上还是属于目标取向,评价是针对较小的时间阶段的学习效果与教育教学目标的一致程度总体而言的,因此评价的目标要符合教学活动评价的要求。在教学活动标准中,为了突出教学活动评价的整体性和综合性,都要从知识与能力、过程与方法、情感态度与价值观几方面进行评价,全面考查学生的学科素养。因此,形成性评价要将基础性发展目标融入教学活动学习目标,并将教学活动的三维目标整合在评价过程中。虽然各个方面、各个领域的评价在具体目标上有所侧重,但任何一种形式的评价、任何一项评价活动,都要综合考虑教学活动这个整体目标。

(2)评价标准要关注个体差异:要实行差异性评价,允许多次评价、先后达标。评价标准要依据多元智能理论,关注学生之间的差异和学生内部发展的不均衡性,使评价体现学生发展的独特性,使每一个学生都能发现自己的优势,在不同的方面体验到学习的成功,并通过优势智慧的发展带动其他智慧的发展。

(3)评价功能要侧重改进与激励:要求淡化评价的甄别与选拔功能,突出评价的反馈调节与激励成功的功能。新课标指出,对学生的日常表现,应以鼓励、表扬等积极的评价为主,采用激励性的评语,尽量从正面加以引导,注意批评的出发点、角度、方法和策略,让学生容易接受,保护好他们的自尊心和自信心。

(4)评价内容要突出重点,抓住关键:形成性评价的范围广、机会多,教学活动过程中师生随时进行的问答和检查,每天的作业,学生的自我观察和教师、同伴的观察等,都属于形成性评价的范畴。我们要着重研究的是,哪些是对提高学生的学科素养起关键作用的因素;应该怎样通过有效的评价方式,促进学生在这些方面的发展;这些因素是分项评价还是整合之后在活动中进行评价等。

(5)评价方式要简便易行:评价工具要简明扼要,评价周期不能过短,评价活动要便于组织。布置评价任务时,要把学生、教师和家长的负担控制在合理的程度。

(6)评价主体要多元互动:学习是学生主动的自我建构过程,评价必须适应和促进这种学习模式的形成。学生需要利用评价来了解自己的进步、发现自己的不足、监控自己的发展,并在这个过程中养成自我反思的习惯,提高自我认识的能力。形成性评价要以自我评价为主,使其成为学生自主学习的组成部分。同时,要加强教师、学生、家长之间的多向交往互动,加强合作、沟通、协商、交流。尤其要加强师生之间的互动,因为教师在影响学生和教育学生方面具有特殊的地位和作用,学生有进步需要得到教师的鼓励,学生有烦恼希望得到教师的理解,学生的不良行为习惯也需要在和教师的多次互动中不断调节,才能完全转变。

(二)终结性评价

命题是教学活动的重要环节,是检验教学效果、改进教学的信息来源之一,具有多方面的功能。命题是教育测量的重要环节,是决定测试成败的关键。命题的动向直接制约教学的发展方向,影响学习努力的侧重点,因此,要正确把握命题原则,熟悉各种题型的特点,使题目的编制更加科学合理。

若按应答的方式及判分手段的性质分类,试题可以分作主观性试题和客观性试题两大类。主观性试题是指应试者在解答问题时,可以自由组织答案,评分者对给分标准难以做到完全客观一致,需要借助主观判断确定,易受主观因素影响。客观性试题是因评分客观而得名,这种试题一般由主试通过试题把答案的形式提供给被试,格式固定,因之给分标准易于掌握,评分可以完全克服主观因素影响。

1.命题原则 试题虽然种类繁多,特点各异,编制的具体要求和技巧也不尽相同,但是,在编制试题的过程中,都应遵循下列基本原则。

(1)科学性原则:试题必须保证内容的正确性,不能出现知识性的错误,不能与所学的概念、原理、法则相悖,否则将有碍于考生正确概念的形成,不利于对有关原理和规律的掌握和理解。

(2)明确性原则:不但要求在不泄漏解题依据和思路的前提下,尽量使题目语意清楚,文句简明扼要,避免使用艰深字词,而且要求答案明确合理,不致引起争议。

(3)全面性原则:试题的形式和内容必须符合测试目的,全面反映测试的要求,以期圆满完成预定任务。覆盖面既要大,又要突出重点,保证试题在所测内容上具有代表性,力求做到各个部分的比例适当。

(4)整体性原则:①要依据测试要求从整体上恰当确定试题的份量,不能凭借个人的兴趣爱好和主观想象编题组卷。测试应以目标为准绳命题,使整个试卷能够准确考查考生达标情况。②不同的能力水平,需要不同层次的试题来考查,应该从总体上分析试卷的考查功能,而不能要求每一道题都要达到同一功能的指标。③除在内容安排和整体功能上有良好的特性外,在试题的布局方面,要求试卷要有一个好的结构,应当掌握由浅入深的原则,起点低终点高,有一定梯度。

(5)独立性原则:各个试题必须彼此独立,不可相互牵连。一方面,在一个题目中考查的内容,其他题目不应重复考查。另一方面,题目之间不可相互暗示,一个题目要求解决的问题,如果在另一个题目原文中提供了线索,将影响测试效果。

(6)合理性原则:在编制试题的同时,应当合理地制定评分标准,力求使评分简便、准确,有效排除无关因素干扰,而且在分数的分配、给分的标准方面务求科学合理。对主观性试题要分步定分,对客观性试题中的四选多的选择题应慎重确定给分标准。

(7)适度性原则:试卷的题量要依据考试时间而定,要以大多数学生都能完成,并有一定的思维空间和时间来定。另外,试卷的难易要恰当,过易或过难都会失去考试的效果,试卷难度系数一般为 0.75 ~ 0.80 为宜。

(8)选择性原则:用同样的题目考查不同层次、不同类型的学生,也就是说用同一把尺子衡量所有的学生是否科学,值得商洽。

2. 拟定编题计划　命题是严肃慎重而又复杂细微的工作,需要科学设计、周密安排,做到心中有数,以免命题时东拼西凑、敷衍塞责,影响试题质量。

拟定编题计划,又称设计试卷蓝图。编题计划是测试大纲在命题环节的具体化,因为大纲只是对测试的内容、范围、题量、题型、试卷结构、时限等作一些原则上的规定,只能视为系统工程的总体方案,为测试提供了依据,但对于编制试题还必须有具体翔实的施工蓝图,方能起到具体的指导作用。

编题计划一般是通过双向细目表来体现的。包括两个维度:一是能力层次;二是具体学科的知识内容结构。在此基础上,合理地确定考查的各知识点在能力层次上的具体要求,及其在整个试卷中所占比重和采用的题型等。可见,制定编题计划要解决三个问题。

(1)确定能力水平层次:能力水平反映了测试中能力因素参与程度,体现了在能力方面的要求。

(2)列出知识内容:双向细目表中知识维度反映了测试对知识内容及范围的要求,以保证试卷对考查知识的覆盖面。在编制双向细目表排布知识时,应将各单项的细小的知识点合并归类,组成大的知识块,如基本理论、基本方法、基本技能等。知识块所包含的知识点的多少,应视测试所涉及的范围相对大小而定。

(3)排列各部分所占比例:在确定测试的能力水平和各知识点的基础上,安排各个方面相应的比例是一件细致而又重要的工作。可以分为三步进行。

1)第一步纵向设计:依据考试大纲要求,参照各部分知识在学习中所用的时间,以及对掌握其他知识的影响和应用价值等因素,确定研究测查的知识在整个测试的知识范围内的相对地位和重要程度,确定各部分知识所占比重。

2)第二步横向设计:进行横向设计,应先了解各组知识在不同能力水平中的具体要求,从而决定相应的比例。依据测试的性质和特点,应先对照大纲的规定,依据测试要求加以确定,这样,在双向细目表中间的各空格中,依据需要,填上了各知识内容应达到的层次要求。

3)第三步汇总与调整:各部分知识在能力水平的不同层次的相应比例确定之后,应该按列进行汇总,依据汇总情况,分析整个测试蓝图在能力水平方面的要求,是否符合测试目的、测试大纲要求以及学生的实际情况。

3. 编制方法　依据测试双向细目表情况分析,就可以着手进行各种命题的编制。

（1）主观性试题的编制：编制主观性试题中的自由应答试题时，应当注意：为测量较高层次的能力水平，必须加强试题的综合性，要给考生提供展现才华的有利条件，同时要突出重点内容，还要制定出明细合理的评分标准。另外，主观性试题中的部分限制性题目，是介于主观题和客观题之间的问题，编制时还应当做到如下。

第一，对限制的要求应尽量明确，让考生清楚了解命题者的用意。可以利用"简述""简要说明""解释名词"等对解答的形式提出具体要求。

第二，小处着手，大处着眼。虽然简答题等部分限制型题目在试卷中是以"小题"的形式呈现的，但是所考核的内容却并非次要的，命题时应着眼于重点知识，要注意考生易于在理解上出现偏差的地方，要抓住关键问题进行考查。

第三，填空题留空要恰当，空白所要填写的应是关键的词语，同时，要让考生明确题目的含义。其答案要确切、简短，最好是只有一个正确答案，尽量避免对偶形式的问题，填空所留空白的长短不应对考生有所启发，以避免向考生提供不必要的答题线索。

（2）客观性试题的编制：客观题以选择题应用最为广泛。在结构上包括题干和选择项两个部分。题干是由问句或陈述句所构成，这种陈述句可以是完整的，也可以是不完整的；选择项，或称选择支、备选答案，其由正确答案和错误答案所组成，其中正确答案称为正确项，错误答案称为干扰项。一个题目中的选择项一般有3~5个，几个选择项称为几重选择题，例如：有四个选择题就称为四重选择题。选择项中只有一个正确项，其余是干扰项，这种选择题称作单项选择题，简称单选题。如果选择项中不止一个正确项，称为多项选择题，或称复选题。

除应当遵循一般的编制原则外，在编制选择题时还应注意：题干要尽量精炼、准确、清楚，应避免与正确项使用相同的修饰词语，与每一个选择项搭配时都应在逻辑上、形式上、语气上完好无缺，不出破绽；干扰项要有迷惑性；选择项叙述的详略长短，不应成为考生选择答案的暗示因素，同一个题目的选择项排列时应按同一原则、同一逻辑顺序、同一规律和方向进行，同一个选择题的选择项在形式上应该协调一致。

第八章 现代医学临床教育技术

　　教育技术是对教学过程和教学资源的设计、开发、运用、管理和评价的理论与实践，研究对象是教学过程和教学资源，研究内容包括理论体系和实践活动。教育技术扎根于众多的学科中，将自然科学、社会科学和人文科学融会贯通。随着教育技术在教育教学领域的逐步发展，教育技术的内涵和外延也发生了变化。其不仅是教育过程中所用到的各种物化手段的总称，还是经过精心选择和合理组织的教学资源，更是设计、实施和评价教育、教学的过程和方法。因此，教育技术是教学手段的软件、硬件和方法组成的系统。教育技术的历史发展进程中，大体先后经历了口语技术、文字技术、印刷技术、电子视听技术与多媒体网络交互技术五个阶段。从科学技术发展以及教育技术水平不断提高的角度来讲，教育技术分为传统教育技术和现代教育技术两大类。传统教育技术包括口授耳听的口语技术，线性描述的文字印刷技术，幻灯、投影、电影、电视、录音等所组成的电子视听技术。现代教育技术不仅包括物化形态的多媒体技术，还包括智能形态的教学规则、教学设计、教学策略、教学信息传播、教学管理和教学评估等技术。现代教育技术的飞速发展，使传统教育技术受到了极大的冲击和挑战，并使之逐步与现代教育技术融合。

　　教育技术的进步，对教育产生着全面而深刻的影响。尤其是以网络技术为核心的信息技术的发展，对当代教育的方法、过程及结果产生了深远影响，推动了教育思想的转型：在教育主体上，从"以教师为中心"走向"以学生为本"；在教学质量观上，从"以知识为中心"走向"以能力为本"；在学生发展观上，从"以教学活动讲授为中心"走向"以活动构建为本"。越来越多的人认为，在注重培养综合性人才、推广素质教育的今天，基于现代教育技术的教育模式才是现代教育。然而，现代教育和传统教育并非对立的，在肯定现代教育模式的同时，决不能全盘抹杀传统教育。真正的现代教育，应该是现代教育技术与优秀传统教育理念的完美结合。

第一节 传统教育技术与现代教育技术

一、传统教育技术的定义

传统教育存在三种解释:其一认为传统教育是西方教育史上特定的概念,主要指德国教育家赫尔巴特及其学派的教育理论和教学模式;其二认为传统教育的概念不能与相应的历史阶段的划分相脱离;其三认为凡是适应过去的经济政治制度、生产方式、文化体系所形成的教育观念、方式、制度、体系,都可称之为传统教育。

传统教育是以教师为中心,把过去已拟定好的知识、技能、行为准则等作为教材,教师作为知识的垄断者和传授者,利用讲解、板书和各种媒体作为教学的手段和方法对学生进行以讲授为主的、说教式的、集体化的教学活动,学生则被动地接受教师传授的知识。传统教育技术是基于传统教育思想而形成的教育技术,忽视学生的差异性和发展的独特性。

传统教育强调以教师为中心、以教材为中心、以教学活动为中心,主要目的是使学生获得教材中的有组织的知识体系和完备的技能。传统教育模式中,教师是主动的施教者,学生是外界刺激的被动接受者、知识灌输的对象,教材是教师向学生灌输的内容,教学媒体则是教师向学生灌输的方法、手段,逐步形成教师组织学生进行以掌握知识为目的的集体化、维持性学习的固有模式。

传统教育教学模式体现了知识的传承,过分强调了知识的重要性、理论性,在教学内容上,教材是学生知识的唯一来源。在培养目标上,只重视传授知识,不注重发展能力,以相同模式培养学生,从而使知识被人为固化,不利于具有创新思维和创新能力的创造型人才的成长。

传统教育技术以教为主,强调教师的主导作用,教师扮演的是家长式的讲解者,是知识的拥有者和传道者,是灌输知识的主动施教者,是权威的象征。教师在教学活动上处于支配性地位,以语言表达来传授教学活动内容,以知识教学为主要目标,重视教,忽视学,使学生在整个学习过程中始终处于消极的、被动的知识接受者的地位。学生学习的主体地位被忽视甚至被压抑,使学生学习缺乏主动性、积极性、创造性和探索性。在教学形式上,单一化、模式化,忽视因材施教和教学活动外渠道。传统的学习评价方式单一,以期末书面形式的考核作为最重要的形式,具有片面性,无法对学生整个学习过程进行监督。

相较于现代教育技术,传统教育技术有许多弊端,但也有一些优势。传统教学注重传授系统的科学知识,讲授知识可以让学生减少探索时间,避免走弯路,有助于学生在短时间内形成知识结构与体系,体现了教学的高效性。以传递接受为特征,强调教师的主导作用,教师能充分驾驭教学活动,有助于学生思维的集中。提倡班级授课制,便于教师组织、监控整个教学活动进程,便于师生的情感交流,能充分考虑情感因素在学习中的重要作用,有利于学生意志品质、情态目标的培养等。

传统教育技术与现代教育技术是量变与质变、继承与发展的关系,传统教育技术具有强大的生命力,存在具有某种合理性,人们对于传统教育技术表现出较强的依赖性。传统教育技术与现代教育技术各有其特点和优势,尽管现代教育技术在某些方面可能包含或覆盖传统教育技术的功能,从而使传统教育技术的某些功能降低,但是对传统教育技术不能断然取代,而应是与现代教育技术呈现出一种交叠之势。

二、传统教育技术的理论基础

传统教育技术的理论基础主要包括学习理论与传播学理论。

(一)学习理论

学习理论是研究人类怎样学习的理论,旨在阐明学习的发生、规律、过程以及如何才能有效地学习,并揭示学习过程依据心理、生理机制和规律而形成的理论,对教育技术的实施具有重要的指导意义。传统教育技术主要基于行为主义、客观主义学习理论而形成。

1. 行为主义的学习理论 20 世纪 20—60 年代,美国斯金纳为代表的行为主义学习理论占主导地位,总结出小步子教学、强化学习、及时反馈等教学原则,创立了程序教学法。

基于行为主义学习理论的基本思想:①把教学内容分成具有逻辑联系的小步子;②要求学生做出积极反应;③对学生的反应要做出及时的反馈和强化;④学生在学习中可依据自己的情况,自定步调和学习进度;⑤要求学生尽可能地做出正确的反应,使错误率降低到最低。

基于行为主义学习理论存在的主要问题:①对学生的学习缺乏积极的控制;②强化不适宜又不适时,强化较少;③缺乏有效的、借以形成一定行为的程序。

行为主义学习理论在研究中只强调行为,把人的所有思维都看作是由刺激-反应间的联结形成的,忽视人们的意识问题。在教学模式上主要采用灌输式知识输出,以教为主,以教师为中心、以教材为中心、以教学活动为中心,通过知识输出、强化训练获得学习效果,忽视了学生作为学习主体的学的过程。

2. 客观主义的学习理论 客观主义认为世界是实在的、有结构的,人们思维的目的是去反映客观实体及其结构,因此知识是相对稳定的,并且存在着判别知识真伪的客观标准。教学的作用便是学生最终应从所传递的知识中获得相同的理解。教师是知识的掌握者,依据目标把知识传递给学生。这种教学有利于结构良好的知识领域的学习,能够高质、有效地帮助学习者掌握基本概念、基本原理和基本技能。

基于客观主义学习理论的教学模式:①清楚地陈述具体的学习目标。②由低层次知识技能到高层次知识技能,按顺序进行教学。③强调个人独立学习。④采用传统的教学和评价方法。

从目前到可预见的将来,社会和家庭都要求学生掌握必备的基础知识、基本技能,并且学生的学习时间是有限的,社会、家庭、学习者都追求较高的学习效率。故而,客观主义的指导性教学仍是基本的教学模式。

(二)传播学理论

传播是社会的信息交流过程,是利用各种媒体把信息从信息源传递给接受者的过程,具有沟通、协调、教育和娱乐等功能。依据信息源和传播对象的不同把传播分为大众传播、人际传播与组织传播三类。基于传播模式的传统教学模式,强调知识的单向输出,却忽视了教学活动中的及时反馈和评价,不利于教学。

三、传统教育技术的主要应用领域

传统教育技术的主要应用领域包括教学活动、企业培训。

(一)教学活动

在传统教育技术系统中,教学大纲、教学目标、教学计划都已经由上级教育主管部门确定好了。教师的主要工作是依据这些既定的教学计划,按照进度选择合适的媒体手段和教学策略,把教学内容有效地传递给学生,并进行相应的评价,其存在明显的弊端。

1.从教学规律看　传统教学知识结构线性化,不仅限制了多层次、多角度地获得知识信息,而且只能按照教师的教学计划来完成学习,无法体现学生的主体性。在认知过程方面,传统的职业技术教育教学过程,尤其是理论教学部分,是由感知教材、理解教材、巩固与运用知识等环节顺序连接的,形成的时间周期长,学生的记忆易于淡化,不利于阶梯式发展过程形成的。

2.从教学模式看　传统教学模式是基于行为主义学习理论而形成的,其以知识传授为目标,重在教师的教,通过外部刺激、强化来使学生获得学习,而忽视了学生的学,不利于调动学生的积极性,影响教学效果。

3.从教学内容看　传统教学方式教学内容主要以教材为蓝本,在教师深入研究教学内容的情况下,依靠文字教材和教师的教学活动讲课,将知识传递给学生,内容上很详尽。强调教学过程由近及远、由浅入深、由具体到抽象的原则。教师对教学内容的理解深刻程度决定学生的学习效果。而且教师在规定时间内传递的知识也有限,学生在教学活动上吸收到的知识也只是教师讲授的一部分。

4.从教学手段看　传统教学逐渐形成教师、教材、学生三点一线的格局,学生面对的是单一枯燥无味的文字教材和一成不变的粉笔加黑板的教学活动,而且教师主导的教学活动,除非教师个人魅力很强,不然容易形成枯燥、一言堂的氛围。

(二)企业培训

传统教育技术在企业培训领域中的应用主要体现为针对员工技能的培训,以教学活动授课为主,以知识、技能为目标,强调传授技能。这种培训缺乏有针对性的培训设计,不能满足企业员工的自身需要,也不能解决诸如员工的动机、企业组织的变化等影响企业效益的重要问题。

四、现代教育技术的定义

中国的现代教育技术起源于20世纪80年代使用幻灯、电影等媒体进行教学活动,与当时传统教育使用原始的口耳之学及印刷媒体教学相比,其传播方式出现了飞跃,已属现代教育技术的范畴,但这并不是完整意义上的现代教育技术,只是现代教育技术发展的初级阶段。

现代教育技术是指把现代教育理论应用于教育、教学实践的现代教育手段和方法体系。主要包括:教育教学中应用的现代技术手段,即运用现代教育媒体进行教育、教学活动的方法,即媒体教学法;优化教育、教学过程的系统方法,即教学设计。

教育技术涉及范围广泛,几乎包括教育系统的所有方面,现代教育技术仅涉及教育技术中与现代教育媒体、现代教育理论及现代科学方法——信息论、系统论、控制论等有关内容。

与一般意义上的教育技术学相比较,现代教育技术更注重探讨那些与现代化的科学技术有关联的课题。具体表现在其所关注的学习资源是近年问世的信息传递、处理手段和认识工具,如现今的电视、电脑系统及其教学软件,而这些系统的开发和利用优势与现代化的科学方法——信息论、系统论、控制论的指导分不开的。

现代教育就是以现代教育思想、理论和方法为基础,以系统论的观点为指导,以现代信息技术为手段的教育技术。现代信息技术主要是指计算机技术、数字音像技术、电子通信技术、网络技术、卫星广播技术、人工智能技术、虚拟现实仿真技术及多媒体技术和信息高速公路等,其是现代教学设计、现代教学媒体和现代媒体教学法的综合体现,是以实现教学过程、教学资源、教学效果、教学效益最优化为目的。

现代教育技术是运用现代教育理论和现代信息技术,通过对教与学的过程和教学资源的设计、开发、利用、管理和评价,以实现教学优化的理论和实践。

现代教育技术强调利用新技术来实现教育教学的优化,但并不忽视或抵制传统媒体技术的应用。现代教育技术将学生、学习资源、教育开发和教育管理作为整体,涉及现代教育工具、设备的最佳使用方法;教学形式、教学方法、教学内容的最佳安排和组合;教学环境的支架设计和教学仪器的最佳制作;探讨现代教育技术和教学手段所产生的问题和解决方法。

五、现代教育技术的影响

1. 从教学规律看　现代教育技术克服了传统教学知识结构线性的缺陷,具有信息呈现多形式、非线性网络结构的特点,符合现代教育认知规律。学生可以依据自己的实际能力、学习需要来安排自己的学习。在认知过程方面,现代教育技术教学符合认知学习理论,符合人类掌握知识、形成能力的阶梯式发展过程。传统的职业技术教育教学过程,尤其是理论教学部分,是由感知教材、理解教材、巩固与运用知识几个环节顺序连接的,形成的时间周期长,学生的记忆易于淡化,这是不利于阶梯式发展过程形成的。而现代教育技术则把感知、理解、巩固与运用融合为一体,使得学生在较短时间内记忆得到强化,可以有效地促进个体主动参与认知结构不断重组的递进式学习过程。

2.从教学模式看　现代教育技术教学系统既是可以进行个别化自主学习的教学环境与系统,同时又是能够形成相互协作的教学环境与系统。不论是传统的电化教育手段,还是多媒体教学系统组成的现代教育技术教学系统,输入与输出手段的多样化使其具有很强的交互能力。多种学习形式交替使用,可以最大限度地发挥学生学习的主动性,从而完成自主学习。与网络技术相结合的多媒体教学系统还可以使学生与学生之间、学生与教师之间跨越时空的限制进行互相交流,实现自由讨论式的协同学习,这显然是传统教学模式无法与之相提并论的。

3.从教学内容看　现代教育技术可以集声、文、图、像于一体,使知识信息来源丰富,且容量大,内容充实,形象生动而更具吸引力。为学生创造宽阔的时域空间,既可以超越现实时间,生动地展示历史或未来的认知对象,又能够拓宽活动范围,将巨大空间与微观世界的事物展示在学生面前加以认知。应用现代教育技术教学系统改变了传统教学方式,使学生占有的时空不断扩大。

4.从教学手段看　现代教育技术的教学系统主要是指多媒体教学系统。多媒体教学系统强调以计算机为中心的多媒体群的作用。从根本上改变了传统教学中的教师、教材、学生三点一线的格局,学生面对的不再是单一枯燥无味的文字教材和一成不变的粉笔加黑板的教学活动,呈现在学生面前的是图文并茂的音像教材、视听结合的多媒体教学环境与手段、利用网络远距离双向传输的教学系统,所有这一切使得传统教法中抽象的书本知识转化为学生易于接受的立体多元组合形式,使得教学过程与教学效果达到最优化状态。学生在整个学习过程中,充分利用学生的视觉与听觉功能,对大脑产生多重刺激作用,从而使得学习效果显著提高。

六、现代教育技术的理论基础

(一)学习理论

现代教育技术是基于认知主义、建构主义的学习理论而发展的。

1.认知主义学习理论　认知主义学习理论强调学习是认知结构的建立和组织的过程,重视整体性与发现式学习。强调学习过程、强调内在动机,认为在教学过程中,教师要尽量设计各种方法,创设有利于学生发现、探究的学习情境,使学习成为积极主动的索取过程,从而充分调动学生自我探究、猜测、发现的积极性。

行为主义强调知识技能的学习靠条件反射,靠外在强化,忽视了人的内在因素、智能的培养和发展。认知派强调学习靠智慧和领悟,靠人的内在因素,而忽视了外在条件和掌握知识与发展智慧是辩证统一的过程。

2.建构主义的学习理论　在20世纪80年代末占主导地位,强调知识不是通过教师传授得到,而是学习者在一定的情境即社会文化背景下,借助教师和学习伙伴的帮助,利用必要的学习资料,通过意义建构的方式而获得。

建构主义学习理论认为"情境""协作""会话"和"意义建构"是学习环境中的四大要素。"情境":学习环境中的情境必须有利于学生对所学内容的意义建构。这就对教学设计提出了新的要求,也就是说,在建构主义学习环境下,教学设计不仅要考虑教学目标分析,还要考虑有利于学生建构意义的情境的创设问题,并把情境创设看作是教学设计的最重要内容之一。"协作":协作发生在学习过程的始终。协作对学习资料的搜集与分析、假设的提出与验证、学习成果的评价直至意义的最终建构均有重要作用。"会话":会话是协作过程中的不可缺少环节。学习小组成员之间必须通过会话商讨如何完成规定的学习任务的计划。此外,协作学习过程也是会话过程,在此过程中,每个学习者的思维成果为整个学习群体所共享,因此会话是达到意义建构的重要手段之一。"意义建构":这是整个学习过程的最终目标。

所要建构的意义是指事物的性质、规律以及事物之间的内在联系。在学习过程中帮助学生建构意义就是要帮助学生对当前学习内容所反映的事物的性质、规律以及该事物与其事物之间的内在联系达到较深刻的理解。这种理解在大脑中能长期存储,也就是关于当前所学内容的认知结构。因此,学生获得知识的多少取决于学习者依据自身经验去建构有关知识的意义的能力,而不取决于学习者记忆和背诵教师讲授内容的能力。

建构主义提倡在教师指导下的、以学习者为中心的学习,也就是说,既强调学习者的认知主体作用,又不忽视教师的指导作用,教师是意义建构的帮助者、促进者,而不是知识的传授者与灌输者。学生是信息加工的主体、意义的主动建构者,而不是外部刺激的被动接受者和被灌输的对象。

(二)传播学理论

传播学是研究人类传播行为的科学,是随着广播、电视、报刊等传播媒体的发展,逐步从社会学、心理学、政治学等学科分离出来的学科。教育也是传播活动,是按照确定的教育目标,通过教育媒体,将相应的教育内容传递给特定的教育对象。教育传播与大众传播有许多共同之处,两者关系密切,可以把传播理论的研究成果应用到现代媒体教育中,提高教育质量和效率。因此传播理论也是现代教育技术的理论基础之一。

1. 奥斯古德-施拉姆的循环模式　该模式突出了信息传播过程的循环性。表明已与单向传播模式划清界限。内含观点:信息会产生反馈,并为传播双方所共享。该模式强调传受双方的相互转化,打破了传统的直线单向模式"一统天下"的局面。该模式未能区分传受双方的地位差别,而在实际生活中传受双方的地位很少是完全平等的。

2. 贝罗 SMCR 传播模式　该模式充分考虑各种影响传播效果的因素及其相互作用。信息源和接受者,要考虑他们的传播技术、态度、知识水平和他们所处的社会系统以及他们具备的文化背景等对传播过程的影响。此种传播模式对教育的启示是要充分了解各种媒体的功能特性;考虑到教师和学生的编码和解码的能力和方法;分析学生的媒体技术能力水平;加强教师教育技术能力培养。最重要的是教育者和受教育者之间的关系,即师生关系,这是决定教育传播是否有效的关键因素。

(三)教育学理论

1. 发现教学理论　发现教学中的策略:①在组织教学时,教师要尽量做到让自己的教学与学习者的认知发展特点相适应,合理地安排教学序列、组织教学活动。②在具体教学设计中,要努力为学习者创设问题情景,激发学生的内部学习动机,为学生营造强烈的问题意识。③教师要深入学生的思维活动过程中,引导和帮助学生,并在恰当的时候启发学生,从而引导学生的思维活动走向深入,培养学生的思维水平。④教师在教学中要注意对学习者的学习行为给予适当的强化,对于好的学习反应,教师要给予鼓励与强化,从而激发进一步的学习热情;对于不好的学习行为反应,教师要学会运用技巧来给予强化,尽量让学生在自信、自觉、自尊和自信的氛围下不断改进和完善。

2.**掌握学习理论** 所谓"掌握学习",就是在所有学生都能学好的思想指导下,以集体教学为基础,辅之以经常、及时的反馈,为学生提供所需的个别化帮助以及所需的额外学习时间,从而使大多数学生达到课程目标所规定的掌握标准。在掌握学习程序中将学习任务分成许多小的教学目标,然后将教程分成小的学习单元,教师编制简单的诊断性测验,验证学生对单元中的目标掌握情况。达到了所要求的掌握水平的学生可以进行下一个单元的学习,若成绩低于所规定的掌握水平就应当重新学习这个单元的部分或全部,然后再测验直到掌握。掌握学习教学理论中教育目标分为认知领域、情感领域、动作技能领域三类。

3.**学习条件理论** 该理论把教学目标分为智慧技能、言语信息、认知策略、动作技能、态度五类,学习过程分为动机、领会、习得、保持、回忆、概括、作业、反馈八个阶段。

4.**"经验之塔"理论** 该理论将学习的经验分为做的经验、观察的经验和抽象的经验三大类,并按抽象程度分为有目的的直接经验、设计的经验、参与活动、观摩示范、见习、旅行、参观展览、电影和电视、多媒体、视觉符号和语言符号十个层次。其理论要点包括以下 5 个方面。

(1)"塔"的底层的经验:经验之塔底层的经验是最直接、具体的,学习时最容易理解,也便于记忆。越往上越趋于抽象,但并不是说,获取任何经验都必须经过从底层到顶层的阶梯,划分层次是为了说明各种经验的具体与抽象的程度。

(2)学习方法:教育应从具体经验入手,逐步上升到抽象。有效的学习方法,应该首先给学生丰富的具体经验。

(3)教育升华:教育不能满足于获取具体经验,必须向抽象化和普遍化方向发展,上升到理论,形成概念。概念是进行思维、探求知识的工具,可以指导进一步的实践。

(4)替代经验:位于经验之塔中层的视听教具比语言、视听符号更能为学生提供较具体的和易于理解的经验,属于替代经验,能冲破时空的限制,弥补学生直接经验的不足,且易于培养学生的观察能力。

(5)形成科学的抽象:在教育中,应用各种教育媒体,以使教育更为具体,从而形成科学的抽象。"经验之塔"理论所阐述的是经验抽象程度的关系,符合人们认识事物由具体到抽象、由感性到理性、由个别到一般的认识规律,既能为学生学习提供必要的感性材料,容易理解、记忆,又便于借助解说或教师的提示、概括、总结,从具体的画面上升到抽象的概念、定理,形成规律,是有效的学习手段。

5.**系统论** 系统论认为任何系统都是有机的整体,系统中各要素不是孤立存在的,每个要素在系统中都处于一定的位置,契合特定作用。各要素之间互相关联,构成不可分割的整体。

七、现代教育技术的主要应用领域

现代教育技术的主要应用领域包括:学校教学领域、远程教学领域、企业培训领域。

(一)学校教学领域

学校教育以教学活动作为主要的教学形式,随着现代教育技术的迅速发展并应用于传统的学校,迅速变革教学活动。

现代教育技术的特征是以信息技术为依托,以教师对教学内容的设计为核心,以提高教学效率、实现教与学的优化、促进人的发展为最终目的。其具有传统教育技术不能比拟的功能如再现、集成、交互、扩充、虚拟等,使得学习时空开放化、学习方式多元化、教学活动手段和方法现代化、教材媒体动态化、教育内容现代化、教育科研现代化、学校管理现代化、终身教育和继续教育的形式现代化。其应用和发展,给传统教学带来极大冲击和挑战,引起教学领域的革命性变化。

1.现代教育技术促进现代教育观念的实现　现代化教育就是要培养人才,促进人的全面发展。而学生是主体性的人、发展性的人、完整性的人、个性化的人,因此现代教育倡导以人为本、全面发展、素质教育、创造性、主体性、个性化、开放性、多样化、生态和谐、系统性等教育理念,在这样的大背景下,终身教育观、素质教育观、情感教育观等现代教育观念应运而生。而现代教育技术能高效、快捷的方式服务于现代教育理念,促进现代教育观念的实现。

2.现代教育技术促进教师教学模式和教学方法的变革　现代教育技术的应用使传统的教学模式和方法受到了前所未有的冲击,促使教学模式和教学方法发生变革。现代化的教育把培养目标从知识型人才转变为创新型人才,把教学中心从教师的"教"转变为学生的"学",把学习形态从纯粹解惑型转变为探索研究型。

传统的教学模式以教师讲授为主,分科定时,是面对面的、说教式的教学,是集体化的活动,学生被动接受知识。现代教育技术打破了传统教学过程中面对面的教学模式,使教师的教和学生的学打破传统的时空界限,也让学生有了更多的学习渠道,学生的学习不再单单局限于教师传统的教学活动,可以通过教学软件、远程教育等方式获取优秀的学习资源,可以依据个人的实际情况学习不同的内容,这将更有利于开发学生的个性学习,充分满足了不同层次和需求的学生。

现代教育技术发达的视听系统,使图、文、声并茂成为可能。多媒体等现代教育技术的应用使教学变得更加形象化,把复杂的东西变得简单,把抽象的东西变得具体,并具有良好的交互性,使得各种信息在表达中更加生动、直观和多样化。

教师不再局限于自己单独备课、用以往个人的知识经验进行教学,而是充分利用全人类优秀的知识和经验,这就使教学的内容真正做到了与时俱进。另外,有了丰富的教学资源,教师被导向去研究、设计教学过程或教学活动,通过活动构建,引导学生主动学习。这充分体现了现代教育"以活动构建为本""以学生为中心"等教育理念,使得交互学习、探究学习、合作学习都成为可能。

3.现代教育技术促进学生学习方式的变革　在传统教学中,学生获取知识的渠道比较单一,并且多为书本知识和教师已有的知识经验,其中有些是已经过时的。学生依靠教师组织、安排和要求进行学习,消极被动地听取教师传授的知识,始终处于接受灌输的被动地位。学生只有依靠教师的讲解才能掌握知识,依靠教师的考核才能知道自己的进步。

现代教育技术进入教学活动后,改变了学生对教师的依附,促使学生的学习方式更加多元化。教育信息资源极大丰富,教师和教科书不再是学生获取知识的唯一来源。现代教学媒体以各自特有的优势,为学生提供了多样化的外部刺激和丰富的学习资源,便于学生独立查询、整理、挖掘以及自主探索,使学生自主研讨、独立探究,能按自己的需求和兴趣来选择知识,促进了学生主体性的发挥。知识来源渠道多了,学习的时间、内容、进度就可以自行掌握,使学生从被动学习转变为自主学习,提高了学生的注意力和学习兴趣,培养了学生的多方面能力,提高了学习的效果。

4. 现代教育技术促进教学内容、教材形式和课程体系的变革　现代教育技术使教学模式发生了变革,使教学方法和手段更加多样化,与此相适应,教学内容、教材形式和课程体系也必然会发生根本的变革。

学生阅读方式从文本阅读走向超文本、多媒体和高效检索式阅读,使写作从单纯的文本和手工写作转变为媒体写作和各种自动化输入方式,使计算机从纯数学计算扩展为多媒体信息综合处理,将导致基础教育从形式到内容的整体变革。教师必须用现代科学技术的新知识充实和更新教学内容,注重培养学生应用计算机和通信的基本能力、信息搜索分析和筛选能力、网络环境下合作共事的能力、解决半结构问题能力等。教师不仅传授课本知识,还要重视能力的训练和情操的培养,尤其重视学习方法和学习能力的培养。

5. 现代教育技术促进学习过程中教师、学生、教材之间关系的转变　现代教育技术改变了从前那种以教师或教材为中心的观念,把教师和学生的主体性都调动了起来,改变了课程教学的固有模式。教师由讲授者变为教学活动的引导者、组织者,学生由被动接受者变为主动学习的主体,媒体从演示工具变为学生认识的工具,教学过程从传统的逻辑分析讲授转变为学生发现问题、探究问题。

现代教育技术的教学系统主要是指多媒体教学系统。多媒体教学系统强调以计算机为中心的多媒体群的作用。学生在整个学习过程中,充分利用视觉与听觉功能,对大脑产生多重刺激作用,从而使得学习效果显著提高。

6. 现代教育技术促进良性的教学评价　基于现代教育技术手段下的教学评价明显有别于传统教学评价。

(1)相比传统教学资源单一的窘境,基于计算机和网络技术手段下的教学资源广泛、内容丰富,既能帮助学生进行个性化学习,也能极大丰富师生的课余生活。因此,基于现代教育技术手段下的教学评价要侧重评价学校信息化资源的建设,包括学校有无自建网络资源库、自建网络资源库包含学科的完整性及使用率的高低、对校外资源的利用程度等。通过对学校教学资源的评价可以反映出学校的信息化建设水平,同时评价的结果也能反过来为学校的信息化建设提供参考。

(2)在教学评估的过程中要充分反映学校信息化建设的投入与现代教育技术实际应

用的比率问题,通过对现代教育技术在教学过程中的应用评价既能督促应用不力的学校尽快改正,也提升了应用好的学校的积极性,同时也保证了有限教育资金的充分利用。

（3）参与者自我评价。教学的主要参与者是教师和学生,传统教育注重他评,而参与者自评既可以满足师生的个性化需求,也符合学校传统测评要求,有助于提升教学质量。

7.现代教育技术的应用体现了以学生为中心的理念,对学生的全面发展具有重要意义

（1）现代教育技术有利于学生素质的全面发展:现代教育技术具有广泛的表现能力,可以超越时空和宏观、微观的限制,向学生提供丰富的感知材料,把教学思路和教学环节充分体现在教学活动中,激发学生明确的学习动机、积极参与教学活动的兴趣和浓厚的学习兴趣,扩大学生的直接经验范围,形象具体地表达教学内容,反映事物的固有属性,为学生的认知活动提供丰富的感性经验和思维素材,有利于学生对知识的学习和掌握。同时,教育技术中时空变换、大小变换、速度变换、虚实变换等手段的运用,动静结合的教学内容和直观性、形象性、趣味性、系统性的优势,使学生在进行知识学习和技能训练中,犹如身临其境,感染力强,提高教学活动效率,可以促使学生的认识活动在对问题的深入思考中不断地从感性向理性过渡,并充分调动学生的兴趣、需要、动机、情感等非智力因素,积极参与到知识学习和素质形成的活动中,用最少的时间获取最好的教学效果。另外,利用现代教育技术开展个别化教学,可以给学生充分的选择自由。学生可以依据自己的意愿选择学习内容,依据自己的能力掌握学习进度,依据自己的需要控制呈现次数,可以使学生的个性特长得到充分、自由的发展。

（2）现代教育技术对培养学生的主体性思维具有重要意义:在现代教育技术环境中,虚拟现实技术能构造出最佳的教学活动环境,将学生置于其中,以求获得最佳的教学效果。其能创造和展示各种趋于现实的学习情境,把抽象的学习与现实生活融洽起来,激发学生的思维。其可以克服传统班级授课制限制学生的主动性和独立性的缺点。用虚拟现实技术"构筑"的教学活动除学习者之外的老师和同学可以是真实的,也可以是虚拟的,学习者可以是一个或多个,教学模式可以多样化,教学方法可以任意,教学进度可以多方控制。在教学全过程中,学生可以同教师一起成为教学的设计者和控制者,使师生的主体性都得以发挥。

（3）现代教育技术有利于培养学生终身学习的意识和能力:现代教育技术下的教学,给人们提供前所未有的学习便利条件,同时也是激励人们学习的启动器。信息技术的认识和掌握的程度,将从侧面决定个人的发展,学习将伴随人的一生。

（二）远程教学领域

远程教育作为新的教育模式,将最大限度利用现有的教育资源,是实现高等教育的大众化、现代化、终身化和国际化的新型教育形式和必然途径。

现代远程教育深刻地改变教育的价值观和目标。现代远程教育是高层次的、终身性的教育,其是开放式的"大众教育",是以人的全面发展为目标的创新教育,因此其注重人的情感、智力、品德和创新能力的培养。

现代远程教育打破了传统学校教育办学的封闭性,实现了人类教育的全方位的开放,其冲破传统的、封闭式的教育,采用卫星通信、多媒体技术和计算机网络等先进媒体,将科学的知识和信息跨越时空限制,传播到全世界,使人类的全面发展和终身教育从可能变成现实。教育不再只是灌输和传授知识与技能,不再只是记忆、模仿和考试,其是促进个体学习和成长的指导者,成为学生学习和自我实现的助手。

现代远程教育实现了教育与学习过程的自主原则。各类网络资源和各种教学软件铺天盖地涌现,学习者学习知识、训练技能、探讨问题、继续深造不受时间和地域的限制,极大地满足了学习者的兴趣和需求。学习者能够自主选择自己认为相关或自己认为有用的知识;能够在学习的时间、过程和空间上具有更多的支配权;能方便地对自己所学的知识进行测试,并能及时反馈;教育内容实用、有趣,集观赏性、艺术性和科学性为一体。

现代远程教育改变了教师的角色,转变了师生关系。知识的源泉已经不是教师,而是网络信息和书籍、软件等,学习者可在"无师"的状态下学习和获取信息,基于网络的学习,教师转变为学生的辅导者或协助者。"一日为师,终身为师"的格局已被打破,教师也要变为学生,不断地学习和创新。现代远程教育对教师提出新的要求,现代教师再不是单纯的知识传授者或教育者,而是要掌握现代信息技术以及现代教育原理的多智能、复合型人才。在网络教育中,学生可以成为自己、他人甚至教师的教师,自我教育和能者为师成为现代远程教育的独特的师生关系。

现代远程教育促使学习方式与评价标准的转变。现代远程教育综合应用了视频、音频、立体图像等多媒体技术于教育中,使学生的多种感官协调参与学习活动,不仅吸引了学生的学习和注意力,而且激发了学生的学习兴趣,大大提高了学习的效率和质量。传统的教育评价主要方式是考试,是竞争式、淘汰式评价方式,是外在式的回报。现代远程教育评价实质是无竞争的自我回报,内外兼具的、自检测的方式,一切评价方式都是以学习的需求和满意度为核心的价值评定。

现代远程教育其思想基础是终身教育思想,其技术基础是现代电子信息技术和网络技术,其推动力是社会对各类人才的需求,其条件是现代学习理论的发展。

(三)企业培训领域

企业员工培训已经成为现代教育技术应用的重要领域,按照企业的需求来运作和控制,目的是提升员工的工作业绩。企业培训和学校教育以及远程教育中教育技术的运用有所不同,企业培训关心企业员工的工作业绩,具有更具体的目标指向性,更关注受培训者在特定领域中的绩效水平的提升。

企业网络培训可以提供虚拟的环境和实时的交流,降低培训成本。网络培训中的教学设计、交互策略、实施形式都有赖于现代教育技术的应用。

第二节　现代医学临床教育技术应用

现代教育技术发展迅速,以图文并茂、声像俱佳、动静皆宜的表现形式和非凡表现力,增强了学生对抽象事物与过程的理解和感受,教师在教学中能多角度地向学生传递教学信息,大大提高了教学活动效率与效果。现代教育技术的应用使教学思想、教学内容、教学方式及教学活动结构发生巨大的变化。

借助现代教学媒体,充分利用网络教育资源,通过微课、慕课、在线开放课程、录播课程、网络直播课程教学等基于互联网的教学形式,医学临床教育将进入新时期。

一、教学媒体的概述

(一)教学媒体的定义

媒体是指承载、加工和传递信息的介质或工具。当媒体被用于教学目的、承载教育信息时,则被称为教学媒体。教学媒体是教学内容的载体,是教学内容的表现形式,是师生之间传递信息的工具。教学媒体除了传统的黑板、粉笔、纸笔文本、图表、图画,教师的语言、动作,实物、实验、实践外,还有现在教学中经常运用的计算机、多媒体、手机等。

(二)现代教学媒体的定义

现代教学媒体是指利用现代教育技术承载和传递教学信息的工具。其包括两个要素:一是硬件,又叫设备,即用以储存和传递教学信息的多种教学设备。二是软件,又叫教材,即录制或承载了教学信息的各种片、带、软盘等。

教学媒体的发展经历了语言媒体、文字媒体、印刷媒体、电子传播媒体四个阶段。引入教学领域的电子传播媒体主要包括投影、电影、广播、教育电视、计算机等。随着网络技术的发展,现代教学媒体主要指以计算机多媒体技术、虚拟现实技术、网络和通信技术为主的,为混合式教学、移动学习和智慧教学活动提供技术支持的各种硬件设备和软件技术。

现代教学媒体分为硬件媒体、数字化文本和辅助软件三种类型。硬件媒体主要指多媒体计算机、投影机、交互式电子白板、智能手机、屏幕等设备。数字化文本是教学内容的可视化、数字化形式,是反映教学策略和教学内容的数字化教学资源,包括教学课件、电子教案、多媒体素材、E-book、主题学习资源包、MOOC 视频、微课、网络课程等。辅助软件指能支持和辅助教师开展多媒体教学的各种应用软件,其作用是辅助教师加工处理教学信息、制作教学课件、演示教学以及为师生课上、课下的交流互动提供技术支持等。辅助软件既包括:①通用办公软件,如 Office 软件、Flash 软件等;②教学专用软件,如几何画板、虚拟实验室等;③支持师生交互的社交软件,如 QQ、微信、微博等;④智慧教学工具软件,如雨教学活动、微助教等。

(三)现代教学媒体的特点

现代教学媒体具有较强的记录、存储、传递和再现信息的功能。与传统教学媒体相比,主要表现为以下五个方面的特点。

1. **形声性**　现代教学媒体不仅可以传递文字、语言和静态的图像信息,还可以传递动态的图像,通过对教学信息图、文、声、像一体化的达成和实现,提高教学信息的直观性和表达能力。

2. **再现性**　再现功能是现代教学媒体的优势,能依据教学活动的需要,灵活调整所要表达事物的大小、远近、快慢、虚实,让教育教学活动中需要的相关事物、现象和过程能够不因时空限制而及时地再现于教学活动,极大提升了教学的深度和广度。

3. 先进性 现代教学媒体是在现代科学技术的背景下产生的,和现代科学技术一样有其先进性。首先,作为教学工具的现代教学媒体种类越来越多,体积越来越小,轻巧便利化发展,功能越来越完善、越来越强大。随着科学技术的不断发展进步,现代教学媒体也在向综合化和现代化的方向发展,现代教学媒体的先进性表现得越来越明显。

4. 高效性 现代教学媒体和传统教学媒体相比,其高效性主要表现在三个方面:一是教学活动中对教学内容和信息的传输效率高,二是在现代媒体教学背景下学生接受知识和信息的效率高,三是在现代教学媒体的支撑下学生对接收的信息记忆效果较好,这些都体现了现代教学媒体在教育领域的重要作用。

5. 普遍适应性 现代教育媒体具有普遍适应性,适合各个年龄层次的多种教育。

现代教学媒体具有的形声性、再现性、先进性、高效性和普遍适应性等特点,使其在教育活动中占据了一定的地位,促进了教育现代化发展,发挥了重要载体和媒介作用。

(四)现代教学媒体的运用优势

1. 有利于优化教学,提高教学质量和教学效率 现代教学媒体集图、文、声、像于一体,为学生提供多样的感性材料,能化抽象为具体,并生动、形象地将教学信息可视化、直观化,激发学生的学习兴趣和学习积极性。

现代教学媒体在教学活动中对教学内容和信息的传输效率高,在现代媒体教学背景下学生接受知识和信息的效率高,学生对接收的信息记忆效果较好,从而提升学生的学习效率和质量。

现代教学媒体的再现功能极大地提升了教学内容的广度和深度,提高了学习效果。

传统教育模式是节奏、容量一样的教育,并不能有效地实现个性化学习和因材施教;现代教学媒体把教材制作成个性化的学习资料,发挥现代教学媒体的再现性、重复性优势,学生就能按照自己的学习需求进行个性化、选择性学习。

现代教学媒体可以给学生提供丰富的学习资源,学生不再依赖于教师的知识输出,教师通过既定的教学目标、合理的教学设计,通过创设情境、活动构建等引导学生学习,有利于促进教师角色的转变,由传统的知识传授者转变为课程的设计者、学生学习的指导者和学习活动的组织者和参与者。教学情境创设如问题情境、认知情境、操作情境等,为教学带来持续的生机和活力,学习者学习方式由传统的被动接受式转变为主动学习、自主学习及探究学习。

现代教学媒体的应用使翻转教学活动、混合式教学等以学生为中心教学模式成为可能,并能对学生学习的全过程进行监督和评价,有利于提高教学效果,且有利于探索和实现不同的教学模式,推动教育改革。

现代教学媒体的应用使学生学习的主动性与创造性得到充分发挥,从而达到全面优化教学活动、提高教学质量的目的。

2. 有利于扩大教学规模,普及教育 现代教学媒体具有适应各种年龄阶段教育的普遍适应性,有利于扩大教学规模,普及教育。

3. 有利于开展特殊教育 现代教学媒体因自身多方面优势,在教学活动中发挥着巨大的作用,教育信息化不断推进,让现代教学媒体在教育领域的运用更加广泛、深入,必将为教育改革带来深刻的影响。

二、网络教育资源的应用

(一)网络教育资源的定义

网络资源是以网络为承载传输媒介的新型信息资源,是网络上的各种形式知识、资料、情报、消息等的集合。网络资源中为教学而专门设计的或者能为教育服务的资源都称为网络教育资源,包括网络教育信息资源、知识资源和人力资源,其中网络教育信息资源是核心,包括多种媒体教学资源。

(二)网络教育资源的主要类型

1. 依据表现形式的不同分类

(1)网络课件:网络课件是指以网页形式存在的,能在网上运行的,以解决专业课程的重点、难点为基本目的,并以多媒体超链接的结构制作、相对独立的教学软件。依据预定的教学目的,对教学内容进行设计,以网页形式组织多媒体信息元素来完成制作并运行在网络环境下的课件,用于知识点的教学。

(2)网络课程:网络课程就是通过网络表现的某门学科的教学内容及实施的教学活动的总和,是信息时代条件下课程新的表现形式。包括按一定的教学目标、教学策略组织起来的教学内容和网络教学支撑环境。其中网络教学支撑环境特指支持网络教学的软件工具、教学资源以及在网络教学平台上实施的教学活动。网络课程具有交互性、共享性、开放性、协作性和自主性等基本特征,用于整门课程的教学。

(3)专题学习网站:专题学习网站是指在互联网环境下,围绕某门课程与多门课程密切相关的某一项或多项学习专题进行较为广泛深入研究的资源学习型网站。通常包括结构化知识展示、扩展性学习资源、网上协商讨论空间、网上自我评价系统四个基本组成部分,用于专题的学习和研讨。

(4)案例库:用于典型个案分析。

(5)多媒体数据库:阅读浏览,查阅文献。多媒体数据库是数据库技术与多媒体技术结合的产物。

2. 依据用途不同分类

(1)应用于教学活动的教学素材:主要是由教师将互联网或校园网中的教学素材,制作成"多媒体课件"应用于教学活动,能帮助教师更好地优化教学活动,突破教学中重点、难点,帮助学生理解和掌握知识。因此,应用于教学活动的教学素材是校园网教学资源建设中的主要内容。

(2)适用于网络环境下学生自主学习的课件:教师在多媒体计算机网络教室内应用课件组织教学,实现信息技术与学科教学的整合。课件由教师经过分析教材和教学目标,依据学生基础,兼顾各类学生需求,充分利用网络的容量大、交互性强的教学特点,制作成教学内容与教材相关的拓展性材料、讨论题、分级分类自我评测题等内容丰富、交互性强的多媒体课件。

(3)网络环境下探究性学习的资源:是基于网络环境下的全新学习方式,学生的课程基本上利用课余完成,学校的计算机网络教室全天向学生开放,使网络设备得到了充分利用。学生带着任务上网,有目的地上网搜索有关信息。不同学习阶段的学生,在教师指导下,利用网络完成一定量的研究性课题训练,可以有效地培养学生提出问题、解决问题的能力。

(三)网络教育资源的特点

1.信息分布的广泛性　网络信息存在于世界各地联网的主机中,是涉及地域最广的资源。其以超链接的方式将文字、图像、音频、视频等信息链接成文本和超媒体系统,已经成为全球最大的信息资源库。

2.信息形成的多样性　网络信息内容以多媒体、多语种的形式表现,极大地丰富了信息内容的表现力。信息形式的多样性有助于人们知识结构的更新和重构。

3.信息获取的快捷性　网络信息可通过网络终端随时随地获取,这就避免了其他媒体信息在查找时时间、空间等因素的限制。

4.信息资源的共享性　网络信息除了具备信息资源的共享性外,还表现为 Internet 网页可供所有的 Internet 用户同时访问,不存在传统媒体信息由于复本数量的限制所产生的信息不能多人同时获取现象。

5.信息传递的时效性　网络媒体的信息传播速度及影响范围使得信息的时效性大大增强。同时,网络信息增长速度快、更新频率高。

6.信息交流的互动性　互动性是网络的主要特点之一。网络信息具备双向传递功能,即用户在接收到相关的网络信息后可针对该信息随时向信源提供反馈,表现为在网页上提供相关的 E-mail 地址。网络用户既是网络信息的使用者,也是网络信息的发布者。

(四)网络教育资源建设的重要性

网络教育资源是各种基于互联网+教育模式的核心资源。网络教育资源建设是教育信息化的重要组成部分,是实现信息技术与课程整合的前提和基础,是实施网络教学的基础,促进了教学模式的重塑,是实施研究型学习的支撑。随着信息技术在教育领域的广泛应用,网络教育资源已成为学校信息化建设的趋势,网络教育资源建设已成为学校信息化教育水平高低的重要标志之一。因此,合理建设网络教育资源是具有重要意义的。网络教学资源的建设应以教学内容建设管理和资源设计者的培养为主。

(五)网络教育资源的应用

网络教育资源的有效利用能在相当程度上丰富教学内容、促进教学活动、提高教学效率和质量,是促进教师专业发展的重要环节。充分有效利用网络教育资源还有助于提高学生兴趣、激发学习潜能、提升学习体验,也是促进学生学习,确保教学效果和质量的重要内容。网络教育资源的利用主要表现在以下方面。

1.应用于教学活动　教师通过计算机调用互联网或校园网中的教学素材制作成多媒体课件应用于教学活动,能帮助教师更好地优化教学活动,突破教学中重点、难点,帮助学生理解和掌握知识。

2.应用于网络环境下学生自主学习　教师经过分析教材和教学目标,依据学生基础,兼顾各类学生需求,充分利用网络的容量大、交互性强的教学特点,制作成教学内容与教材相关的拓展性材料、讨论题、分级分类自我评测题等内容丰富、交互性强的多媒体课件。教师在多媒体计算机网络教室内应用课件组织教学,实现信息技术与学科教学的整合。

3.应用于网络环境下研究性学习　通过教师的教学设计,学生在基于真实问题的情境下进行自主的探索,通过对问题的分析和把握,有针对性地获取资源,对获取的信息加以分析判别,将有用的信息进行归纳和综合分析,以找到解决问题的方法和途径。这种研究性学习涉及的内容并不是某一学科的知识,而是基于实际的问题情境,需要多方面的综合知识才能达到对问题的深刻把握,所以需要为学生提供蕴涵了丰富资源的空间,供学生依据问题的需要,在其中筛选和过滤有用的资源。学生的学习方式是探索性的、研究性的,利于发挥学生学习的主动性,并进行有意义的知识建构,培养学生的综合能力,提高学习效果和质量。

三、微课教学

(一)微课教学的概念内涵

作为"互联网+"新形势下的教与学资源的新形式、新形态,微课已成为互联网+学与教的重要支撑形式。国内教育学者和各教育部门对"微课"的界定进行归纳总结,可以分为三种典型的观点。第一种观点认为微课是一种教学微课资源,即微讲座;第二种观点认为微课是以微视频为中心的资源包,即微课程;第三种观点认为微课是微型的教学活动,即微课教学。虽然"微课"的概念还没有统一的表述,但各自定义的本质并无太大差别,只是在有些定义里赋予的内涵和表现形式更丰富。

微课的主要形式是基于教学设计思想,使用多媒体技术在5分钟左右时间就一个知识点进行针对性讲解的一段音频或视频。微课遵循认知规律,利用网络和信息技术在学习者面前呈现碎片化教与学,微课的内容、素材以及过程是结构化的、数字化的。

(二)微课的特点

1.讲授时间短、时间碎片化　微课的讲授时间一般控制在5~10分钟以内,较好地符合了人们的认知特点和学习规律。同时,微课的短小,较方便人们利用零散时间进行学习。

2.内容少、主题突出、知识碎片化　相对于时长45~50分钟的传统教学活动,微课时长只有5~10分钟,所能传授的知识内容较少,所以微课一般只围绕某一知识点为主要教学内容来组织教学活动,主题突出,观点单一明确。但微课这种对知识点的高度聚焦,造成知识碎片化的弊端,缺乏知识连贯性。孤立的微课不能自成体系,也无法使人们建立起完整的知识体系。

3.以微视频为核心,资源构成多样　微课以教学视频为核心,整合多媒体素材、教学活动、教学评价等教学资源,构成多样、结构紧凑的主题单元资源包。

微课教学是指教师围绕某个知识点或某个教学环节,进行精心的教学设计,以流媒体的形式展现的简短的、完整的教学活动。学生通过观看微课视频,达到自主学习的效果。通常情况下,微课的表现形式比较丰富,其核心组成内容是教学活动的短片,微课所讲授的内容呈点状、碎片化,这些知识点,可以是教材解读、题型精讲、考点归纳,也可以是方法传授、教学经验等技能方面的知识讲解和展示。同时包含着该教学内容章节相关的设计、课件、反思、练习、测试、反馈、点评等教学资源,这些资源共同构造了结构化、主题式的教与学的单元。微课有别于传统单一资源的教学课例、教学课件、教学设计、教学反思等,而是在其基础上创新性整合、有机构建的新型的数字化的教学方式。微课教学是教学活动的有效补充形式,其不仅适合于移动学习时代知识的传播,也适合学习者个性化、深度学习的需求。

(三)微课教学的优势与弊端

1. 微课教学的优势 微课具有主题突出、短小精悍、形式多样、内容生动的特点,且微课载体是微视频,可以利用网络传播平台而快速学习与分享,不受时间与空间限制等特点,可以在教室、图书馆、寝室、公交车等多种环境,应用电脑、手机、平板电脑等各种终端形式实现随时随地学习,师生也随时随地通过微课交流,满足了学习的及时性和随时性。

微课内容完整,教学内容清晰,重点明确,并有效结合声、像、图等不同方式传达,在短时间内更是完整地展现知识点全貌,可较好地引发学生学习兴趣,让学生更容易抓住重点。微课教学有助于提高学生的学习兴趣和自学能力,促进自主学习,改善教学质量和教学效果,也能促进教师的专业化发展。微课教学是传统教学活动学习的重要补充和拓展。

结合微课教学模式的教学是教育改革的一部分,与 PBL 式教学、CBL 式教学、"图启"教学、尝试教学、"游离教材"式教学等方法和工具在内涵上或有重叠,但这不妨碍微课这种形式与多种教法有机结合,让学生能更加灵活、主动地参与到学习过程中。这些为创新教学活动模式和深化高校教学改革进一步提供探索和启示。

2. 微课教学的弊端

(1)不适合学习自律性差的学生,这类学生不主动学习视频内容,达不到预期学习效果。

(2)微课都是碎片化的学习内容,不利于学生思维水平的发展及逻辑水平的发展。

(3)不利于学生一些良好行为习惯的养成,如集体意识、协作意识等。

(4)在师生交流上,不够重视师生的情感交流。微课教学不适合长期学校教学,只能作为教学辅助配合教师教学。

综上所述,高校教师在利用微课进行教学时,要充分考虑到其优点与缺点,扬长避短,以达到最佳教学状态。

(四)微课教学的应用领域

1. 微课应用于新授知识领域

(1)课前复习:针对新知识点,在正式讲授之前,依据已学过的知识和新知识之间的衔接,设计微课,主要用于学生在上课前进行课前的复习和学习。

(2)新课导入:好的新课导入可以激发学生的学习兴趣,在新课教学活动上开始上课后展示给学生。

（3）知识理解：针对重点、难点，单纯在教学活动上讲授，学生可能消化不了，此时可以录制微课，方便学生课下进行研究习。

（4）练习巩固：此种情况微课的主要内容载体是习题，在选择上，要求少而精，避免引起学生厌烦情绪。在讲解上，要求不宜过于烦琐，做到简洁明了。

（5）小结拓展：主要针对内容讲完的时候，总结重点及思路，归纳理论体系，同时搭配适用于不同层次学生的拓展思考。

2. 微课应用于学生自主学习领域

（1）微课时长通常较短，选题都相对较为独立，针对学生的困惑展开，适合学生自学。

（2）可以真正实现随时随地学习，有很强的自主性。学生在有学习动机的情况下进行有针对性的学习，无疑会提高学习的效果。

（3）视频的播放速度学生可以自己控制，适合不同层次的学生，灵活机动性比较强。

（4）视频可以用来反复观看，对于没听懂的知识点，可以重放，这就对那些不喜欢提问的学生有很大的帮助作用。

3. 微课促进教师业务成长和教学研究

（1）微课的制作过程要求精练，所以在制作的过程中，会加入教师的很多创意、思考，在这个过程中，就可以发现自己教学中的问题并设法解决问题，从而很好地促进教师的业务专长的精进。

（2）微课存在于网络，教师也可以观看其他教师的微课，无形中实现了不同学校教师的沟通和交流。

（3）微课制作耗时相对较短，但形式新颖，所以微课一定程度上可以增强教师的自信心和成就感，同时教师可以通过微课积累教学资源，能够与时俱进，充分利用网络手段进行教学活动。

（五）微课教学在我国高等教育中的问题及对策

1. **教学目标不明确**　微课之所以称之为"微"，关键在于微课教学的目标明确单一，一节课只对一个目标知识点进行详细讲述，学生不用担心知识点太多以致难以消化吸收所学知识，反而学生能很好地掌握该知识点，做到"一课一得"。在高校教学中，部分教师在设计教学目标时没有意识到这一问题，加之高校公共课课时少，教学任务繁重，往往会在一堂课中设计多项目标，导致教学目标不够明确。学生不了解通过这堂课的学习能够掌握哪些知识，拥有哪项能力，更没有对所学知识的知识体系进行细化，导致学生学习效率低下，教师教学效果不佳。因此高校教师要了解微课的概念与优缺点，制作微课时要做到一节课只有一个教学目标，在设计问题时要围绕教学目标进行设计，避免节外生枝，发散学生思维，要让学生了解所学，做到"一课一得"。

2. **教学视频的时间过长**　部分高校教师在上课时，过度依赖微课教学模式，整堂课都是在利用微课视频教学，对教学视频的时间也没有准确把握，只让学生观看微课视频，缺乏指导与交流，以致教师并不知晓学生对所学知识的理解和把握程度。长此以往，学生会失去学习兴趣，质疑教师的能力，这对教师专业技能的提高也有负面影响。因此学校可建立微课教学评价体系，通过多方评价了解教学中存在的问题或不足，并将这些信息反馈给教师，可以促使他们改进教学，保障教学质量。

3.学生主动性难以有效发挥 教育教学要求要充分发挥学生的主动性和积极性,以提高学生的专业技能为目的。在实际教学中,部分教师忽视了学生学习的主动性,很多学生对教师布置的微课任务置之不理,不主动学习,导致微课教学效果难以显现。因此在教学中主要由两大对策:①教师精心设计微课视频,以学生为中心,激发学生学习的兴趣;②建立合理的过程性评价机制,用评价促进学生主动学习。

(六)微课教学在医学临床教育中的应用

医学作为应用学科,知识点多且零散,相互交叉又各不相同。教学过程中,各种临床表现、影像学特征、操作技巧等零碎知识点均需要教师讲授,这无疑给教学带来了极大的负担。微课的出现实现了智能终端的在线学习,帮助教师与学生实现随时随地、有针对性的教学,满足了医学教学的理想要求。

微课融入医学临床教育发展迅速,教师的讲解视频主要针对各基础知识点来制作,便于学生进行教学活动内容的辅助补充性学习。随着微课教学效果的不断得到肯定,临床基础课及临床课也逐步引入微课教学,微课更有效地将零散的医学知识点组织成有效的知识网络,并以不同的形式直观展现给医学及相关专业学生,更好地帮助学生理解、掌握繁杂的知识网。微课在医学实践教学、临床实习中运用也越来越多,尤其是在指导学生培养临床思维、掌握临床操作技能的教学活动中应用广泛。

医学临床教育是培养医学创新人才的重要阶段,微课教学结合网络环境下的主体研究性学习、基于网络课程自主学习、基于问题学习等新教学模式,将为医学及相关专业学生敞开兴趣、科学和知识的大门,提高医学及相关专业学生的能力和素质。

四、慕课教学

(一)慕课的概念内涵

慕课是英文缩写 MOOC 的音译,意为大规模开放在线课程(massive open online course,MOOC),是基于网络的集选课,集注册、学习、练习、反馈、作业、讨论、评价、考试、证书与学分认证等教学过程于一体的在线教学组织形式。主要采用短视频(微课)的方式呈现学习内容,学生可以在线进行视频学习、提交作业、交流提问、参加考试等学习和互动。慕课有一定学习日程安排,学习者在规定的时间内完成学习、作业、讨论、考试等活动,通过考试的学生可以获得课程的修课证书。从慕课的概念可以看出,是以学生为中心的自主学习方式,其完整的学习周期从视频学习开始到考试结束,主要是学生自主完成的。可以将慕课理解为虚拟学校,是将学校的学、教、管三要素都搬到网上的虚拟教育组织,其内涵已经远远超出了传统的视频公开课和网络课程,从一节课、一门课教学内容的展示扩大到多个课程的教学活动的实施,实施的场所就是慕课平台,慕课平台就是网络大学。

(二)慕课的特征

慕课的基本特征可以由组成其名称的几个词表示,即"大规模""开放""在线课程"。"大规模",是上课人数多,与传统课程只有几十个或几百个学生不同,课程动辄上万人甚至百万人,远超传统网络教学课程的学习人数;"开放",以兴趣导向,凡是想学习的,都可以进来学,不分国籍,都可注册参与;"在线课程",学习在网上完成,无须旅行,不受时空限制。在线课程是表述其传播方式。

慕课是以连通主义理论和网络化学习的开放教育学为基础的。这些课程跟传统的课程一样循序渐进地让学生从初学者成长为高级人才。课程的范围不仅覆盖了广泛的科技学科,且绝大多数都是免费的。

慕课与传统的视频公开课或者网络课程有着本质区别。从课程目标上讲,视频公开课主要面向教育人员,让教师互相学习提高教学水平,或者作为校际的教学资源共享,慕课则直接面向社会全体学习者。从课程内容上看,视频公开课是传统的教学录像再现,慕课则是针对在线学习进行新的教学设计,内容丰富,表现形式多样。从教学方法上看,视频公开课仍然以教师讲授为主,慕课则是以学生为中心的学习。从时长上看,视频公开课是传统的教学活动时间,即 30 分钟左右;慕课则是由一系列 10 分钟左右的微课组成,便于碎片化学习和移动学习。

(三)慕课教学的优势

1. 慕课在一定程度上丰富了现代教育的形式、降低了现代教育的成本,为热爱学习的人接受教育提供了更多可能

(1)慕课作为规模庞大的课程资源,集中为学习者提供了丰富的教学资源。学习者可以省去大量的时间来自行搜集或辨别学习资源,只需要通过慕课就可以在短时间内获取来自全世界最丰富的学习资源。

(2)绝大多数的慕课教学是免费开放的,学习者可以依据自己的需求实现自由学习,而不必担心类似出国留学或参加线下培训班产生的高额费用支出。

(3)慕课的网络在线授课方式为学习者提供了极大的便利,学习不用再受到时间、地点的限制,只需要借助网络终端设备就可以轻松实现。

2. 慕课教学促进学习者个性化自主学习

(1)线上传播,更有利于自主学习:慕课凭借线上传播的模式,催生了学生自我驱动的个性化学习模式,学生主动构建知识,不再是被动的知识接受者。在慕课平台,学习者能够掌控学习时间和学习内容,通过互动合作,创造新知,构建知识体系。

(2)量体裁衣,定制个性化学习路径:慕课所讲的内容往往集中在一个专题里,正是通过慕课一步步由浅入深的梳理,使得学习变得更加有趣。慕课是最具个性化的教育模式,却有最具公开性的形式,学生如何成为真正的学习主体,而不仅仅是被教育的对象,取决于他对学习的参与程度,参与程度越好,效果相应越好。

3. 创设个性化学习环境,搭建"讨论"平台　慕课的出现,让教育的平等权得到极大释放。慕课大多可以对自己的课程进行个性化设计,设立讨论区,所有学生都可以发声讨论。在慕课平台上,学生可以依据自身的学习需求就某一知识点进行深入的探讨和交流,彻底改变以往教学中教师占主导地位的局面,真正将学习还给学生,最大限度地提高学习自主性。

4. 实施可持续性评价,使因材施教变为可能　在慕课学习平台上,学生可以依据自己的实际基础水平,自行选择和现有水平相符的教学内容,并只有在掌握内容之后,才可开展下一阶段的学习。

慕课既要求教师讲授准确、精练，又要求依据学生的层次、专业有针对性地对其进行授课，且要因材施教，对教师的教学规范性和理论性要求更高。教师不仅要有扎实的理论知识、清晰的逻辑讲述能力、与学生深度而有效的沟通力，还要有高效驾驭教学活动的能力和表达艺术。总之，慕课对教师的全方面能力提出了新的要求，对教师职业素养的提高有促进作用。

(四) 慕课教学在医学临床教育中的应用

慕课很好地满足了医学及相关专业学生终生、自由、自主、深度、广泛学习的要求。医学临床慕课是由优秀的教师经过充分准备录制而成的优质授课视频及手术操作过程，录制视频的教师本人就是医学前沿和相关专业领域的专家、学者，因此，认真学习此类授课视频可确保学生迅速掌握相关前沿知识、专业技能。此外，慕课在迅速提高医学及相关专业学生熟悉临床实践技能、培养临床思维能力及扎实操作能力的同时，还可使学生的基础知识也得到丰富和强化。慕课内容具有真实、形象、具体、有针对性、可模拟和可反复浏览等特点，使学生能身临其境，获得真实直观的体验，从而快速、准确、完整地掌握检查、操作等过程中的技术要点和核心细节。

慕课可在教学活动前以课程资源包的形式让学生自学，教学活动以案例式教学和实践性教学为核心，综合运用探究式教学、启发式教学、讨论式教学、情景教学等教学方法，突出学生的主体地位，提高教学质量。

慕课作为网络教育资源在医学临床教育中应用广泛，医学及相关专业学生要保证专业知识的掌握，还要强调科学思维的培养、创新及应变能力的培养、实践能力的培养，很难在时间和空间上做到统一和集中。慕课教学突破时间和空间局限，学生学习时间更为灵活和自由，使学生依据自身情况实现个性化的自主学习。

与传统教育教学模式相比，慕课具有成本低、开放性等优势，但是很多不足之处也表现出来。如有效监督管理机制缺乏，师生缺乏互动，对于主动学习意愿不强、自制能力较弱的学生难以达到预期的学习效果。与传统教学活动相比，慕课缺乏集体听课的学习氛围，无法直接达到学生之间和师生之间的紧密互动。医学的服务对象是患有疾病的人，良好的人文素质和沟通交流能力是医学及相关专业学生必备的素质，而慕课在教学中有其自身的局限，学习中的情感需求难以得到迎合，交流中的互动难以满足，这对培养学生的自我认知，对培养未来执业过程中的医患沟通、社会交往能力确有短板。

"慕课+"教学法是以慕课教学为基础，辅以线下一种以上的教学形式的方法。"慕课+"教学法是在慕课教学法基础上发展而成的，继承了慕课的教学优势，并弥补其不足。"慕课+"教学法特点如下：①采用团队式教学方式，打破了单一领域教师授课的相对局限性，使教学活动呈现出丰富多彩、立体生动的教学内容。②"慕课+"教学法使教学活动气氛十分活跃，师生交流更加充分。学生可以在教师的组织和引导下更加积极有效地获取各专业知识，开拓思路和视野。③以案例教学和实践教学为核心，综合运用探究式教学、情景性教学、启发式教学、讨论式教学等教学方法，突出教学过程中学生的主体地位。

相信结合我国教育现状，合理利用"慕课+"教学方式，我国的医学临床教育事业一定能取得长足的发展。

五、在线开放课程的开发与应用

(一)在线开放课程的概念

"开放课程"是指教育部门通过"课程",向公众提供高校免费的、开放的教育资源,实现远程、无界限的大众教育。

随着我国高等教育办学规模不断扩大,以及由精英化教育向大众化教育的逐步转变,我国高等教育规模与质量、效益之间的矛盾日益突出。提高高等教育质量、实现优质教育资源开放共享、实现教育公平和终身学习成为高等教育改革所面临的重要课题,而提升教育资源的供给能力也成为解决人才紧缺问题和实现高等教育改革目标的重要途径。开放教育资源由于实现了在线课程的开放和共享,有效整合了现有的教育资源,盘活了教育资源存量,成为提高教育资源供给能力的有效手段。我国的在线开放课程的建设与应用经历了精品课程建设、精品开放课程建设与应用、在线开放课程全面建设应用与管理三个发展阶段。

在线开放课程可以使课程的开发在主体上更加灵活自由,可以改变高校课程较为单一的、只重视对理论知识全面讲解的课程内容,可以改变高校课程以教材为主的课程载体,可以改变传统课程的实施手段。此外,在线课程还可以改变实际课程教学中死气沉沉的教学氛围,可以促使学生积极主动地进行学习,可以丰富学生的学习生活,并有助于提高教师的专业知识和技能。

在线开放课程,是"开放课程"与互联网的结合,突出资源共享、教育民主化原则,为每一个人提供特定学校,特别是著名学府的课程学习机会,是为教师开展线上线下混合教学、学生和其他社会学习者进行自主学习提供支持服务的网络开放课程。互联网提供了新的生产力,对教育来讲是革命性的变化,其让校内课程在线、让教育教学全部内容和过程在线,是在互联网上实施的学习手段。就其模式,分为两种 MOOC 和 SPOC,区别主要在于受众面广度的不同。

MOOC(massive open online courses):大规模开放在线课程,即"慕课"。MOOC 所指的"大规模",强调了课程的参与者是大规模的、用户是大规模的、投入与资源是大规模的,其服务于社会学习者,为优质教育资源的广泛与公平利用创造了条件,让每个人都能免费获取来自名牌大学的教学资源,可以在任何地方、用任何设备进行学习,这便是MOOC 的价值所在。

SPOC(small private online course):小规模限制性在线课程,"small"和"private"是相对于 MOOC 中的"massive"和"open"而言,"small"是指学生规模一般在几十人到几百人,"private"是指对学生设置限制性准入条件,达到要求的申请者才能被纳入 SPOC 课程。SPOC 主要是指使用在线的课程(类似于 MOOC)对少数真实在校注册的学生实施的课程教育。和 MOOC 相比,主要的特点包括:人数少,在校注册,除了在线视频和习题等,还可以有其他辅助的线上或线下教学活动、答疑。SPOC 教学内容可以是 MOOC 的超集,实现SPOC=MOOC+补充交流的模式。SPOC 的学生人数较少,老师完全可以介入学生的学习过程,包括作业的批改、与学生之间的充分交流答疑和讨论,甚至面对面的"补课"。相对而言,在 MOOC 中,一般说来学生还是基本独立自主的学习的。即使有讨论区,也是少数活跃学生的舞台,而且提问后获得解答的效率还是比不上直接询问教师。SPOC 中可以明确或隐含地给学生形成出勤,而 MOOC 对学生的约束就低得多;SPOC 学生有一致的进度,在课程讨论区中,能形成集中的热点;SPOC 学生基本同构,MOOC 的学生差异分布明显;SPOC 能采取针对性较强的教育,能够达成良好的授课效果。综上可知,SPOC 是在 MOOC 基础上进行的改进,增加了小班管理和学习教学功能,这就为数据分析提供了可能。数据分析模板对学生成绩和学习行为进行多方位记录和分析,教师可依据这些分析及时调整教学进度和策略。SPOC 较好地实现了翻转教学活动,使教师将更多的精力用于学生个性化教学、实践教学、合作学习等模式的探索。

(二)在线开放课程的建设

有了在线开放课程,教学活动上就不需要教师再重复讲授视频中的内容,采用翻转教学活动模式和线上线下混合教学模式成为必然。

翻转教学活动指学生课上和课下学习行为的翻转,颠倒传统教学活动,将学习的主动权从教师转移给学生,教师不再以知识讲授占据宝贵的教学活动时间,这些知识将由学生在课前和课后借助教师提供的丰富资源进行主动学习,教学活动上的教师化身为每一位学生的学习导师,提供个性化支持服务,学生专注问题的研究和解决,进行主动性学习。

混合式学习要求学习行为的线上和线下结合,其把传统教学活动面授的"线下"教学优势和基于资源共享的"线上"网络化学习优势融合,共同构成学习过程。既要发挥教师引导、启发、监控教学过程的主导作用,又要充分发挥学生作为学习过程主体的主动性、积极性与创造性。翻转教学活动和混合式学习,是从学习组织的不同视角而言的,是实施各类课程教与学都可以采用的方法。

在线开放课程的建设应适应翻转教学活动模式和线上线下混合教学模式的需求。

1. 线上有资源,资源的建设规格要能够实现对知识的讲解　在线开放课程的核心是课程数字化资源,线上的资源是开展混合式教学的前提。因为我们倡导的混合式教学就是希望把传统的教学活动讲授通过微视频上线的形式进行前移,给予学生充分的学习时间,尽可能让每个学生都带着较好的知识基础走进教室,从而充分保障教学活动的质量。在教学活动上老师的讲授部分仅仅针对重点、难点,或者同学们在线学习过程中反馈回来的共性问题。

2. 线下有活动,活动要能够检验、巩固、转化线上知识的学习　通过在线学习让学生基本掌握基本知识点,在线下,经过老师的查缺补漏、重点突破之后,剩下的就是以精心设计的教学活动为载体,组织学生把在线所学到的基础知识进行巩固与灵活应用。师生之间的见面用来实现更加高级的教学目标,让学生有更多的机会在认知层面参与学习,而不是像以往特别关注学生是否坐在教室里。

3. 过程有评估,线上和线下、过程和结果都需要开展评估　无论是线上还是线下都需要给予学生及时的学习反馈,基于在线教学平台或者其他小程序开展在线小测试是反馈学生学习效果的重要手段。通过这些反馈,让教学的活动更加具有针对性,不但让学生学得明明白白,也让教师教得明明白白。当然,如果我们把这些小测试的结果作为过程性评价的重要依据,这些测试活动还会具有学习激励的功能。其实,学习既要关注过程也要关注结果,甚至应该对过程给予更多的关注,毕竟扎扎实实的过程才是最可靠的评价依据。

(三)在线开放课程的应用

1. **教师思想转变**　教学目标由以知识灌输为主向以学生为中心转变,由完成教学任务向提高学生的学习能力转变。教师需进行充分的学情分析和教学设计,提高学习深度,改善学习效果。

2. **结合线上教学资源开展线下教学活动**　线上线下是有机整体,都是为教学服务的,教学设计时需一体化设计。以精心设计的教学活动活动为载体,通过情境设计等引导学生巩固和运用所学知识,完成知识建构,提高教学效果。

3. **进行有组织的教学**

(1)教师应在课前向学生提供导学案。内容包括:学习主题、学习目标、学习内容和要求、学习方法建议、学习自测题和思考题、拟向教师提出的问题等。有了导学案,学生课前学习视频和资源的积极性和认真程度有显著提升。

(2)将评价方式由传统的以总结性评价为主,转变为以平时的形成性评价为主,并明确平时成绩的计分方法与评分细则,将其提前告知学生。在每次上课前可抽出一定的时间,对学生课前学习情况进行抽查、测验等,督促学生在规定的时间内完成,并计入平时学习成绩。利用信息技术手段对学生的日常学习活动进行详细的记录,作为平时成绩评定的客观依据。让学生养成靠平时点滴积累获得最终成绩,而不是靠期中、期末两次考试获得最终成绩的良好学习习惯。通过规定的时间约束,强化学习者的时间管理意识,结合辅导教师的导学、助学和促学,合理安排学习进程,潜移默化培养学习者的自主学习意识与能力。

(3)线上讨论互动,教师及时回复,通过学生的学习反馈及时调整线下课的教学内容或教学进度,对于学生人数多的课程需组建助教团队。

4. **开放课程模式**

(1)校内开放模式:这种模式是将常规慕课引入学校,只对校内学生开放,课程一般由学校或教育机构组织开发。其中又分为两种类型:一种是单纯的线上学习。即让学生通过在线课程视频自主学习,并完成课程中布置的练习或考评,即可获得学分。这种学习选课人数可达几百人左右,学校会安排少数教师进行组织管理,有时也会组织少量的线下交流与互动,考试可以在线上也可在线下进行。但这种以线上学习为主的校内开放课大多停留在较浅的学习层次,难以充分保证学习质量,很大程度上依赖于学生的自主与自律。另一种是翻转教学活动模式。学生不仅要学习线上课程,还必须参加教师组织的教学活动,把在线学习与教学活动交流练习结合起来,实现深度学习目标,人数在数十人到百余人,考核与评价以线下为主。校内开放课模式结合了线上学习和线下教学活动两方面的优点,可以有效解决常规慕课中存在的一些老大难问题。其完成率很高,对学习的监管比较到位,学习效率较高,学分和成绩可信度也较高。

(2)校外开放模式:常规慕课模式,对社会大众免费开放,实现精英教育大众化。通过线上定期发布慕课视频,并组织各种线上学习活动,按照预定计划完成课程的教学。

随着学习者人数增多,需要按照异地比例配备相应的课程助教。商业慕课模式,通过购买课程开展单纯线上教学或线上线下混合式教学。

(四)国内高效在线开放课程的新走向

1. 教育与技术融合,创新教学模式　在线课程中教学模式的创新要突破以往教育与技术的简单叠加和整合,转向教育与技术的深度融合。首先,要克服课程内容与资源呈现类型的单一性,在强调资源丰富性的基础之上,注重课程辅助资源的开发设计,以更好地辅助学生自主学习。其次,主张技术的融入要着重关注课程的交互设计,提供丰富具体的在线课程平台与媒介操作向导,以保证学习者与学习平台及媒介的第一层交互。同时要关注多样化的学习活动开发与设计,以保证学习者与学习资源、教师、学习同伴之间的第二层交互。最终实现学习者知识建构的自我交互,促进"教师与学习者共融、知识与创新共生"的教育生态体系形成。

2. 多领域融合,创新服务模式　在"互联网+"时代背景下,在线课程建设要以互联网为基础和创新要素,实现教育机构融合、地域融合和行业领域融合。只有在融合的前提下,才能实现多角度、多层次、多元化的共生教育生态构建。

在线课程建设应该采取"自上而下"和"自下而上"相结合的建设理念。政府给予宏观指导和政策、资金支持,鼓励高校参与在线课程的开发,提升课程建设的质量和规模。同时以高校为主体,更好地把握课程应用者的实际需求,发挥高校的社会服务职能。在此基础之上,鼓励社会力量广泛参与在线课程的开发、推广、评价与应用,以形成"高校主体、政府支持、社会参与"的国内高校在线课程多元化可持续发展模式。

在线开放课程的建设要突破现有高等教育体制下单一教育机构或高校独立提供教育服务的模式。以相关政策为支撑,推进各高校与教育机构之间、地域之间,教育行业与其他行业领域之间的协同融合,形成各行业学习者共同使用的课程,授予公认的学分。这不仅是课程共享、学分互认等形式上的简单操作,而是在探索改革教育供给模式和服务方式,重构教育生态体系道路上迈出的关键一步。

3. 教与学相长,创新管理模式　在线课程所倡导的"以学习者为中心"的教学模式,在我国以教师为主导的传统教学模式影响下,受到了一定的制约。但是,"以学习者为中心"的教学模式彻底颠覆我国以教师为主导的教学模式,学习者主观能动性的过分强调必然导致教师主体必要性的相对漠视,随之而来的就是学习者自主性学习、合作性学习与探究性学习的极力推崇引致接受性学习的显性规避。就在线课程在我国高校的本土化发展而言,不能彻底舍弃我国优秀传统文化的根基而将"重教"与"重学"截然对立,而应该在"重教"基础上"重学"。首先,政府和高校要制定适合我国国情和具有中国特色的在线课程建设和发展的相关保障制度和激励措施,营造良好的在线教育建设环境,有效调动教师建设在线课程的积极性和主动性。其次,要充分利用在线课程开展混合式学习、翻转教学活动等创新教学方式,充分发挥优质教育资源的优势以及教师的引导作用,实现在线课程的可持续发展。再次,要建立高效的课程教学团队,帮助教师摆脱琐碎的事务性工作,在信息推送、导学支持、学习监控、学习互动等环节减轻教师的工作量,使教师有更多精力和时间投入关注学习者的学习进程、与学习者展开深层次交互共享、依据学习者学习需求修订课程设计等方面。最后,要推行"自下而上""化整为零""以草根影响草根"的在线课程建设理念,将课程建设植根于真实的教学实践,以利于教师表达应用诉求和分享经验。结合我国教育文化传统而生成"教师、学习者、学习资源"三位一体的共生教育新生态。

六、录播课程教学

录播课程教学是通过提前录制的教学视频进行在线教育的授课模式,微课和慕课也是录播课程的表现形式。

(一)录播课程教学的优势

录播课程教学相较于传统教学具有以下优势。

(1)实现随时随地学习:随着PC端流量的大幅度萎缩,而移动端的流量大幅增长,大屏手机的普及加上现如今流量费用降低,未来在线教育的方向是随时随地的学习,利用学生的碎片化时间进行学习。录播课是在线教育内容的主要载体,如微课、慕课等可在网络平台实现在线教学,让学生随时随地学习。

(2)录播课程更能打造精品内容,有利于优质资源共享:相比直播课程的现场授课,录播课程可以经过后期加工,取其精华去其糟粕,使课程在传达信息上更具条理性,重点更突出,也可以让视频更有特色。教师可以把录制好的教学活动视频上传到网上,供学习者交流学习,有利于优质资源共享和多人观摩。

(3)在线教育的核心理念,应该是打破线下教育的时空限制并最高限度地提高学习效果。录播课程的资料可以反复利用,有利于实现远程教育和学生课下学习。学生可以通过观看教学视频随时随地学习教学活动内容,还可以观看教学视频对知识点进行巩固和深度学习,有利于提高教学效果。

(4)录播课程作为在线教育资源,在翻转教学活动、混合式教学等模式中意义重大,能提供丰富的资源,利于学生学习。

(5)有利于教学的评估和监控。学校领导可以通过观看视频对教师的教学过程进行评价,教师可以通过教学视频看到学生的学习状态,学生也可以通过视频看到自己的教学活动表现。

(二)录播课程教学的弊端

录播课程学生没有参与感,活跃度低,互动体验差,听不听都随意,且缺少沟通渠道,容易自我放弃,学习效果也很难保证。但如今很多教育机构在录播课上应用了很多有趣的互动功能,如问答功能、弹幕功能,未来录播课的互动功能开发也会越来越多。

七、网络直播课程教学

(一)网络直播课程教学的内涵

网络直播是利用互联网媒介和通信技术的互动直播活动,通过网络直播平台向终端用户以直接在线进行语音、视频、数据等全面交流和互动。相比电视直播,网络直播以新颖的样式、丰富的内容、便捷的互动给网络终端用户带来全新的视觉盛宴和视野冲击,其双向流通的交互性受到网络用户尤其是年轻用户的追捧。在这种情形之下,越来越多的人选择网络直播来收看生活、娱乐、体育、新闻、在线教育等方面的内容。

网络直播课程教学是以网络技术、视频技术、数字技术等为技术基础的远程教育模式。直播教学具有教学对象覆盖面广、教学媒介网络化、教学互动性强等特征,体现了内容开放、资源共享、相互协作的互联网精神,为开放教育提供了全新的发展机遇。网络直播教学互动即时高效。在传统开放教育中,教师多以网络课件、慕课等方式开展线上教学活动,学生利用网络平台学习课程知识、完成学习任务,但是这种教学方式往往交互性不足,缺乏必要的教学反馈、教学评价等,令学生感到意犹未尽、学习深度不够等。然而,网络直播教学却弥补了慕课、微课等教学方式的不足之处,将线上教学变成了"面对面"的互动式教学,实现了开放教育的即时互动,大大降低了学员的学习交流成本。网络主播与终端用户的互动方式目前主要有文字、图文、语音、视频四种类型。国内网络直播交互方式已由最初的文字向图文并茂转变,由语音互动向视频互动转变。这种互动可以营造出共同在场的氛围,也即构筑虚拟的网络社区,为网络主播与终端用户以及终端用户之间的实时互动提供支撑平台。

此外,直播教学中教师和学员的"面对面"交流能够进一步优化学习模式、整合教学资源,使学员能获取最新的专业知识。直播教学还有利于教师依据学员的学习需要选择合适的教学内容及方法,进行教学互动和反馈,为教师提供了崭新的发展空间,也使许多优秀教师成长为开放教育中的"网红教师"。

(二)网络直播课程教学的教学优势

网络直播平台模式作为现代化信息教育的手段,其充分依托互联网的便捷,实现联网现场直播,可以将教学中的操作或教学内容制成演示文档或剪辑成视频等内容现场讲解,实时解决讲解内容中学生遇到的疑难问题,利用网络的快捷、良好的表现形式、丰富多彩的内容且不受时间、地域的限制等特点,同时可以加强教学的现场推广效果。网络直播后学生如遇需要还可以随时回看,有效地延伸了网络直播的时间和空间,使网络直播的效益发挥到最大化,该方式让整个教学过程更加形象、易于接受、不受时间和空间的制约,更加贴近学生的生活,可提高学习效果。直播课程在尽可能地还原真实的教学活动环境,就互动来说,效果远超录播课程,且直播课程具有形式感和交互感,更有利于学生坚持学习,提高学习效果。

直播课程也是现场授课,想要加强课程品质,不仅要求授课老师要有较强的教学教研能力,还需要研发教学体系,让老师按照特定的套路授课,对教师的职业素养和专业能力要求较高。教师不仅要有扎实的理论知识、清晰的逻辑讲述能力、与学生深度而有效沟通力,还要有高效驾驭教学活动的能力和表达艺术。

(三)网络直播课程教学模式

网络直播是建立在远距离基础之上的教学活动的形式之一。网络直播教学模式可分为以下几种形式。

1.网络直播教学活动　网络直播支持的翻转教学的最早形式——网络直播教学活动。网络直播教学活动是指通过互联网进行的一点对多点的实时交互式的教学方式。

网络直播教学活动具以下特征：①以高新技术为依托，实现异地教学活动直播。在"互联网+""大数据""云计算"等新兴技术的基础上，以教学平台或社交软件为依托，利用其便捷性、即时性等优点，实现异地师生间的相互交流。②将操作过程媒体化，便于现场讲解。一些因地理条件不适，而未能开展相关操作或实验的学校，可通过网络直播教学活动与其他学校合作。在其他学校做真实试验时，用摄像头向此类因条件限制而无法完成实验的学校直播实验过程，同时加以辅助讲解。③学生即时提问，教师实时解答。参与网络教学直播的学习者，可通过软件中的弹幕功能，即时向直播教师提问。主播教师可一一回复；也可归纳同类问题，统一回复。解答学习者在自学时遗留的疑惑。④可反复回看，提高学习效率。在网络直播教学活动结束后，仍然存有疑惑的学习者，可随时回看直播全过程，提高教学效果。更可在教室中架设教学活动直播系统，向学习者直播教学活动。网络录播教学活动虽能向学习者传送讲解视频，但仅能从教师自身考虑，解答学习者可能有的疑惑；这种教学模式的针对性较差，更无交互性可言。例如，在播放实验过程的录像时，虽能向学习者展现真实过程，但无法解决学习者疑问；相对于录播教学活动而言，网络直播则能使学习者有身临其境的体验，因而参与度较高。

2.**网络直播+交互式微课**　交互式微课是指在网络直播中，直播教师播放视频，学习者与主播教师互动交流，并辅导学习者完成教学活动测验模块，获得学习者反馈的微课形式。微课的交互性突显在四个方面，即理论与实践的交互，学习者与微视频的交互，学习者与专家教师、学习同伴的交互以及学习者与媒体界面的交互。而网络直播+交互式微课则是混合式学习的典型代表。因而网络直播+交互式微课具以下显著特点：①实时发布、更新一般微课，能长时使用，其使用时间甚至长达几年。但在网络直播支持的翻转教学观看的微课，更新频率较快。②一对一辅导。传统微课听众虽能达到几千甚至上万人，但学习效果却不尽如人意。因传统微课针对性较差，而网络直播微课则具有个性化辅导的功能。③多平台合作直播。已往虽有多个负责网络直播的平台和移动手机应用软件，在"互联网+"环境下的网络直播是多个平台合作。交互式微课拥有四个优点：交互性、实时更新、一对一、多平台合作。其中交互性是交互式微课的中心点，其他优势与之合作，发挥交互式微课最大教学效果。

在网络直播教学中仍面临着教学理念陈旧、教学模式落后、教学效果不佳等问题，应当不断创新直播教学理念、优化直播教学模式、革新直播教学方法、提高直播教学的有效性，促进开放教育直播教学的持续健康发展。

(四)网络直播支持的翻转教学活动模式

1.**网络直播支持的翻转教学内涵及特征**　翻转教学是重新调整教学活动时间，将学习自主权由教师移向学习者。在此模式中，学习者更专注于教学活动中的主动学习。教师与学习者共同探究，从而让学习者得到更深层次的理解。由此可总结出，网络直播支持的翻转教学模式具有以下特征。

(1)先自学后教授，培养学习者自主学习意识。在"互联网+教育"的时代背景下，网络直播教学目标由知识渊博型人才向创新型人才转变，网络直播教学也由传统灌输式教学向主动学习转变。由此，网络直播支持的翻转教学活动，借助"互联网+"技术，实现教与学的翻转，使学习者成为主体，促进其主动学习，激发学习者学习兴趣和求知欲望，实现先自学后教授,培养学习者学习能力。

(2)注重互动、交流,解决探究性问题。网络直播支持的翻转教学,借助弹幕功能,使学习者与主播教师互动,在主播教师解决学习者疑惑的同时,促进学习者之间不同思想、不同思维交锋。

(3)关注学习者体验,增强学习者创新意识网络直播支持的翻转教学关注学习者体验,不断突出和体现个性化,满足学习者特殊需求。基于现代信息技术,网络直播教学内容转化为视频,依据学习者学习特点和学习方式,个性化解读、理解或通过弹幕功能求助主播教师。网络直播支持的翻转教学,培养了学习者独立解决问题能力,激发学习者思维,增强学习者创新意识。

2.网络直播支持的翻转教学与传统网络直播教学的异同 在归纳网络直播支持的翻转教学内涵、特征的基础上,探究与传统网络直播教学的异同。网络直播支持的翻转教学与传统翻转教学类似,均颠倒教学顺序。

网络直播教学支持的翻转教学分为网络直播前、中及后,融合了混合式学习、参与式学习等学习方式。直播前学习者自学;直播中教师和学习者共同完成作业;直播后学习者反思,主播教师是网络直播的促进者,学习者是主动的研究者。传统网络直播教学,直播前学习者简单预习,直播中教师讲解,直播后布置作业。主播教师是网络直播的管理者,学习者是被动的接受者。

(五)网络直播教学在医学临床教育中的应用

网络直播教学开始在各类医学教育中发挥作用,尤其是在医学临床教育等方面优势明显。

在医学临床课程教学中,利用视频与语音双向实时远程传输及储存,实现手术、操作及演示文档讲授实时异地教学,可完成整个临床操作环节的现场示范、直接讲解与实时双向交流、点评、互动。通过网络直播平台可及时自动录制与存储视频,建构起临床教学的视频资料库,让学生利用互联网完成直播与点播学习,可协助学生解决临床实际操作中所遇到的困难及操作中的疑难问题,让学生掌握规范化的操作流程,即实现操作的标准化,迅速提高其临床操作能力及解决实际问题能力。还可用于课后复习、课前预习,让学生利用碎片化时间进行学习,让学习方式更个体化,同时还可帮助教师提升其信息化教学及教研能力。

医学临床教育重点是提高岗位胜任能力,医学临床教育是提高医学及相关专业学生岗位胜任能力的主要手段。在线网络直播教学不受时间和空间的制约,弱化了传统教学对固定教学地点的依赖。强大的实时交互,拉近学生与老师的距离,让教学变得更简单。网络直播教学能轻松实现随时随地便捷学习、自主学习、反复学习、终身学习,是临床工作繁重的毕业后学生接受医学临床教育的理想模式。

因此,网络直播教学模式作为符合现代教育背景与教育需求的教学模式,在医学临床教育中有较广阔的应用前景。

第九章　主体性教育

所谓主体性教育,是指依据社会发展的需要和教育现代化的要求,教育者通过启发、引导受教育者内在的教育需求,创设和谐、宽松、民主的教育环境,有目的、有计划地组织、规范各种教育活动,从而将其培养成为自主地、能动地、创造性地进行认识和实践活动的社会主体。

主体性教育是针对学生在教育教学过程中所处地位的认识而言的。传统教育学派以赫尔巴特为代表,主张教师中心论,强调要发挥教师在教学过程中的绝对支配作用。现代教育学派以杜威为代表,主张学生中心论,把学生视为教育教学的中心,认为全部的教育教学活动都要从学生的兴趣和需要出发,教师只是处于辅助地位。这两种极端的观点都不适当地贬低或抬高了学生的地位,是片面的。

教育理论研究认为,学生既是认识的客体,又是认识的主体,是具有主体性特征的教育客体。医学临床教育过程中,医学及相关专业学生作为医学临床教育认识的客体,是指医学及相关专业学生相对于社会的要求、医学临床教育内容和教师的认识来说,都处于被动的状态,需要医学临床教育教师有目的、有计划、有组织地加以引导,将医学的需求转化为学生的内在需要,将医学教学内容转化为学生的素质。客观地承认学生的客体性和客体地位,就是要强调医学临床教育和教师的主导作用。在医学临床教育过程中,医学信息和知识并不是简单地输送或移植给学生,必须经过学生的主动吸收、转化。学生才是具有主观能动性的人,是医学临床知识学习的主体,任何医学知识、技能的领会与掌握都要依靠学生独立自主的学习,任何有效的医学临床教育都必须以尊重学生的主体性与发展规律为前提。学生在医学临床教育教学过程中是主体性与客体性的有机统一体,承认学生的主体性和主体地位,就是要在医学知识的学习中调动学生的积极性和主动性。提倡医学临床主体性教育就是要在医学临床教育教学过程中尊重和发挥学生的主体性,培养学生的独立性、选择性、调控性、创造性和自我意识。

综上所述,医学临床主体性教育是以培育和发展医学及相关专业学生的主体性为目的的社会实践活动,其内在精髓在于使学生在适当的医学临床教育理念和方式引导下,成为具有主动性、创造性和建设性的独立自主的个体。

第一节　主体性教育的内涵与特征

主体性教育强调独特性,人作为教育唯一的客体,其独特之处在于人具有主体性的一面,即人的本质特征。这包含三层含义,一是指人的精神特征,是人的本性中固有的渴望生存、自由、独立、自主的精神力;二是指人的实践活动中在人类文明发展史上所表现出的实践性、能动性与创造性;三是指人的价值特征,即人本身就是固有价值和创造价值的统一。主体性的价值包含着自我的独立性和自主性,同时也具有不可重复、不可替代的意义。主体性教育就是要从个体的个性差异入手,重视并激发人的潜能,做到因材施教,既赋予每个人应有的整体素质、修养、水平,又发现和突出每个人与众不同的特点,使每个人都能得到有目的性的全面发展,做到共性与个性的和谐统一,从而使个性特点更好地发挥。

一、主体性教育的内涵

主体性教育强调并尊重人在教育活动中的主体地位,将人真正视为独立的、能动的个体,并且通过教育进一步促进其主体性的提高与发展,寻求人的主体性的超越与发展。主体性教育引导、启发人主动、积极地认识自己、认识世界,自觉地按照客观规律去认知和实践,自由全面地发展。

1. **自主性**　主体性内涵中的自主性就是做自己的主人,即主体能自由支配和调控客体为自身服务。自由支配和调控自身及其活动,是人成为主体的前提和基础。主体性教育中,自主性是指让受教育者真正感受到自己是学习、生活的主人。

2. **能动性**　主体性内涵中的能动性是指主体在活动中能够自觉、积极、主动地认识和改造客体。这种能动性侧重于主体的能力,表现为主体在遵循目的性与规律性前提下自觉选择和能动地改造活动。主体性教育中,能动性是指受教育者积极、努力地进行认识和实践。他们有自己的物质与精神需要,能够从客观实际出发,在多种目标、活动中进行选择,对学习生活进行有目的、合乎规律的调整和控制,主动接受教育影响,以达到预期目标。

3. **创造性**　主体性教育强调创造性。主体性是创造性的沃土,创造性是主体性中最有活力的因素,是主体性的精髓。主体性内涵中的创造性是人在活动中的探索和求新,是对现实的超越,是主体不断循环生成、升华的源泉,在主体性教育中是指受教育者可以超越前人的认识,也可超越时代的认识及实践的局限性。

4. **和谐性**　主体性内涵中的和谐性是具有和谐意识的内部统一、外部共生的个性。对内是认同自我、悦纳自我的状态,对外是包容、和谐、共生的关系和状态。在主体性教育中这种状态是指受教育者能够正确地认识自我、调控自我,在学习和实践活动中能够正确地发挥主体性,即正确认识、处理与教育者和同学之间的关系,与集体、社会、自然之间的关系,而不是片面地、无节制地张扬。

总之,主体性教育是旨在培育和发展受教育者的主体性的社会实践活动,其内在精髓在于使受教育者在适当的教育引导下,成为具有主动性、创造性和建设性的独立自主的个体。在主体性的内涵中,自主性是前提和基础,能动性是自主性的延续和发展,创造性是能动性发展的提升,和谐个性是能动性与创造性发展内涵的拓展。

从医学临床教育过程来理解医学临床的主体性教育,其含义包括医学临床教师教的主体性和学生学的主体性两个方面,即教学活动中教师的主导作用与学生的主体作用。医学临床教育教师主导作用的发挥,应体现在医学临床教学活动的各个环节中,包括学情分析、教学设计、教学方法、教学过程、教学评价等。让学生成为学习的真正主人,其学习的积极性、能动性应体现在学习的各个环节、各种形式、各方面的内容之中,包括:①了解自己及医学临床教育学习的目的和要求,即有自知之明;②制订学习计划和学习策略或方法,即有自觉性;③自我激励,即有学习积极性;④主动参与教学活动,即有自主性,在医学临床教育学习中能主动理解、思考、操作、质疑、接受等;⑤检查总结自己的学习,即有自控性。学生会通过作业、练习、实验、复习、考试、小结来有意识调整自己的学习态度、策略、方法、内容,以提高自身学习效率。因此,从教与学的过程来看,主体性教育是由激励式教育与主动式学习的互动综合过程所组成。

二、学生的主体性

探讨主体性教育首先应对主体、主体性做出明确的界定,这是主体性教育研究的前提。从哲学的角度来理解主体与主体性,认为主体是指有认识和实践能力的人,主体性是指人作为社会活动主体的本质特征,是主体作用于客体时表现出来的特性。主体性具体表现为主体意识、主体能力、创造性等基本特征。心理学上认为,人的主体性是个性的核心,也称自我意识,是指人能够自觉、主动地认识和调控自己的心理和行为。学生主体性通常表现在以下三个方面。

1. 自主性　学生在医学临床教育教学中的自主性,首先,表现在他具有独立的主体意识,有明确的学习目标和自觉积极的学习态度,能够在教师的启发指导下独立感知教材、理解教材,把教学内容变成自己的精神财富,并能够运用于实践;其次,学生能对学习活动进行自我支配、自我调节和控制,充分发挥自身潜能,主动去认识、学习和接受教育影响,积极向教师质疑、请教、相互研讨,从而达到自己所预期的学习目标,这点在学生的自主学习活动中表现尤为突出。

2. 能动性　学生在医学临床教育实践活动中的能动性,首先,表现在其能依据医学临床教育的要求积极参与学习并以此作为自己今后努力的方向;其次,指学生在学习活动中所表现出来的自觉、积极、主动的特性,如在学习中主要表现为有迫切的学习愿望、强烈的学习动机、高昂的学习热情和认真的学习态度。在学习过程中,能主动安排并合理分配学习时间和顺序,主动获取知识,自主学习并能按照各自的方式,将其纳入到自己已有的认知结构中去充实、改造和发展。

3. 创造性　学生的创造性主要包括两层涵义:一是对外在事物的超越。主体通过变革和改造旧事物,而产生新颖、独特的新事物。创造性常常与改革、发明、发现联系在一起。二是对自身的超越。主体在改造客观世界的同时,也改造自身,使旧我转变为新我,实现自身的否定之否定。创造性对学生而言,更多表现在以下方面:在学习上能举一反三,灵活运用知识,具有丰富的想象力,喜欢出新点子和解决难题;爱标新立异并发表与别人不同的见解;善于利用所学知识解决日常生活及医学临床教育实践中遇到的各种问题。创造性这个概念不仅与学生的学习活动及结果相联系,更重要的是指向学生主体的品质、特征和属性。

学生主体性越鲜明,越清楚地知道自己在做什么,为什么而做,该怎样去做。如果主体性不强,也称自我意识不成熟,往往被动、机械地适应环境。医学需要的是具有自主精神、创造精神、主体性鲜明的医务工作者,这正是医学临床教育应承担的培养任务。

三、主体性教育的特征

主体性教育作为新的教育思想,是对传统教育的继承和超越,既保留传统教育的某些反映规律性的共同特征,又有独特鲜明的个性特征,概括为以下几点。

1. **主体性教育的科学性**　在医学临床教育过程中,学生同其他学生一样,其主体性发展的重要基础是其"生理-心理-文化"结构的全面、和谐、充分的发展,而不是某个方面或部分的局部发展。在医学临床的主体性教育中,学生既是教育的对象,又是教育活动的主体,在他们身上蕴藏着丰富的学习、发展潜能。医学临床教育的作用就在于依据学生学习的客观规律,引导学生通过积极思考和独立活动,把医学认识的成果转化为学生的知识财富、智力和技能,转化为他们的思想观点,使学生具有合理的知识结构、智力结构和方法结构。唯有如此,学生主体的自主、能动、创造的特征才能得以充分突显,学生的主体人格才能臻于完善。

2. **主体性教育的民主性**　医学临床教育中,民主平等的人际关系,尤其是师生关系以及由这种关系营造出的活泼生动、和谐的教育氛围,是学生主体性发展的基本条件和前提。主体性教育的师生观认为师生关系应以民主平等为基本原则,是教育爱与教育责任感的有机统一。严格要求是对人尊重的最重要的表现,也是教师对学生和社会未来发展负责的体现,教师对学生的真挚的爱与依赖可以使学生充分感受到自身价值被充分肯定和认可,从而焕发积极进取的精神活力。

主体性教育的民主性主要表现在两个方面:一是把教育变成民主的生活方式,尊重学生的主体地位,让学生得以生动活泼、自由地发展。二是要实现教育内容民主意识的渗透和学生民主思想、民主精神、民主参与能力的培养,以民主化的教育造就富于主体性的新思维的学生,这也充分体现了教育的民主性原则。

3. **主体性教育的活动性**　医学临床教育中,学生主体性的发展是以活动为中介的,学生只有投身于各种活动之中,其主体性才能得到良好的发展。学生主体性的形成与发展,究其本质,可以抽象为两个方面:一方面是通过活动不断地将"人类现实据为己有"的内化过程;另一方面是通过活动不断地将已有的心理品质表现出来的外显过程。学生的主体性也是通过内化与外显的无数次交替进行才逐步形成、发展并完善的。学生在活动中形成着主体性,在活动中表现出主体性,也就是说,活动是影响学生主体性发展的决定性因素。从某种意义上讲,主体性教育就是对学生的学习活动的规范、组织和引导,通过精心设计各种教育活动,使影响学生主体性形成和发展的各种因素达到优化,使各种不同的活动形式和决定的诸多条件相互促进、紧密结合,从而对学生的身心发展发挥主导作用。医学临床教育假如不是引导学生通过自己的主动活动去掌握医学知识、培养医德,而是将医学知识、医德和要求等灌输或强加到学生身上,将会阻碍学生健康的心智发展,破坏培养学生个性品质的基础。

4. **主体性教育的开放性**　任何的教育活动都不能与瞬息万变的社会生活相隔绝,开放型社会需要开放型人才,而开放型人才则需要由开放型教育来培养。鉴于现代社会人们对于健康的需求,要通过医学教育,培养出大批适应开放型政治经济体制、民众生活模式和全民卫生健康制度的具有开放型思维方式、多维智能结构的医务工作者,这也对医学临床教育提出了更高的要求。

医学临床主体性教育的开放性,首先表现在医学临床教育系统与整个社会生活的紧密联系上,要求把学生从教学活动引向广阔的社会,通过课外、校外活动及医疗实践活动,丰富他们的医学知识,开阔他们的视野和思维,从而加速学生主体性的成熟过程,缩短对医学临床教育的适应期;其次表现在医学临床教育内部应树立开放的教育观念,确定培养开放型医务工作者的教育目标和内容,建构开放的医学教育体系,选择和运用开放式教育方法和途径等。这种开放型的主体性教育,既为学生主体性的发展提供了良好的内部环境,也提供了良好的外部环境;既有助于学生主体性有序、稳定地形成,也有助于加速学生主体的社会化进程。

综上,医学临床主体性教育是以培养和发展学生的主体性为目标的医学临床教育实践活动。其本质是在认为学生是自身学习、生活和发展主体的理念的基础上,把发挥和培养学生主体性作为核心目标,并力求通过各种措施实现目标。

第二节　主体性教育的目的

教育的本质是培养人,主体性教育把受教育者的主体性发展作为教育的最高目的,其本质就是促进受教育者的自由全面发展。这里的自由是依据对自然界的必然性认识来支配自己和外部自然界的状况,是体现人的自主性、能动性和创造性的积极状态。主体性教育是在尊重社会发展和受教育者身心发展客观规律的基础上,促进受教育者自由发展的过程。

主体性教育的目的是培养具有主体意识、主体人格和主体行为的人,医学临床主体性教育的核心是强调并尊重学生在医学临床教育活动中的主体地位,将学生视为能动的、独立的个体,以教育促进学生主体性的提高与发展。从医学临床教育的目的来理解主体性教育思想,可以界定为发展学生整体素质、培养学生主体型人格。整体素质是人的三种素质,即自然素质、社会素质和心理素质的统一。它们相互依存,是影响和制约学生社会实践活动的内在因素。而学生发展的实质就是人的自然素质、社会文化道德素质和心理素质的协调发展,即人的整体素质的提高和完善。因此,学生的整体素质是指学生在生理素质、医学人文道德素质、医学心理素质方面协调一致的综合水平。主体型人格是独特的、整体的,有利于弘扬人的主体精神,开发人的潜能,实现人的价值的人格模式。其基本特点包括:自觉、自主、独立、自信、乐群、合作、友爱、责任、爱国、进取、有恒、聪慧、创造、科学等。主体型人格的核心是自主性、独立性、责任心、使命感和创造精神。

在医学临床教育阶段,学生主体性教育的内容具体表现为:提升学生的主体意识、塑造学生的主体人格、培养学生终身学习的主体能力以及完善学生的鲜明个性。其中提升学生的主体意识是主体性教育的基础,塑造学生的主体人格是主体性教育的核心,培养学生终身学习的主体能力是主体性教育的现实出发点,完善学生的鲜明个性是主体性教育的理想内容。

一、提升学生的主体意识

主体意识是指作为认识和实践活动主体的人对于自身的主体地位、主体能力和主体价值的自觉意识。培养学生的主体意识是发挥学生主体性的前提。主体意识的强弱,对于其主体性的发展具有重要影响。学生自我意识越强,其参与自身发展、表现独立自主性越强,越能显现其个人的潜力、意志及魅力。只有在自我意识充分发展的过程中,个体才能对自己的个性、对自我的精神有意识改造,进而发展自己的内在潜能,提高自己的创造力。学生只有提升自身的主体意识,才能真正确立自身在医学临床教育中的主体地位,才能发挥自身在主体性教育中的自主性、能动性和创造性。否则,学生就是被动的。因此,学生的主体意识是实现学生主体性教育的基础和前提。

从学生所受教育和自我发展的角度来定义主体意识,是指作为学习活动主体的学生,对自己、对在所从事的医学知识的学习活动中所表现的自我,以及通过学习活动而发展的自觉的能动意识。即作为主体的学生对于自己的主体地位、主体能力和主体价值的自觉意识,是自主性、能动性和创造性的观念表现。包括自我意识和对象意识,具体表现为:第一,接受医学临床教育是发展学生自身主体性的重要环节和途径,学习活动是学生的主体活动;第二,接收医学临床教育体现着学生的主体愿望、意见、需要和目的,学生是学习活动的主体;第三,在学习活动中充分体现、展现和发展其主体性。

在医学临床教育过程中,确立学生的主体意识对学生主体性的发展具有极其重要的意义。其一,主体意识是主体性发展的前提条件。如果没有主体意识,学生就不可能自觉学习、主动参与,更难以有所创造。也就是说,没有主体意识,就不可能有主体性的发展。其二,只有拥有了主体意识,让学生成为学习活动的发起者、执行者和控制者,这样,他们不仅能自觉地运用自己的主体能力努力把握教材,从而把凝结在其中人类的、社会的精神力量内化为自己的主观精神力量,不断提高自己的主体能力;而且也能主动地向教师呈现自己丰富的内心世界,并从教师那里获得有益于自身发展的、凝结在教师身上的人类和社会文化的精髓。其三,拥有了主体意识,学生不仅能从总体上把握学习活动,并加以认识、评价和控制,提高学习活动的效率;还能把自身作为审视对象,进行自我认识、自我调控、自我评价、自我体验,从而由自由发展到自我发展。其四,拥有了主体意识,学生不仅可以确立自己的发展目标和远大理想,还会自觉为之奋斗,充分发挥自身蕴藏的潜在力量,创造条件、克服困难、自强不息、发展自己、超越自己,以实现自己的理想目标。

医学临床教育活动是通过培养医务工作者来为社会服务的,医学临床教育功能的实现、医学临床教育质量的提高都离不开培养人,离不开提高和发展人的主体性。培养学生的主体意识,是发挥学生主体性的前提。主体意识的强弱,对于其主体性的发展具有重要影响。虽然大家都知道学习的主体是学生,但在实际的医学临床教育教学工作中,教师常常更多的是关注医学临床教育教学活动的内容、性质、组织形式等教学本身,而较少关注对学生的意义,即很少考虑学生们是如何看待、感受和评价这些教学活动与自身的关系的。如果学生认为对他们讲述的医学知识是不实用的、存在疑问的或者根本就听不懂,将会大大影响他们对这些知识的接收程度。如果医学临床教育教学活动的过程让学生感到自己的需求被忽视,他们将更不会把这些教学活动看作是自己的活动而予以重视和接纳。因此,要想在医学临床教育教学活动中充分发挥学生的主体性,教师就必须时时关心学生的感受,并以学生的感受为依据,选择教育教学内容的展示方式、表达方式和组织形式。

在医学临床教育过程中,要尊重学生的感受,培养学生的主体意识,这对其主体性发展起着重要作用。一方面,学生主体意识愈强,他们参与自身发展、在认识实践活动中实现自身本领的自觉性就愈大。另一方面,学生主体意识愈强,他们对自身发展的要求和责任也愈大。因此,唤醒学生的主体意识是促进和提升学生主体性发展的一个不可缺少的先决条件,更是学生主体性教育的基础。

二、塑造学生的主体人格

主体人格指从非智力因素角度体现的在人的行为上对创新的渴求,是主体性发展的催化剂和激素,是创新人才的个性特征。主体性教育不仅要造就一代牢固掌握科技文化和具有创新思维的人,而且还要重视培养学生的情感、意志、灵感、直觉等非理性因素,即塑造学生的主体人格。主体人格是创造的动力系统,其使人的心理处于积极状态,把创造能力积极有效地转化为创造行为。

学生的主体人格体现人与人、人与社会的和谐存在。主体性教育的核心是塑造学生的主体人格。从伦理学角度讲,主体人格特指个体人格的道德性,是指作为人的全部尊严、价值、品格和行为规范的总和,即独立、理性、自由的道德人格。其中,独立是主体人格形成的基础,理性是主体人格形成的核心,自由是主体人格形成的最高境界。在当前市场经济前提下,每个人都是自身利益的主体,个人的活动由自己的意志支配,在这样的交往过程中形成的人格必然是独立的人格。因此,主体人格中的独立性是市场经济生活中交往关系的前提。主体人格中的理性是主体行为的向导,个体在主体行为上应做什么,为何而做,如何做,都是理性思考的结果。人如果没有理性,就不可能有正确的价值行为。主体人格从独立地位的确立,经历理性的思考,到自由人格的形成,都不是自然形成的,而是个体本身把正确价值内化为个人并统一于社会的过程,这个过程是通过教育引导和自我内化来实现的。主体人格中的自由性是人与人、人与社会、人与自然的高度和谐统一的最佳存在。

学生主体性教育目标的确立，是以学生主体性发展的价值需求为出发点。因为作为主体的人，是为追求价值而存在的。任何现实的人作为主体不仅有生存的需要，还有实现自身有价值的需要。即不仅是物质生活的需要，还是精神生活的需要。如果不满足生存或物质方面的需要，人就不能生存。如果仅仅满足生存或物质方面的需要，人就与动物一样。只有同时满足了生存方面的需要和价值或精神方面的需要，人的生活才是健全的。学生作为有主体性的人，已经具有一定的价值存在，他们需要更高价值生活的追求。这种有价值的生活就是真、善、美和自由的生活，这种生活表现为人与人、人与自然、人与社会的和谐统一。这种价值追求只有在教育的引导下才可能实现。医学临床教育作为培养人的活动，理应具有与治病救人相匹配的价值观。其价值内涵是依据学生对价值追求的需要而规定的，而学生主体性教育正是赋予了真、善、美、自由和使命的内涵。真、善、美和自由是人类追求的最高境界。具体到医学临床教育阶段，就是把学生塑造成具有真、善、美、自由和使命等素质在内的主体性道德人格。通过学生主体性教育，可以使他们具有正确的价值判断和选择，最终达到主体人格形成的最高境界，即人与人、人与社会、人与自然的高度和谐统一。

三、培养学生终身学习的主体能力

主体能力是指主体能动地驾驭外部世界对其才能发展的推动作用，从而使其身心得以不断发展的能力，即主体获取知识和解决实际问题的能力。对学生来讲，其主体能力越强，越能充分利用外部条件去发展自身，也越易成为自身的主体，其是实现创新的文化基础。主体能力是在学习知识的过程中，通过独立思考，自如地尤其是创造性地运用知识的过程中逐渐获得的。

在当今知识经济时代，医学临床教育阶段学习的知识远不能满足个人、社会和医疗卫生健康事业发展的需要。因此，学生发展和获得主体能力的关键是学习能力的获得。当学生离开校园时，重要的不是学习到多少知识量，而是通过学习获得包含学习方法、学习能力在内的主体能力。具备了这样的主体能力，进入社会后，才可能进一步延展变为终身学习能力。从这个意义上来说，培养学生终身学习能力是主体性教育在高等医学教育阶段的实践目标，对学生主体性的发挥起重要的保障作用。终身教育是当代教育发展的重要趋势，也是推动人不断发展的一种新型教育实践活动。终身教育常常通过主体的终身学习来实现自我教育。随着时代的发展，逐渐把终身学习提到生存概念的高度，这是人类对知识经济和知识社会的响应，也意味着知识经济时代的学习观念将发生根本性的改变。即把学习从单纯接受学校教育中扩展开来，从阶段性学习扩展到终身学习，从被动学习扩展到主动学习。终身学习将要成为所有人终身的行为习惯和自觉行动，成为一种不可缺少的生活内容和生活方式。

主体能力反映的终身学习还是个人追求自我发展和自我完善的需要。一方面，终身学习是学生生存的需要。医疗技术的飞速发展，特别是随着高新技术的推广与运用，使许多原有的医学知识和技能发生重大变化甚至淘汰，医疗新方法、新技术层出不穷，这些都会对学生就业和未来执业产生巨大冲击和影响。如果仅凭在医学院校所学到的医学专业知识和医疗技能，已经远不能适应快速发展的社会医疗保健需要。此外，现代的执业理念也显示出,很少有人一生仅从事一种职业,只有通过不断地学习新知识、新技能,才能提高自身医疗水平,从而提高生存竞争力。另一方面,终身学习是学生充分发展的需要。学生即使走出医学院校的校门,或远离医学教育机构,其对学习的需求和自身发展的需求并没有因此终止。随着科学技术的发展,生产力的不断提高,社会物质财富的不断丰富,学生更加渴望文明的、高尚的、丰富多彩的精神生活,这就需要通过终身学习以获取个人精神上的满足。

主体能力是进行终身学习的前提和基础,而终身学习能力实质是包含学习能力在内的主体能力。学生主体性教育以发展学生潜在的主体性为目标导向,通过学生主体性教育,使学生获得良好的自我管理、自我设计和自主学习等主体能力。学生最根本和最主要的任务是掌握知识,获取相应的技能,但这些并不是医学临床教育的根本目标。其根本目标是学生在医学临床教育阶段通过对知识的学习和掌握而获得自主学习能力,通过借鉴和发明适合自己的有效的学习方法,提高学习效率,节省学习精力。进入社会后,这种自主学习能力进一步提高成为终身学习能力。因此,培养学生终身学习能力是学生主体性教育的实践内容,也是医学临床主体性教育的目标之一。

四、完善学生的鲜明个性

主体性教育在注重培养受教育者主体性的同时,又要满足其全面发展的需要。一方面,人需要在情感、能力等方面得到全方位的发展;另一方面,每个人都作为无可替代的独立个体存在,每个人都可以自由、充分地展现自身的个性。主体性教育尊重受教育者的个性,并创造条件使受教育者的潜能在其个性领域各个方面都得到最大限度的发展,实质上就是促进受教育者全面发展的过程。因此主体性教育的主题就是促进受教育者自由全面的发展,受教育者通过个人的自由的发展,而成为教育活动乃至整个人类历史活动中的主体,主动积极参与社会生活,为社会的发展进步做贡献。

人的个性随主体性的发展而完善,每一个人具有独特性是人的生命属性。人的独特性是人创造性劳动的具体表现,个性是创造思维产生的基础,是创造力的核心,没有个性就没有创造性,缺乏个性就缺乏创造性。因此,完善鲜明个性是学生主体性教育的理想内容。

人类社会的历史是人不断发展和完善自身的历史,是人们向往、追求个性全面而自由发展的历史,这是人类社会发展的最高目标。随着知识经济时代的到来和市场经济全球化进程的不断深化,人的发展开始告别标准化模式,向着信息社会的个性化迈进。因此,学生鲜明个性的塑造既是社会发展的要求也是人自我发展的要求。

个性的特点是独特性,本质是创造性。人的独特性使每个个体表现出与众不同的魅力与思维方式。通过学生主体性教育,建构和发展学生的主体性,完善和塑造学生的鲜明个性,最终才能将学生培养成为具有自主性、能动性和创造性的社会主体。

人的个性随主体性的发展而完善,鲜明个性的塑造依赖于个体主体性的发展,也就是说个体主体性发展是个性塑造的基础。从主体性的特征——自主性可以看到:个体如果不能独立做出判断,没有批判地反思这些判断的倾向,以及不能依据这些独立的判断将信念与行为整合起来,就谈不上个性的塑造。个体的主体性是个性的灵魂,没有个体的主体性,就谈不上自我选择和塑造,更不会有鲜明个性。学生主体性教育是以发展学生潜在主体性为目标的,通过学生主体性教育,可以建构和发展学生的主体性,从而实现学生鲜明个性的塑造和完善。

个性是自我性与社会性的统一体。个性的自我性就是以我为中心来塑造个性,强调自我的需要和价值。如果忽视人的社会性,过分强调自我性就会导致个人主义、自由主义和专制。个性的社会性就是以社会为中心,强调人的社会价值,忽视人本身的需要和价值。过分强调个性的社会性,就会压抑人的个性,丧失自身,导致工具主义。因此,在学生个性塑造时,要将二者有机结合起来,努力达到个性的自我性和社会性的高度统一。

主体性教育关注受教育者自身的和谐。这是受教育者自我内部的协调一致,是恰当的自我认识、积极的自我体验、适度的自我控制状态,也是受教育者更好地发挥潜能、实现自由全面发展的必要条件。主体性教育关注受教育者自身和谐能力的培养,强调实践活动在受教育者和谐能力发展中的重要性,积极引导受教育者参加各种实践活动,在活动中认识自我,锻炼自我控制的能力,培养受教育者自立、自主、自控、自强、自信的精神,促进受教育者自身和谐能力的提升。

只有与时俱进,不断丰富学生主体性教育的内容,并在实践中不断完善和发展,才能把学生培养成具有自主性、能动性、创造性的社会主体,实现学生自身发展的需要和医学高等教育现代化要求的和谐统一。

第三节　主体性教育的基本要求和实施途径

在教育过程中,所有的教育理念最终都要经过实践和操作,将可实践性和可操作性作为其生命。体现人的主体性的主体性教育理论成熟后,也必然要深入到教育实践中,并会转变成主体性教育行为。医学临床主体性教育在不同的情况下,医学教育教学活动的内容、形式和要求不同,具体方法上会有很大的变化。

一、实践主体性教育过程中的基本要求

(一)教育教学活动的组织,要尊重学生的感受,培养学生的主体意识

进行主体性教育的根本是使受教育者具备主体意识。主体意识的强弱,对于其主体性的发展具有重要影响。虽然我们都知道学习的主体是学生,但在实际的教育教学工作中,教师常常更多的是关注教育教学活动的内容、性质、组织形式等本身的意义,而较少考虑学生自己是如何看待、感受和评价这些东西与自己的关系的,故而会受到学生的排斥。因此,要充分发挥学生的主体性,就必须在教育教学活动中,时时关心学生的感受,并以学生的感受为依据,来选择教育教学内容的展示方式、教育教学要求的表达方式和

教育教学活动的组织形式。要做到这一点,就要在平时多关心学生,要经常设身处地地为学生着想,多与学生进行交流。

(二)教育教学活动中,要留给学生思考和选择的余地,尊重学生的选择

留给学生思考和选择的余地,是实施主体性教育的关键。在很多教学活动上,大多是教师在不断提问学生,学生可以很好地回答教师提出的问题,但学生自己却不会提问题或提不出问题。这样在表面上看,教学活动气氛也很活跃,学生积极参与度也很高,实际上,学生还是跟着教师预先设计好的程序,亦步亦趋,并没有让自己融入课程的学习和思考中。有研究表明,如果不留给学生思考和提问的机会,将会极大限制学生的思维。思起于疑,没有疑问,学生就谈不上真正的思考。教师在授课过程中,应该给学生留有足够的思考和选择的余地,培养学生的问题意识,并尊重学生的选择,引导和鼓励学生大胆地提问,主动地思考。只有这样,才能谈得上学生的独立性、选择性等主体性的培养。

(三)改革教学内容和方法,尽量把学习的时空留给学生

把学习的时空留给学生,以充分调动学生学习的积极性和主动性,是实施主体性教育的保证。传统的教学过于微观,占据了大量宝贵的教学时间,某些宏观战略的思想性、方法性、过程性的内容,又在教学中被忽视,从而不利于学生主体能力的培养。因此,教师教学的内容应宏观转换,精简细节的内容,而宏观战略思想与观念的课程内容应该着力加以充实。医学课程应注意提炼基础性的知识,精讲少讲。精讲思路、讲方法、讲要点,适当缩短教师主体参与的时间,延长学生主体参与的时间。这就要求教师转变角色,给学生留出更多自由支配的时间和空间,让教学活动充满学生的思考、学生的操作、学生的讨论与理解。使学生产生主体角色和主体意识效应,丰富学生的情感体验,促进学生知识的掌握、能力的提高及审美和道德情感的发展。这样的教学才能体现学生的参与性、实践性,学生的主体能力才能不断地得到提高和发展。

(四)鼓励学生的创造性,培养学生创造性思维和创造性能力

在主体性教育中,创造性是主体性的最高表现形式,鼓励学生的创造性,是实施主体性教育的实质所在。学校的教育教学过程,不只是学生接受教师传递知识和服从教育要求的过程,同时也是学生自主地探索世界、感受社会的过程。学习的结果,也不仅仅是掌握知识,还要形成科学精神和恰当的生活态度。而传统的教育教学重结论轻过程,把形成结论的过程变成刻板的条文,其结论、论证、说明、讲解都是现成的,学生只需要听讲和记忆就能掌握知识,缺乏思考、诘问、评判和创新。其结果必然会造成学生生活态度和行为方式的僵化,学生根本无法领会到认识是无止境的,真理是不断发展的,文明是人类创造的,从而也就否认了自己也具有这种创造的能力。因此,教师在教育教学过程中,必须重视学科探究过程中方法论所具有的重要教育价值,学科的概念、原理、体系只有与相应的探究过程及方法论结合起来,才有助于学生形成完整的学科知识结构,使学生的理解过程与精神世界获得实质性发展与提升。

此外,教师还要在教育教学过程中,把非确定性知识纳入教学视野中,培养学生获取非确定性知识的意识和能力。在面对非确定性知识与问题时,教师要变成与学生一同进行探究的主体,更好地体现出教与学的交互性,使学生真正成为学习的主体。教师的作

用是给学生以一定的方法和策略的指导,引导学生经过质疑、判断、比较以获得结论,逐渐培养学生的创造性思维和创造性能力。

医学临床的主体性教育更是如此,要给学生留有充足的思考空间,让学习慢下来,头脑静下来,深入学习和领会知识内容,从而帮助知识的内化和掌握。还要让他们有足够的时间和空间来提问和质疑,对所学内容深刻领悟,甚至据此产生创新。这才是真正让学生在医学教育中发挥了主体性。

二、主体性教育的实施途径

(一)培养学生的主体意识,是发挥学生主体性的前提

在医学临床教育中,主体意识的培养不是一朝一夕可以完成的,需要很长时间不断强化和培养,才能逐渐形成。故而主体性教育第一步应是长期不断地对学生进行主体性意识的培养。这样既培养了他们的主体性意识,又能消除依赖心理,养成他们捕捉知识、信息,独立思考与解决问题的能力,即授之以渔。

(二)大力提倡和发展具有时代意义的素质教育

医学临床的主体性教育中,实施素质教育主要是通过学生的主体性发展来实现的。应该充分尊重学生的主体趋向,联系每一个体的智能、气质与兴趣等特点,帮助学生精心选择、设计适合自身发展的学习内容与方法,善加引导,不拘一格地培养多类型、多层面的医学人才,这样,主体性就在积极开发学生身心素质与潜能的同时实现了个性与共性的统一。

(三)理顺全面发展与个性发展的关系

医学临床主体性教育中,既要注重学生的全面发展,又要兼顾其主体性特点。全面发展可理解为学生的道德修养、智力水平、身心素质、审美情趣等诸方面,尽可能地充分发展,体现学生的整体水平以及社会对学生的统一要求。但全面发展不等同于平均发展,必须注重人的差异性这一客观事实,切不可追求平均发展,否则会扼杀人的主体性,也会阻碍人的全面发展。因此,主体性教育就是要以个性充分发展为前提,进而实现学生的全面发展。

(四)主体性教育要强调目的性教学

目的性是主体性的集中表现,在教学活动中,目的性表现为教与学二者内容与方式的针对性。教师要依据不同时期学生的不同特点、兴趣、爱好的多样等从教学内容与方法上做出不同的调整,而不能盲目地照本宣科。只有从道德修养、知识结构、能力培养等几方面实际出发,有针对性地确立育人目标的教学体系,才能达到主体性教育的预期目的,做到真正意义上的因材施教。

(五)与传统教育的优势结合

在提倡医学临床主体性教育的同时,并不摒弃传统教育中的某些优点,而是注重二者优势的相互融合。

(六)注重对学生评价的科学化

实施医学主体性教育要注重评价体系的科学性和多元化,不能用单纯的考试成绩作为衡量学生优劣的唯一标准,而应该分出不同类型、不同情况区别对待。要建立一整套科学的、专业的评价方法,形成完整的评价体系。这种评价体系不应是教条,应具有弹性空间,具有发展性,并且能够不断革新进步。只有具备了这样一套合理的、客观的、科学的评价系统,才能为主体性教育保驾护航。

(七)加强师资队伍的主体性意识与素质建设

如果教育者本身就没有主体性,培养不出富有主体意识的学生。低水平的师资队伍也培养不出高水平、高质量的人才。故加强师资队伍的主体性意识与素质建设是实施医学主体性教育的前提和保障。

第四节　主体性教育思想指导下的医学人才培养模式改革

在主体性教育的理念指导下,从以下方面改革我国医学人才培养模式,才能充分调动和发挥学生的主动性和积极性,激发学生的主人翁责任感,培养学生的主体性品质。

一、确立学生主体性发展目标

为适应时代发展,需要不断地探索新的教育思想和观念,勇于摒弃不适应社会发展教学观念和教学思想,使我们的教育充满生机和活力。当前我国学生培养目标倾向于培养高素质的、有主体性精神的人才。这种人才目标定位对具体的培养人才活动会起指导与引领作用。

在知识经济高速发展的形势下,医学人才培养目标应以主体性教育思想为指导,明确学生是医学临床教育教学活动的主体,确立学生的主体地位,在教育观念中树立学生的主体形象。医学临床教育以学生的全面发展为本,从学生的实际需要出发,着重培养学生的主体性,培养具有创新精神和实践能力的各级各类医学人才。医学临床教师要充分把握好医学临床课程的设计,满足学生的学习需要,实施因材施教,致力于学生个性的培养,给学生以学习的自主权和选择权,尊重学生的兴趣和特长,把学生视为有充分创造潜能的个体,努力为学生的全面发展提供民主、自由、平等的空间,从而发展学生的主体性和主体人格。

在主体性教育思想的指导下,要以学生的主体性发展为目标,医学临床教育需要使学生在创造性和自主选择性上得到训练,而不要只是遵循命令。

主体性教育不要求设置课程,有稳定的、程序化的方式,课程目标既不是精确的也不是预先设定的,而是一般性的、生成性的,从而鼓励创造性、互动性的转化。

二、营造民主、平等的教育环境,培养学生的主体性品质

(一)塑造学生的主体性人格是主体性教育的核心内容

培养学生的主体性品质是教育改革发展的趋势。增强学生的主体意识,培养学生的主体性品质也是我国当前亟须解决的问题。

学生的主体性品质是学生综合素质的体现。主体性品质的发展有助于学生其他主体性素质的提高。学生是具有丰富的发展潜能的个体,只有在医学临床教育中合理的引导,使其转化为学生的知识财富,才能使学生的自主、能动、创造等主体性品质得以充分体现,才能促进主体性人格的完善。学生只有置身于各种学习活动之中,才能使主体性品质得到良好的发展。在医学临床教育中如果没有学生自由、自主的主体活动,如果不是科学地组织、有效地引导和规范,主体性品质的发展就无从谈起。

人的主体性品质的发展不仅有人的理性因素,还包括人的非理性因素即人格。因此,医学临床教育要不仅传授学生科学文化知识,还要重视培养学生的情感、意志、灵感、信念、直觉等非理性因素,即培养学生的主体性人格。在医学临床教学中应创设轻松、民主、自由的环境,使学生在接受知识和发展智力的过程中,逐步培养出独立、完满的主体性人格。

塑造学生的主体性人格是医学临床主体性教育的核心内容。独立是主体性人格形成的基础,理性是其形成的核心,自由是其形成的最高境界。任何现实的人,不仅有物质生活的需要,还有精神生活的需要,其实现需要教育的引导。医学临床教育是培养人的活动,通过对学生进行主体性教育,使其具有正确的价值判断和价值选择,最终形成主体性人格的最高境界,人与社会、自然的和谐相处。

除此之外,还要加强医学临床教育环境的建设。和谐、民主的教育氛围有利于学生学习能动性和学习主体性的发挥。在医学教学中要以主体教育思想为指导,形成学生主动发言、积极参与、共同探讨的气氛,鼓励学生质疑问难,在平等、融洽的教学环境中,加强师生之间的沟通交流,充分发挥学生的主体性,塑造学生的主体性人格,从而产生良好的教学效果。

(二)构建新型的师生关系使教师成为平等者中的首席

主体性教育思想的实施使人们认识到,学生才是教学活动的中心,教师的工作是使学生有自主、主动学习的能力。因此,教师应把主要精力放在使学生获得独立自主的学习方法,而不是单纯的知识传授和储存,即要求教师转变角色,成为平等者中的首席。

当主体性教育思想作为新的秩序引入医学教育时,教师与学生之间的关系随之发生变化。教师的角色发生很大的变化,从教学活动中的主宰者变为与学生共同协商者,以平等地位和学生共同探讨有关的课题,学生的能动性得以发挥,学生的主体地位得以彰显,有利于因材施教。其中,鼓励学生大胆对教师的权威提出挑战;教师也将乐于面对学生,与学生一起探索师生所达成的共识。教师的作用是创造性的和开发性的。

要转变教师角色,医学临床教师还应当帮助学生制定适当的学习目标,指导学生形成良好的学习习惯,掌握有效的学习策略。教师应创设民主、平等的教学活动情境,以利

于激发学生的学习动机,培养学生的学习兴趣,形成宽松的教学氛围。教师不再是知识的灌输者,而是教学活动的设计者和学生智力活动的开发者,学生学习活动的引导者、合作者。教师是学生学习活动的顾问,教师的角色从演员变成了导演。这并不意味着教师的地位降低了,作用不重要了,只是不同于传统的教学观念。此外,教师要有精深的医学专业知识,要了解学生,要熟练运用现代化的教学技术和手段,有良好的沟通能力,设计和开发有效的教学资源,以便为学生提供宏观的指导和具体的帮助。

三、教学管理从重控制到保障学生的学习自由

学习自由是学生主体性、个性和创造性发展的基础。医学临床教育管理要强调规范意识,又要体现教学自由的理念。教学管理要使学生的主体性、能动性有自由发展的空间。因此,医学临床教育管理应树立以人为本的观念,在教学控制和教学自由之间寻求最佳的平衡点,既要发挥教学管理的规范功能,又要有适当的灵活性,从制度上来确保学生学习有足够的选择性和开放性。

要实现医学临床教育管理从注重控制到学生学习自由,必须通过教学改革和相应的一系列配套改革来实施,还要更新教育理念,树立医学临床的主体教育思想,应在以下方面加大改革的力度。

其一,建立自主学习制度。自主学习制度可以保障学生有体现自身主体性的机会,学生可以从自己的兴趣和需要出发,自主选择所喜欢的专业和课程,以及自己所适应的学习方式和教学方法。这样有利于确保学生的主体地位,培养学生的主体性,有利于塑造有个性和创造性的医学人才,以满足社会对医学人才的多样化需要。其二,拓宽学生的自由选择性,要改革教学评价体制,构建有利于创新的考试评价制度。其三,增加其灵活性,确保学生能依据自己的实际情况,自主选择学习的年限,提前或推迟毕业,进一步完善学生休学和转学的制度,以期在医学人才培养模式改革方面有新的突破。

四、教学方法从灌输到启发、对话

主体性教育思想要求我们在教学过程中,师生之间要以对话为基础,通过关切而富有批判性的对话,促使学生知识和价值观念的养成,教师观念应从"是"转变为"应该是",这样将会促进个体的发展而不是强加权威与控制。教师和学生之间不再是给予、被动接受的关系,不再去操纵、灌输和控制,而是平等、自由、民主和鼓励的合作者关系。通过这种对话,学生和教师的关系发生很大的变化,在教学活动中,彼此进步和发展,变成学生式的老师和老师式的学生,他们共同对整个成长过程负责。因此,医学临床教育要从重教法向重学法转变,从学会学习向会学习转变,让学生成为学习的主人。要转变传统的灌输的教学方法,改革以教师为中心的教学方法和模式,建立师生互动、学生主动、积极参与的教学模式。教师应采用多种教法积极引导学生自己进行思考,激发学生的思维灵感,探寻问题可能的答案,鼓励学生敢于发表自己不同的见解。

其一,要培养学生的问题意识。问题意识使个体积极地进行思索和解决问题。只有培育学生的问题意识,才有利于培育学生的创造性。为了培养学生的主动性和能动性,

使其成为有主体性的人,在教学中教师应鼓励学生敢于向一切权威和事物挑战,并充分尊重叙述的见解和独创性观点,培养他们追求自由、独立的创造性人格。其二,教师要提高自身的素养和主体性。学生主体性的培养是师生相互作用的过程,而良好的教师素质是教育活动实施成败的关键因素。想方设法创造条件提高自己,是医学临床教师义不容辞的责任。其三,在教学活动中为学生的主体参与提供机会。教学活动是体现学生主体地位的重要场所,是学生个体发展的舞台。促进学生的主体参与,是充分挖掘学生的潜能的有效方法。只有学生独立思考,积极参与,才能使所习得的知识内化为自身的素质,形成解决问题的能力,从而发展学生的主体性及创造潜能。

未来医学的发展能否满足人们医疗卫生健康需求,归根结底取决于医学院校是否能培养出适应社会健康需求的高质量的医学人才,这些人才要有强烈的适应能力和灵活性,有自主精神和创新精神。这就要求我们改革传统医学临床教育思想和管理方式,解放思想、实事求是,坚持以人为本,树立全面、协调、可持续的发展观,从主体性教育的理论和实践根基出发,将传授医学知识的方式、方法变得灵活多样,教学充满活力,给学生留有足够的选择的权利和空间,才能有助于发展学生的个性,提高学生的主体地位,保障学生的学习自由。通过引导学生自身能动性和自主性的充分发挥,最终激发出学生的主体性和创造潜能。

第十章　医学临床德育

　　道德是推动社会前进的力量,道德教育内容与政治教育、世界观教育、人生观教育的内容往往相互交织,不可分割。因此,我国习惯于将道德教育、政治教育以及对世界观、人生观的思想教育统称为"道德教育",即德育,这是我国所特有的教育传统。

　　德育即教育者培养受教育者思想品德的教育,具体是指教育者依据一定社会的要求和受教育者的个体需要及身心发展的特点与规律,有目的、有计划、有系统地对受教育者施加影响,并通过受教育者积极主动的内化与外化,促进其养成一定思想品德的教育活动。

　　德育是对学生进行思想、政治、道德、法律和心理健康的教育,是高等教育工作的重要组成部分,与智育、体育、美育等相互联系,彼此渗透,密切协调,对学生健康成长成才和学校工作具有重要的导向、动力和保证作用,高等院校必须把德育工作摆在素质教育的首要位置。

　　医学道德教育具有以下意义:有助于形成医务工作者的内在品质,是把医学道德原则和规范转化为内心信念的重要一环;有助于培养医务工作者的人文素养和道德情操,是形成良好医德医风的重要环节;有助于培养高素质的医务工作者,是促进医学科学工作发展的重要措施。

　　医学道德教育分为以下步骤:提高医德认识;培养医德情感;锻炼医德意志;坚定医德信念;养成医德行为和习惯。

第一节　医学临床德育的道德目的

一、德育的基本内容

　　德育内容是德育活动所要传授的价值与规范,是完成德育任务的保障。在我国,德育的基本内容有以下方面。

（一）爱国主义教育

爱国主义是指人们对自己祖国的深厚的情感或热爱的态度。实施爱国主义教育非常必要。爱国主义教育是提高全民族整体素质的基础性工程，是引导学生树立正确理想、信念、人生观、价值观，促进中华民族振兴的重要工作。

不过，爱国主义教育不能把爱国主义等同于盲目排外、自高自大的狭隘的民族主义，爱国总是意味着对本国民族的热爱。爱国主义是民族精神的核心，是推动民族团结奋斗的旗帜，民族性是爱国主义的重要特征，是理解爱国主义的重要落脚点。爱国主义关心本民族发展，只有关心长远利益，才能真正促进本民族发展，纠缠眼前利益则会有碍国家和民族的长远发展。在全球化时代，只有超越狭隘的民族情感，才能发展民族的长远利益，因此，爱国主义不是简单的民族情感，爱国主义教育不能排斥"全球伦理"教育，要把"全球伦理"教育涵容于爱国主义教育之中，不能封闭守旧，而要继往开来。

爱国主义教育也不能拒斥爱国主义中的政治内涵。在现今我国，排除马克思主义和社会主义道德观的爱国主义教育，会导致政治认同危机，妨碍国家维稳，不利于有序社会的形成。爱国主义是个历史范畴，不同阶段、不同国家有不同的要求。我国现阶段爱国主义教育主要有以下方面的内容：培养热爱祖国的情感；增强国家和民族意识及其统一意识；维护国家主权，反对霸权主义，发扬国际主义精神，维护世界和平；正确认识中华民族优秀思想文化传统，积极汲取世界先进文明成果。

（二）理想和传统教育

理想是人们对未来事物、生活或目标的向往和追求，是心理结构中处于最高层次的意识，是指导和支配一个人行动的最高调节者。理想包括生活理想、职业理想、社会和国家理想等。就现阶段的教育而言，理想教育的基本内容包括勤奋学习、立志成才、树立社会责任感的教育；职业理想教育和升学就业指导；正确的人生理想教育；献身于有中国特色的社会主义理想信念教育。

每个人都有个人独特的理想，但是作为中国人，他们的理想都有共同的中国特色，因此，为了更好地体现中国人的身份，理想教育要帮助每个中国学生懂得中国传统文化和精神，积极汲取其中的养分，树立中国式的理想。在现今中国，在理想教育中实施传统教育尤为必要。中国人现今最大的理想就是中华民族的崛起，一味模仿西方人和引进西方人的文明，不可能实现真正的民族崛起。作为大国，中国的崛起必须是中华文明的崛起，必须依靠每个中国人的努力。每个中国人都应自觉汲取中国传统精神，树立中国式理想，弘扬中华文明。

当然，实施传统教育不是一味守旧，也不是盲目排外，我们需要摒弃不利于中国现代化的传统内容，不利于中国文明崛起的传统内容。在不妨碍个体独立人格形成和现代自由民主精神形成的基础之上，可以坚守"己所不欲勿施于人"的社会伦理。

（三）集体主义教育

集体主义是共产主义和社会主义道德的实质，集体主义教育是社会主义教育最重要的内容。很多人将集体主义教育的实质狭隘理解为教导个人在面临个人利益和整体利益发生冲突的时候，个人利益要绝对服从整体利益，以至于集体主义教育在实际过程中扼杀了个体的正当利益诉求和自由个性的发展。其实,集体利益和个人利益之间的关系并非水火不容。我们实施的集体主义教育需要从真实的集体主义出发,把集体建构为个人自由联合体,让集体成为个人获得正当利益的保障和个人自由获得发展的场域。在真实的集体主义教育中,个人正当利益和集体利益并不会发生冲突。

现今实施的集体主义教育应该包括如下各方面的教育:尊重、关心、理解他人,集体成员之间团结协作的教育;关心社会,为家乡、社区的公益事业贡献力量的教育;正确处理个人利益与集体利益、国家利益关系的教育;正确处理自我与他人、个人与集体、自由与纪律关系的教育;以集体主义为导向的人生价值观教育。

(四)劳动教育

劳动及其教育是非常必要的。生产劳动是人类社会赖以生存和发展的基础,是人类最基础的社会实践活动。个人也只有通过劳动,才能成为独立自主的人。人天生并不具有劳动能力及其素质,劳动能力及其素质的获得需要教育的帮助。由于溺爱和应试教育的影响,现今很多家长和学校开始忽视学生劳动能力及其素质的培养。加强劳动教育不仅不会影响学习,还有助于学生的学习。劳动教育可以帮助学生养成吃苦耐劳的精神,可以培养学生的意志力等,这些品质的习得都有助于学生学习。

对学生实施劳动教育,就是要帮助他们懂得劳动和社会实践创造世界的观点,形成热爱劳动、尊重劳动、珍惜劳动成果、尊重劳动者的品质,形成良好的劳动习惯等。为了有效实施劳动教育,劳动教育需要特别批判好逸恶劳、贪图享受、好吃懒做等不良思想和作风,让学生认识到这些行为和思想的错误之处。特别需要教育学生正确对待升学和就业,帮助学生认识到体力劳动和脑力劳动都是劳动。任何劳动,只要能为社会做出贡献,都应受到尊重。

(五)纪律和法制教育

纪律是在一定社会条件下形成的、集体成员必须遵守的规章、条例的总和,是要求人们在集体生活中遵守规则、执行命令和履行职责的行为规则。法制有广义和狭义两种理解。广义而言,法制即法律制度,是指掌握政权的社会集团按照自己的意志,通过国家政权建立起来的法律和制度。狭义而言,法制是指一切社会关系的参加者严格地、平等地执行和遵守法律,依法办事的原则和制度。法制不仅包括法律制度,而且包括法律实施和法律监督等活动和过程。

实施纪律和法制教育具有重要意义,是贯彻党的依法治国方略思想、建设社会主义法治国家的必然要求;是帮助学生逐步形成适应现代社会生活所必需的法律意识,能够在社会主义市场经济条件下生存与发展的需要;是保护学生健康成长的需要;是提高学生整体素质,完成教育目标的需要。

对学生实施纪律和法制教育就是要促使学生自觉遵守学校的规章制度;使学生加强自我管理,养成遵纪守法的习惯;传授宪法、法律和法规的基本知识,使学生懂得社会主义民主和法制的基本思想和原则,了解公民权利和义务,懂得运用法律保护自己的合法权利和利益,使学生初步懂得自由与纪律、民主与法治的关系;培养学生依法、依则办事的意识和勇敢机智地面对坏人坏事的品质等。

(六)辩证唯物主义世界观和人生观教育

世界观又称宇宙观,是指人们对整个世界总的根本的看法,是人们对于世界的本质和各种关系以及世界上的一切事物的根本观点。世界观一旦形成,就对人的活动发挥支配作用。人生观是人对人生目的和意义的根本看法和态度,人生观是世界观在人生领域的延伸、体现,是世界观的重要组成部分,是由世界观决定的,是世界观在人生问题上的体现。每个人都是依据自己对人生的理解去生活,去追寻意义的。因此人生观问题是道德的核心问题,是人们行为的出发点。因此,实施世界观和人生观教育是非常必要的。

世界观和人生观教育必须以辩证唯物主义为指导,辩证唯物主义解决了哲学的基本问题,为人们解决疑难问题提供了科学的方法,是无产阶级世界观,建设社会主义精神文明最有力的思想武器之一;是破除迷信的重要法宝,会对我国的经济体制改革、政治体制改革和精神文明建设产生不可估量的巨大作用。

二、德育内容的新发展

随着社会发展与观念更新,德育内容随之出现了许多新的问题和课题,其中生存教育、生活教育、生命教育影响甚大,被称为"三生教育"。

(一)生存教育

生存教育就是通过开展与生命保护和社会生存有关的教育活动和社会实践活动,向受教育者系统传授生存的知识和经验,有目的、有计划地培养学生的生存意识、生存能力和生存态度,树立正确的生存价值观,能够适应世界和时代的发展与变化。

生存教育的提出一方面是由于高速发展的社会已经成为风险社会,这个社会向个人提出了越来越高的生存要求,另一方面是由于家庭溺爱、应试教育等影响,学生只会应试,生存意识、生存能力极差。

生存教育的内容包括灾难应急自救教育、体育生存教育、卫生保健教育、心理健康教育、生活自理能力教育、自我保护教育、信息技术教育以及交往能力的教育等。

实施生存教育的方式可以多种多样,可以开设生存教育课实施直接的生存教育,也可以在其他学科中采取渗透的方式进行教育,甚至可结合各种活动对学生进行生存教育。不过无论采取哪种方式,生存教育都不能只由学校独立完成,需要全社会的参与,尤其是学校与家长之间紧密地配合。学校、家庭、社区形成教育合力,这是成功实施生存教育的关键。

(二)生活教育

生活教育理论是由民国时期的陶行知创立的,生活教育即给生活以教育,用生活来教育,为生活向前向上的需要而教育。具体而言,有以下方面的含义:生活本身就是教育;教育是为生活服务的;教育不能脱离生活,必须与生活相联系,只有通过生活教育才能发出力量,成为有效教育;教育源于生活又高于生活,要用教育去指导生活、改造生活。

生活教育之所以在现今被倡导,主要是由于学校生活日益脱离真实的生活,把知识和理性的获得当成了教育的全部,教育与生活世界产生了脱离、疏离,乃至对立,使人成为知识技术和科学理性的附庸,忽视了人的精神生活和德性引领,从而导致精神危机,使人失去了生存的价值和意义。

为了实施生活教育,教育需要立足于生活,从生活出发,利用生活世界中的各种资源、经验、手段和方法来处理教育中的问题。

(三)生命教育

生命教育最初起源于 20 世纪西方的死亡教育,随着社会和学校生活发展,生命教育的内涵已经深化,外延也已经拓展。生命教育即通过有目的、有计划、有组织的生命意识熏陶、生存能力培养和生命价值提升,使学生认识生命、敬畏生命、珍爱生命、欣赏生命,是探索生命意义的教育。

实施生命教育,除了需要开设专门的生命教育课程外,更为重要的是要使生命教育成为渗透到学校生活和工作各个方面的理念,使教育生命化。教育生命化就是要使课程生命化、教师生命化、教学活动生命化、班级管理生命化等。教育一旦生命化,教育就成为生命化的教育。生命化的教育,是真正人的教育,是以人为本的教育,也是最体现人性关怀的教育。生命化教育,以生命为基点,关注生命,创造生命适宜成长的条件,使教育真正成为生命的诗意存在地。

(四)安全教育

安全教育是依据当前形势,以维护国家安全、社会稳定、学生健康成长成才为指导,通过规范的安全教育思念、安全知识教育和安全训练,使学生掌握安全知识、安全技能,拥有安全态度、安全意识和安全能力的教育。学生的安全,关系着我们国家和社会的稳定,也牵动着每个家庭的幸福,因此安全教育非常必要。

对学生实施安全教育,提高教育实效,要做到思想上重视,预先构建预警机制,做到防患于未然;同时要让学生充分认识到安全的重要性,建构自我教育机制,使他们拥有安全意识,自觉掌握安全知识和技能,形成安全能力;杜绝因设施设备问题引发的安全问题,建立全面保障机制;调动各部门的力量,集合家庭学校社会的力量,建立开放协调机制,共同解决难以解决的安全问题。

(五)就业指导

就业指导是指教师依据社会的需要指导学生树立正确的职业观,帮助他们了解社会职业,进而引导他们按照社会需要和自己的特点为将来就业选择职业,在思想上、学习上、心理上做好准备。

就业指导是当前世界各国普遍关注的问题,有着深刻的社会经济根源。由于经济的发展,社会分工的细化,不同行业、不同组织对就业者的知识、能力和技术培训提出了不同的要求。正是在这种形势下,就业指导应运而生,可以帮助学生了解自己的禀赋和爱好,也可以帮助学生了解各种专业和职业的特点和要求,进而能够帮助学生选择适合的专业和适合的职业,还可以帮助用人单位选择适合的聘用人员。

我国长期缺乏有计划有组织的就业指导,使学生不能依据自身的素质条件和社会需要选择专业和就业,随波逐流,竞相选择热门专业和工种。就业指导可以通过专门的就业指导课程来实施,也可以通过就业指导活动来进行。

三、医学临床教育与道德

(一)严谨、圣洁的中外医德史使然

职业道德属于道德教育范畴,受世界观、人生观、价值观的影响,我们常常把医生的职业道德称为医德。在我国,传统中医已形成优秀的道德规范和原则,古有名医扁鹊、华佗,秦汉时有"神农"亲尝百草,西汉有《黄帝内经》以道论医,东汉张仲景历尽千辛万苦著《伤寒杂病论》,晋代杨泉在《物理论》中形容"夫医者,非仁爱之士不可托也,非聪明理达不可任也;非廉洁淳良不可信也"。唐代药王孙思邈不仅著有《备急千金要方》"论大医精诚",还与600余名麻风患者同住深山治疗。宋代张杲作《医说》称"医药之难""医不贪色""隐医",明代龚廷贤在《万病回春》中提到"医家十要"、陈实功著《医家五戒十要》、李梴《医学入门》中的"习医规格"篇,清代喻昌《医门法律》中的"治病"篇等,均表明了历代中医向来就具备仁爱救人、不谋私利、廉洁行医、一丝不苟、勤学不倦、尊重同行、互敬互学等的医德典范。

2400年前古希腊的"希波克拉底誓言"是西方医德的起源,被视为职业道德圣典。其向世人公示总结了四条戒律:对知识传授者心存感激;为服务对象谋利益,做自己能力范围之事;绝不利用职业便利做缺德乃至违法的事情;严格保守秘密,即尊重个人隐私、谨护商业秘密。直到今日,医生就职时仍须宣读此古老誓言,强调从医者需要遵循道德原则,从而受人尊重。西方第二医学权威盖伦发展了希波克拉底理论,文艺复兴之后医德学逐渐出现,对集体医德的监督,提示了新的医德理念。1762年,德国教授胡弗兰德著《医德十二箴》;1772年,英国医生托马斯·帕茨瓦尔起草了《医院及医务工作者行动守则》,后改名为《医学伦理学》;1847年美国医学会以此为蓝本颁布《医德教育标准和医德守则》,医学伦理道德教育兴起,不断发展成熟。至1948年,世界医学会通过了《日内瓦宣言》,于1969年再次修订,明确了医学职业道德。1969年,生命伦理学兴起,随着卫生保健资源投入的猛增,更加引起公众与立法机构的关注,人们价值观也在变化,公众对医疗工作缺乏对人的同情更为敏感。

(二)奉献精神是医生职业永恒的主旋律

西医医德精神起步较早,医生科学形象已深入民心,欧美国家的医生地位和待遇一直令人向往,医患关系的满意度最高,这些均离不开奉献精神。白求恩是我党革命时期优秀的国际共产主义医务战士典范,充分体现其奉献精神。在和平年代,更需要奉献精神。医务工作者培养过程漫长而且投入大,学医者需要克服重重困难却仍保持追求神圣的精神境界,树立以构建和谐社会为目的科学发展观和社会主义核心价值观,在社会主义市场经济中找到无私付出的价值需求和成就动力。

(三)新型医学人才需要培养独特的职业人格

医学行业是对技术含量和道德要求双高的行业,医务工作者包括临床医生、检验师、影像师、药师、麻醉师、护士等,不同行业或专业可以有不同的人格特质需求,应聘者接受人格测试已成为职业教育中的重要部分。医疗行业也可以依据医德医风的要求对不同分工的医务工作者进行人格测试,达到人职匹配的目标。医学及相关专业学生的人格特

质和心理状况急需关注和引导,以塑造适应新型医患关系的职业人格,将来真正满足医疗行业的需要。

四、从作为教育工作的德育回到作为教育目的的德育

德育方法是德育目标实现的中介环节,德育方法科学与否是影响德育质量的关键因素。现行的学校德育依然沿用计划经济时期所确立起来的方法体系。进入改革开放以来,尽管种类繁多的德育方法频繁出现,总体说来,强制多于疏导、斥责训诫多于情感沟通,单面的学校教育重于丰富的社会实践,教学活动灌输教育实际上排斥了多姿多彩的课外活动。封闭式的学校德育与青少年的心理特征、开放的多元化的社会现实形成了尖锐的矛盾,学校筑起的道德信念大堤在复杂纷繁、五彩斑斓的社会面前,显得那么单薄、那么脆弱,学校德育的实效性大大降低。

道德的产生是为了人更好地生活,道德教育应该植根于生活,引导学生关注现实生活、认识人的价值、珍爱人类的生命、学会和他人和谐相处、学会健康快乐地生活、做个开心快活的人。

第二节　医学临床德育的必要性

一、医学临床德育的取向

(一)促进个人道德发展为取向

通过施加有目的、有计划、有系统的教育影响,促进个体形成一定的思想品德,是德育的基本功能。德育的这种基本功能具体表现在以下 3 个方面。

1. 满足个体自我完善的需要　在正常情况下,人都应该是倾向于追求自我完善的,也只有这样的人才可能是比较幸福的人,道德是人自我完善不可缺少的方面。做有道德的人,不仅能够获得精神上的幸福与满足,而且也是有所得的。道德并不一定意味着自我牺牲。有道德的人一方面付出了许多,但他也会得到许多,他会得到他人的尊重、爱戴和帮助。做有道德的人并不是不利于自己,而是恰恰相反,非常有利于自己。最大的利处,就是有利于满足个体自我完善的需要,有利于精神的净化。德育是教人以德,无论是从其目的还是从其内容上看,德育都有利于满足人的自我完善的需要。

2. 激发和调节个体的智能发展　智能是所有正常人都具有的基本素质。但是,对于为何发展智能,将智能发展到何种水平,在何种条件下为了何种目的的发展和发挥智能,却是受人的世界观、价值观和信念、信仰以及由此转化而成的个体的目的、需要、动机的支配和控制的。个体越是崇尚和追求真、善、美,就越具有探索、创新的精神和动力,个体的智能发展水平就越高。当然,个体因世界观、价值观的偏差所产生的不良的需要、目的、

动机,也可能激发个体去钻研、探索,个体的智能也会得到某种发展。无论前者,抑或后者,都需要德育去发挥其应有的作用,通过对个体的思想品德施加积极、正面的影响来激发和调节个体的智能发展。

3. 促进个体的心理健康　按照现代社会对健康的定义,心理健康是个体健康的重要标准。个体的心理健康状况与个体的心境、情绪直接相关,而个体的心境、情绪又与个体所欲、所思、所得、所失联系在一起。从积极意义上说,通过德育培养人正确的世界观、健康的人生观、积极的价值观和良好的品行,有助于人恰当地处理与自我、与他人、与群体、与社会的关系,保持良好的心理状态,避免认识上的片面性、绝对化,情感上的偏激、孤傲或软弱,以及行为上的失范或畏缩,形成良好的个性心理品质;从消极意义上说,借助德育进行思想疏导,也是解决心理问题、治疗心理疾病的有效途径。

(二)促进社会道德进步为取向

教育的发展具有社会制约性,同时其又与政治、经济、文化等共同构成社会大系统,并在其中发挥重要作用。德育就是学校教育的重要组成部分,在巩固和发展一定的社会制度、形成主流的社会规范和良好的社会风气、稳定社会秩序诸方面具有重要意义。就德育对社会稳定与发展的功能而言,虽然不同社会条件下德育对社会发挥作用的程度、范围乃至方式不尽相同,而德育的社会功能在不同时期也可能具有不同的表现形式,但概括起来不外乎以下两点。

1. 为社会的稳定与发展培养合格公民　政治的稳定与变迁、经济的繁荣与发展、文化的传承与更新,都需要全体国民的主动参与和共同努力。德育通过培养人的思想品德来规定人的发展方向,使之成为社会稳定与发展所需要的合格公民。

2. 传播和倡导为社会稳定与发展所需要的思想、意识、观念和舆论　社会的稳定与发展,除了要求专门的教育机构培养出合格公民外,还需要其传播和倡导一定的思想、意识、观念和舆论。一方面通过教育对象影响其家庭成员和周围人的思想和行为,从而来影响社会;另一方面则通过教育机构的良好风气、氛围和环境来影响和教化社会的风气,从而影响整个社会风尚。显然,在专门的教育机构里,这些主要应该是德育的职责。

(三)维持学校生活秩序为取向

德育主要解决的是受教育者的发展方向问题,直接反映时代的特点和社会的要求。所以,任何社会都十分关心德育的地位和性质,而且常常通过干预德育和强化德育来制约学校教育,通过规定其性质、内容来决定和保证整个教育的性质和发展方向。在教育实际中,德育对其他各种教育的实施起导向作用。可以说,没有德育的教育是不可想象的,也是不可能的,教育总是具有德育性,只是程度、表现方式不同而已。

(四)加强医德培养为取向

医德指医务工作者在医疗卫生工作实践中应该遵守的,主要依靠社会舆论、传统习惯和内心信念来维持的行为规范的总和,是一般社会道德在医学领域中的个体体现。医德作为医务工作者在医疗卫生工作实践中的核心指导原则,是有效调解医疗行为各方利益的基本行为准则和道德规范。医务工作者医德水平的高低,直接关系着医患关系的发展方向,关系着医疗卫生事业的改革与发展,并在一定程度上推动着社会的和谐与进步,越来越受到社会各界的关注。

医德教育指以医务工作者为教育对象,培养其形成奉献精神、敬业精神、服务意识等符合社会主义医德的思想和行为。应该说,对学生在校期间的医德教育与思想政治教育具有很大的关联性,应同步进行。有学者指出,医德教育是思想政治工作的组成部分,作为职业道德教育,其内容和形式比一般思想政治工作具有更大的专业性和实用性,又是一般的思想政治工作所不能代替的。在医学院校,医德教育要与思想政治教育有机结合在一起,从而帮助学生树立正确的世界观、人生观、价值观,使其真正了解"健康所系、性命相托"的内涵。

同时,医德教育也应适应我国社会特点,特别是在新时代的大背景下,对医务工作者的职业道德提出了更高的要求。在对学生培养的全过程,应在全面提升学生综合素质的基础上,教育引导学生正确认识时代责任和历史使命,培养学生的职业观,坚持以患者为本,始终将维护人民健康权益放在第一位,同时激励学生自觉把个人的理想追求融入国家和民族的事业中,实现学生价值观的升华。

鉴于对生命的无限敬重,学生必须具备较高的综合素质。除了专业知识的理论掌握和实践运用,更需从新生入学即逐步开设包含德育内容的人文素质课程。在马克思主义理论课和思想政治教育课的教学中强化明德修身,提高道德水平,注重文明礼仪教育、医德医风教育、医学伦理教育、医患沟通教育。在学习过程中鼓励学生励志成才,了解医学发展史和医学政策法规,为推动医疗卫生事业的长远发展打下基础。

二、医德教育的内涵

医德教育是按照社会主义医德的基本原则和规范,运用各种方式和手段,对医务工作者进行的有组织、有目的、有计划的道德教育的活动。

(一)医德教育的范畴

①世界观、人生观和价值观教育;②奉献精神、敬业精神教育;③服务意识教育;④医德原则、规范、范畴教育;⑤职业纪律教育等。

(二)医德教育的目标

医德教育作为提高医务工作者的医德认识、铸造医务工作者灵魂和品质的活动,是系统工程。进行医德教育旨在对医务工作者的品格进行陶冶和塑造,使医德原则、规范转化为医务工作者的内在品质,以提高医务工作者的医德认识,培养高尚的医德情感,树立坚定的医德信念,锻炼坚强的医德意志,养成良好的医德行为和习惯,使医务工作者更加自觉地履行自己的职责和义务,更好地为人民的健康服务。

医德教育的目的在于提高医务工作者的医德素质和品质。因此,医德教育过程应当同医务工作者道德品质的形成和完善过程相一致。医德品质由医德认识、医德情感、医德意志、医德信念、医德习惯所构成。医德教育的过程就是上述要素的提高和发展过程。

(三)医学院校德育的对策

1.明确德育的目标,多角度培养学生提升、进步 医学院校德育的目标应当是努力培养学生成为具有较高的政治素质,掌握科学的世界观和方法论,有扎实严谨的工作作风和治学态度,有强烈的使命感和职业责任感、良好的道德品质和心理素质的医务工作者。

医学院校德育应该围绕医学特性,重点进行医德医风教育,培养学生增强责任意识、爱岗敬业、无私奉献,使学生在掌握专业知识技能的同时注重优秀德育品质的养成。

2. 丰富德育的途径,多渠道帮助学生领悟、成长

(1)教学活动内外传授:利用思想政治相关课程教学活动授课、师生互动、课后讨论等方式将德育融入其中,医学临床课程的授课过程中也可以将德育贯穿进去,使学生在潜移默化中受到影响,在临床实践教学过程中,培养学生关爱患者、钻研医术的职业精神。

(2)现代媒体宣传:网络平台是高校学生信息传递、资源汇集、交流讨论的重要途径,通过视频、微电影等生动的方式教育,运用窗口浮动技术宣传模范典型,这将会达到事半功倍的效果。

(3)实践锻炼检验:医学对于实践的要求非常高,对于学生来说,除了应具备扎实的理论知识,更需要具备很强的实践操作技能。依据社会对医学人才的要求,他们还得具备很强的适应能力、抗压能力、沟通能力和创新能力。结合学生的特点,通过建立相对稳定的社会实践基地,有计划、有目的地开展多种形式的社会实践活动将德育和实践锻炼有机结合起来,让他们在实践中体验、感受、认知,逐步培养他们作为医生应具备的神圣使命感和伟大责任感。

3. 落实德育的内容,多层次推进学生认知、收获

(1)开设具有医学专业特性的德育课程。

1)通过医学人文课程进行理论教导。医学院校开设的医学人文课程是自然科学与人文科学交叉的综合体,使德育教育呈现医学特性。课程旨在弘扬医学人文精神,培养医学人文态度,促进医疗卫生事业持续快速健康发展。如"医患沟通艺术""医生、患者和社会""如何告诉患者坏消息""医生与患者相处的能力"等课程,涉及的知识有卫生政策、医学伦理学、预防医学、行为医学、沟通技巧等,教育效果良好。

2)通过医学实习课程进行实践指导。医学院校实施医学见习和实习制度,目的是促使学生学习医学技能,掌握接待患者的方法和技巧,善于与医务工作者建立良好的人际关系,学会在医学相关单位中工作、学习与生活。医务工作中,几乎所有的纠纷都是由于医患沟通不畅引起的,我们应借鉴好的经验和做法,有效培养学生良好的沟通交流能力,适应新型医患关系的变化。

(2)用人文精神丰富德育:人文精神引导未来、完善人格、陶冶情操、丰富心理,医学院校将人文精神融入德育是开展德育工作的必然选择,可以激励学生为理想和目标不懈奋斗。

1)启蒙教育阶段。医学基础教育中重点做好专业思想教育和职业生涯初步规划,通过参观人体标本陈列室、病理标本陈列室以及学生宣誓让学生在医学精神的指引下走进医学神圣殿堂,立下筑大医精诚之志。

2)感性认识阶段。医学临床教育初始阶段时学生开始接触医学临床课,定期深入医院进行临床见习,人文精神与专业课程的融合,使得医学知识不断积累,与病患的接触交

流更加融洽,医德情感逐步加深,医德信念逐步坚定。

3)理性认识阶段。医学临床教育的中后阶段是医德信念笃定、医德意志形成的绝佳时机,专业指导老师和带教老师以身示范为学生做好表率,带领学生开展义诊、义务宣讲等服务活动,开展病例分析、流行病学调查、病情疫情专题讨论活动,以及主题演讲、辩论等多种德育内容,为更好地培养医德医风打下基础。

第三节　医学临床德育的内容

一、道德类型

道德是维持人类社会正常生活的基本的行为规范。人类生活可以分为私人生活、国家与社会公共生活、职业生活三个基本领域。调节这三个生活领域的道德规范分别是私德、公德和职业道德。

1. **私德教育**　学校中的私德教育,在于培养学生私人生活的道德意识,养成其在私人生活中与他人交往的道德行为习惯,特别是恋爱、婚姻、家庭生活中的道德行为习惯。

2. **公德教育**　学校中的公德教育,在于培养学生的国民公德及社会公德意识,养成其符合国民公德、社会公德的行为习惯。

3. **职业道德教育**　学校中的职业道德教育,在于培养学生的职业道德意识,养成其符合职业道德要求的行为习惯。

学校实施的私德教育、公德教育和职业道德教育各有不同的含义,但是,在一些方面又相互交叉重叠。

二、道德层次

公德、私德、职业道德均含三个层次的道德要求,分别属于道德理想层次、原则层次、规则层次的要求。从层次划分的角度说,德育即对学生进行道德理想、道德原则、道德规则的教育,激励学生的高尚行为,指导学生的正确行为,约束学生的不良行为。

1. **道德理想教育**　在学校德育中,道德理想是学校提倡的、希望学生去追求的最高的道德境界,道德规则是学校强制执行的、学生必须遵守的道德要求,道德原则是在必须遵守的特殊情况下可以变通的道德要求。教师常运用道德倡议的形式对学生进行道德理想教育,激励学生的高尚行为。道德理想体现至善至极的道德境界,是难以完全达到的要求,这给学生树立了不断追求的终结目标,激励并指导着学生高尚的道德行为。

2. **道德原则教育**　教师常运用道德指令或道德倡议的形式对学生进行道德原则教育,指导学生正确的行为。道德原则所声明的是学校认为学生可以而且应当达到的要求。但原则性要求在具体的教育情景中具有一定的灵活性。虽是应当达到的要求,但在执行当中,允许依据具体情况加以变通处理。道德原则是指导学生行为的基本准则。

3.道德规则教育　教师常运用道德禁令或道德指令的形式对学生进行道德规则教育,重在约束学生的不良行为。这是因为,道德规则属于不可违反的最低限度的要求,在执行当中没有可以商量变通的余地,对学生的专业行为最具指导性和约束力。

三、品德结构

品德是一定的道德规范在个人思想和行为中表现出来的较为稳定的特点和倾向,是道德认知、道德情感、道德行为等构成的综合体。道德认知即对现实道德关系和道德规范的认识,包括道德形象的获得、道德概念的形成和道德思维能力的发展等;道德情感是对现实道德关系和道德行为的好恶、爱憎等情感;道德行为是在一定道德意识支配下表现出来的具有道德意义并能进行道德评价的利他行为或亲社会行为。

1.道德认识　道德认识也称为道德观念,是指人们对一定社会道德关系及其理论、规范的理解和掌握,对是非、善恶、美丑及其执行意义的认识,其中包括道德概念与道德信念的形成以及运用这些观念去分析道德行为,对人或对事做出符合自己认识水平的道德评价。

2.道德情感　道德情感是伴随着道德认识所产生的内心体验,是人们运用一定的标准评价自身或他人的行为时所产生的爱憎、好恶等情绪态度。道德情感一旦形成,就会具有相对稳定性,主要表现为责任感、同情心和价值感。

3.道德意志　道德意志是人们自觉地确定道德行为的目的,积极调节自己的行为,克服各种困难,以实现既定目的的心理过程,是自我控制、自我约束的能力。其直接关系到道德行为习惯的养成。

4.道德行为　道德行为是指遵照道德规范所采取的言论和行动,是实现道德动机的手段,是道德认识和道德情感的具体表现和外部标志。恒定反复出现的道德行为是道德品质的反映,人们往往依据道德行为来判断品德。

在品德的形成过程中,以上四种心理成分是互相联系、互相制约、互相促进的。道德认识、道德情感、道德行为都要以道德意志为前提;道德认识是学生品德形成的开端,是道德情感、道德意志和道德行为产生的基础;道德情感和道德意志是品德形成的中间环节,不仅影响着道德认识的倾向,而且可以对道德行为起到一种激励和引导的作用;道德行为是在道德认识的指导下,在道德情感和道德意志的推动下,通过训练形成起来的,同时又对巩固和发展道德认识、丰富道德情感起到促进作用。这些心理成分协调平衡地发展,才有利于个人将社会道德规范转化为个人自身的品德。

学校德育既要发展学生的道德认知,又要陶冶学生的道德情感,还有培养学生的道德行为习惯。并且,这三方面的工作不能割裂开来分别进行。从德育任务的角度说,德育包括发展学生的道德认识、陶冶学生的道德情感、培养学生的道德行为习惯三个相互联系的方面。当代学校德育重在培养学生的道德判断力和道德敏感性。道德判断力即运用一定的道德标准对一定的事件或行为进行对与错、当与不当的判断的能力;道德敏感性即敏锐地感知、理解和体察自己、他人及社群的情感、需要和利益的能力。

第四节　医学临床德育的手段与方法

德育方法是德育过程的中介因素,是完成德育任务的重要条件。通常,人们把教育者借以表达教育要求或意向、传授或呈现德育内容所依赖的工具、载体,诸如语言、榜样、情境、环境与氛围、纪律和规则、奖励和惩罚等归为德育手段。在德育过程中为了完成德育任务师生双方共同的活动方法,称为德育方法,包括教师影响学生促进其思想品德形成的方法和学生在教师指导下自我教育的方法。

一、德育方法的分类

德育过程的复杂性,必然带来德育方法的多样性。由于依据不同,对德育方法的分类也不相同。有的以德育方法的概括程度为依据,按层次把德育方法分为三种类型,即第一层次作为指导思想的方法,第二层次作为德育方式总和的方法,第三层次作为具体操作技能的方法。

1. **第一层次**　作为指导思想的方法,是组织德育活动时必须遵循的基本准则和要求,即通常所说的德育原则。依据受教育者思想品德形成的规律和德育过程的本质特性,理论界概括出许多德育原则,这些原则主要有正面教育与纪律约束相结合原则,热爱尊重与严格要求相结合原则,集体教育与个别教育相结合原则,提高认识与指导实践相结合原则,教育影响的连续性、一致性原则,平行教育原则,知行统一原则,实效性原则,活动性原则等。

2. **第二层次**　作为德育方法总和的方法,即以某种标准或特性,对具体的德育方法、程序、策略等进行概括而成的方法,如以知、情、意、行为标准,我国中小学常用的德育方法可分为说理教育法、榜样示范法、情感陶冶法、实际锻炼法、品德评价法、自我教育法等。

3. **第三层次**　作为具体操作技能的方法,是以一定的方法论思想为指导,以某一类方法的基本精神为其操作准则,具有一定的工作策略和操作程序,如运用事实进行说服的教育方式、运用奖励来控制行为的策略等。

二、常用的德育方法

1. **说服法**　说服法是借助语言或事实,通过摆事实、讲道理来影响受教育者的思想意识的方法。其目的主要在于提高受教育者的思想道德认识,增进他们的思想辨析能力。说服法的主要策略有运用思想理论说服、运用事实材料说服、运用榜样典范说服等。说理教育的具体方式有讲解、报告、谈话、辩论等。运用说服法的关键是要实事求是,以确凿的证据、理性的思辨,并借助真情实感来打动学生,力争做到令他们心悦诚服。同时,还要依据实际,不失时机地对他们的思想和行为加以引导,要将说理与行为指导结合起来。

2. **角色扮演法**　角色扮演法是通过让学生扮演处境特别的求助者或其他有异于己的社会角色,使扮演者暂时置身于他人的位置,按照他人的处境或角色来行事、处世,以求在体验别人的态度、方式中,增进扮演者对他人及其社会角色的理解和认同。角色扮演法对于发展个体关爱他人、体谅他人的社会情感以及发展人际交往能力方面有着重要意义。

3. **情境体验法**　情境体验法是自觉地发现和创设教育情境,通过直接或间接的道德体验,使学生在思想和道德情操方面受到感染和熏陶的方法。情境体验法具有非强制性、愉悦性、隐蔽性、潜移默化性和意识与无意识交互作用等特点。情境体验的表现形式主要包括人格感化、环境陶冶、艺术熏陶,其所运用的情境手段则可以是经选择的自然情境、有意识地创设的观察学习情境和活动情境等。运用情境陶冶法要做到真实、自然,要从满足人的归属和爱、尊重以及自我实现等需要出发,充分发挥人的向善、爱美、求真的积极心向的作用。

4. **合作学习法**　合作学习法是重要的德育方法。合作学习有助于培养合作精神,建设学生集体,提高个体的群体意识、归属感、自尊心和成就感。合作学习法的具体策略包括双人式、小组、小队式、跨小组、小组间及全班协作学习等。运用合作学习法的基本要求是:让学生明白合作是重要的目标;依据学习内容选择恰当的合作学习策略,或者从合作策略出发,安排或设计恰当的学习内容;规定重要的合作规则;指导学生学习基本的合作技巧。

5. **榜样示范法**　榜样示范法是以他人的高尚思想、模范行为、优秀业绩来影响受教育者的方法。其主要功能为提高思想认识、陶冶情感、磨炼意志、养成行为。榜样示范法的榜样原型有教育者、杰出人物、同龄人典型等。运用榜样示范法,一是要注意远、近榜样的结合;二是要注意充分发挥教育者为人师表的作用;三是要注意对榜样的宣传不要过多和过于理想化;四是要引导学生进行榜样分析,增强他们鉴别是非、善恶的能力和水平。

6. **实际锻炼法**　实际锻炼法是通过各种实际活动,训练和培养受教育者的思想品德的方法,包括受教育者的日常生活和专门组织的行为训练。其主要意义为培养受教育者的良好行为和习惯,增强道德意志和品德践行能力,同时也强化思想道德认识,丰富情感,磨砺意志。运用实际锻炼法要重实际、重实效;活动设计要与生活相联系,与社会生活相一致或适当高于社会生活;要与说理相结合;锻炼之中要注重行为指导。

7. **品德评价法**　品德评价法是依据一定的要求和标准,对受教育者的思想言行做出判断,是对品德发展的强化手段。其方式、策略主要有赞许、奖励、惩罚、操行评定等。运用品德评价法,一是要注意客观和公正;二是要充分发扬民主,让师生广泛参与;三是要把握最佳评价时机;四是要注意多些赞许和鼓励,少些批评和惩罚。进行操行评定时,要全面,要反映出个体某一阶段的进步与不足。必要时,还须与个性评价结合起来。

8. **修养指导法**　修养指导法是在教育者的指导下,受教育者主动地为自己提出目标,自觉采取措施,实现思想转化和进行行为控制,从而使自己逐步形成良好品德的方法。受教育者的自我修养包括自我认识、自我判断、自我评价、自我体验、自我控制等。自我修养能力的高低，是衡量学生道德发展水平的重要标志。运用修养指导法时，教育者既要注意给学生以恰当引导，又要充分信任学生和调动学生的主观能动性，做到激发学生自我教育的愿望和动机；引导学生依据自己的实际，把握标准，学会选择；引导学生注重自我修养中的情感体验；注意在个体的认识冲突、情感体验中，把握行为指导的时机。

三、德育方法的选择与运用

德育方法的选择与运用是德育的艺术问题。由于每种方法都有自己的特点和功效，每种方法又都有自己的多种方式、策略。因此，选择和运用德育方法，应在充分认识各种方法的特点、功效和局限的基础上，综合考虑受教育者的身心发展特点和思想品德的现状、个性差异，德育目标、内容的性质与结构，德育活动的条件和学校工作条件，教育者自身的业务素质、教育水平和个性特征等。

由于人的思想品德的形成过程存在着无律—他律—自律的特性，因此，在德育实践中选择和运用德育方法的基本准则应是：第一，在受教育者思想品德形成的初级阶段，授予他们以一定的思想意识、规范、准则；随着经历的增多、经验的丰富，对他们复杂的思想品德形成过程加以疏导，并引导他们走向自我修养之路。第二，在思想品德中某种品质的发展处于低水平阶段时，德育方法以传授道德知识、行为训练、习惯养成为主；在较高水平阶段，以疏导、指导自我教育为主，以提高思想道德认识、增进道德情感、形成信念为主。第三，在受教育者思想品德发展的不同侧面，要充分认识道德教育、思想教育、政治教育等各自不同的性质，把握它们各自不同的特点。此外，要真正完成某项具体的德育任务，往往需要选择和运用多种方法。所以，选择和运用德育方法还应注意将教育与自我教育相结合，知、情、意、行相结合，明示与暗示相结合，品德规范教育与品德能力培养相结合，品德教育与心理教育相结合。

四、直接道德教育与间接道德教育

直接的道德教育是单纯地向受教育者传授有关道德的知识，也就是单纯地灌输关于道德的观念，而间接的道德教育是将道德知识和道德行为紧密结合起来，传授的是道德观念。间接的道德教育与直接的道德教育相得益彰、互为补益。间接德育即通过非道德学科课程实施德育的途径，包括学科教学及课外活动、心理辅导、环境熏陶等具体途径。与此相对应，所谓直接德育即通过道德学科课程实施德育的途径。直接的道德教育的影响，即便是最好的，但在数量上相对来说是比较少的，在影响上也是比较轻微的。相反，在更大、更广泛领域进行的间接道德教育，才能够起到更多、更好的效果。

第十一章 医学临床教育研究

第一节 医学临床教育研究的概述

开展医学临床教育研究是保障医学临床教育事业健康发展的需要,是搞好医学临床教育改革的可靠保证,是提高医学临床教师业务素质的重要途径,是实施医学临床教育科学化管理、建立医学临床教育科学理论体系的主要措施。因此,重视和加强医学临床教育研究,对于发展我国的医学临床教育事业具有十分重要的意义。本章主要介绍了医学临床教育研究的性质、类型、特征等基本理论,并阐述了医学临床教育研究的过程和意义,以期能对从事医学临床教育研究工作者有所帮助。

一、研究的意义

医学临床教育研究是医学临床教育实践活动,是为了探寻有效的教育内容、方法、手段等,以提高医学临床教育质量、改善卫生行业结构等。医学临床教育研究的意义主要体现在以下三个方面。

(一)医学临床教育研究对卫生事业发展起着积极的促进作用

我国卫生事业的发展是由不同专业、不同层次的卫生人员共同努力取得的成果。医学临床教育不仅要为卫生事业提供所需的专业人才,同时还要促进卫生事业的发展。进行医学临床教育研究是在充分考虑我国经济、社会、科技的发展的基础上,来制订医学临床教育发展策路和医学人才培养目标,使得所培养的卫生人才在结构、数量、能力以及应具备的素质等方面能适时地促进卫生事业的发展。

(二)医学临床教育研究是开展医学临床教育改革的需要

医学临床教育研究实质上是对医学临床教育存在问题的研究,通过医学临床教育研究发现问题,采取积极的手段来解决问题,提高教学水平,促进教学发展,改善医学临床教育现状,为教育改革方向提供准确信息,可见医学临床教育研究是医学临床教育改革实践的基石。

(三)医学临床教育研究对建立合理医学临床教育体系有重要意义

虽然近几十年来,我国医学临床教育事业在借鉴国外先进经验、参考其评价方法并结合我国社会、经济、医学临床教育本身等各方面的因素的基础上已经得到长足发展,但总体来说我国医学临床教育水平整体不高。为提高我国医学临床教育的整体水平,需要建立合理的医学临床教育体系,这就需要以合理、系统的医学临床教育研究的理论为基础,以实践为准绳,发挥我们自身的优势,取长补短,走出有中国特色的医学临床教育道路。

就像任何一门科学的进步要依靠科学研究一样,医学临床教育事业的健康发展也要依靠科学研究。医学临床教育规划的制订、政策的出台以及各项改革措施的推行等都必须以科学的论证为基础。医学临床教育既涉及医学、自然科学、人文和教学科学,又与社会政治、经济、文化等密切相关,医学临床教育研究范围的广泛性、方法的多样性、关系的复杂性、教育科学的超前性、适应当代特点的开放性以及因办学周期长而不易短时产生效果的时效性等,都决定了医学临床教育科学研究的重要性和艰巨性。

二、研究的过程

教育、教学科学课题研究的过程可分为三个阶段,即准备阶段、实施阶段和结束阶段,每一个阶段又包括若干环节。三个阶段是一个有机的整体,它们相互影响、相互作用,直接关系着研究成果的质量。

(一)选择课题的原则

1.价值原则　价值原则是指所选择的研究课题能够解决当前医学临床教育中存在的问题或者探索医学临床教育新的理论知识。具体来说价值可以表现在两个方面,一是应用价值,如解决如何提高学生知识水平、如何提高学生的学习兴趣、如何加强师生间必要的沟通和互动、如何改善学生对教学模式不适应等问题。二是理论价值,如分析目前医学临床教育体系、对医学临床教育理论的评价和发展、探索新的医学临床教育理论等。

医学临床教育研究课题一定要以解决当前教育现实问题或提出可行的理论价值为前提,立足教育实际,并密切关注医学临床教育发展新动向,将基础研究与应用研究联系起来,力争选择有价值的科研题目。

2.创新原则　医学临床教育研究的开展是为了探索医学临床教育领域的新道路,要使研究具有较高的价值,创新是决定性的因素。创新原则是指选题应具有时代意义,从新问题、新理论、新思想、新经验中选题,通过大量资料搜集,进行横向和纵向比较,了解本课题的研究现状和研究动向,选择那些尚未有人去探索或探索深度不够的题目。

创新是课题成立的基本条件,其体现形式有很多种,如提出别人从未提出的问题、从不同的角度分析别人所做过的研究、应用不同的方法去研究与别人相同的问题,或将别人的研究成果应用在不同领域进行研究等。在选题过程中正确认识创新的含义,可以保证研究成果具有较高的价值和意义。

3.可行原则　可行原则是所选择的研究课题应该是能够实现的,为此,需要正确评价研究的难易程度,确认此研究是否能够实现,所选问题是否存在被解决的可能性。这要求研究具有以下几方面的条件。

(1)研究人员的素质要求:科学的研究课题要求研究人员应具有一定的科研工作能力、知识结构基础、实践经验以及科研献身精神。课题申请者需要有学历、职称、研究能力,以及课题有关的研究成果、研究时间和工作精力。课题成员需要对自己分工部分的工作有足够的工作能力,并且在课题进行中能够与相关学科的人员进行必要的沟通和合作。

(2)研究的物质条件:包括研究所需的时间、经费来源、科研设备、科研仪器和科研技术等。

(3)研究对象的可操作性:医学临床教育的研究对象许多时候是人,这就要求研究人员保证研究对象能配合研究,且对科学研究报以谨慎的态度。

好的课题应同时具备以上三个原则,选题时要对三者进行综合考虑。但是,有些条件在某些因素的影响下是可以转化的,只有正确认识所选题目的可行性,才能使科研少走弯路,获得丰硕成果。

(二)课题研究的步骤

1.查阅相关文献,选定课题的范围　课题的选择可以来源于个人兴趣或者工作要求等,依据要研究的领域查阅大量与研究意向有关的文献。阅读和分析本领域其他研究人员的研究文献是课题确立的前提,有效的研究是建立在过去医学临床教育领域的研究成果和研究经验基础上的。只有从这些文章中整理出来醒目的思路,才能总结概括公认的、权威的研究结果,使研究者熟悉现有的理论、研究的背景和问题的现状,了解研究领域中哪些已知、哪些未知、哪些尚未检验。死板地罗列很多与课题有关的论文并不是适当的,应该选取那些关系密切的、确实有意义的研究文献,从而在研究计划中适当引用。

另外,需要注意的是,虽然这些研究文献可以给研究者提供有效的信息和有益的观点建议,但是这些文献只能作为研究的基础和参考观点,并不能来代替自己的实际研究。在整个研究工作中,查阅文献是研究过程中的重要部分,并一直持续到研究结束。

2.确定课题研究焦点　在了解以前的研究后,对初步选定的课题范围进行细化,明确要解决的关键问题,使课题研究进一步清晰明朗。课题焦点的确定是在课题范围内依据选题原则,把课题研究具体化。

3.确定研究课题　确定研究焦点后,研究者对于研究问题的性质、研究的范围与重点会有比较明确的认识。这时研究者心中大体有了要研究的问题、问题的意义,以及研究问题的可行性、研究方向和采用何种方法来进行研究的基本框架。为了实施具体的课题研究,研究者还必须进一步确定研究题目或主题范围,作为研究行动的依据,然后收集研究资料,构思具体的研究计划。确定的研究课题名称要准确、简洁、直观,能够反映出研究的内容和目标,概念清楚、含义明确、一目了然,与其他歧义题目区别开来。

课题初步确立之后,就要把内容具体化,研究对象、研究领域、研究内容和研究方法都要进一步确定,这样才能保证课题的科学性和完整性。

(三)研究课题的设计

研究者首先要针对所选课题确认研究的类型,然后为需要解决的研究问题提出有意义的、可以进行检验的假设,同时选择恰当的研究方法和工具,制订科学合理的研究计划,并做好实施计划的各项准备工作。没有详细、可行的研究方案,研究工作往往容易陷于被动,研究的目的也就难以实现。

1. 课题设计的分类　按照课题研究的目的可以将医学临床教育研究课题分为应用性研究课题、理论性研究课题和开发性研究课题三大类。

(1)应用性研究课题的设计:应用性医学临床教育研究课题,是运用教育基础理论研究得出的一般知识、原理、原则,即针对某具体实际问题,研究某一局部领域的特殊规律,提出比理论性研究更有针对性的理论和方法,主要用于解决实际问题。其把医学临床教育的基础理论知识,转化为教育技能、教育方法和教育手段,使医学临床教育理论知识同实际教育教学衔接起来,达到某种预定的实际目标。

这类课题的特点是应用性,在课题设计时要重点突出课题的应用价值,即其能够对医学临床教育实践提供可以解决问题的具体方式。应用性课题设计还要注意对时间的要求比较严格,不同的时代出现的问题不同,研究的价值也就有较大的差异。另外,还要注意课题的效益,要考虑投入和产出的问题,灵活选择课题的设计形式,这样才能保证研究的价值和意义。

(2)理论性研究课题的设计:理论性研究课题指以揭示教育现象的本质及其规律,形成或发展以教育科学理论为目的而进行的研究课题,是在教育实践基础上,利用科学的研究方法认识和剖析各种教育现象,探索教育的本质和规律。

这类课题的特点是理论性强,课题设计时要明确科研目的,有意识地运用医学临床教育的理论知识和有关研究方法,依据科研思路,有计划、有目的地搜集相关理论知识资料,从而总结出创新的理论认识,揭示医学临床教育理论规律。

(3)开发性研究课题的设计:开发性研究课题是在一定教育理论或假设指导下,通过实验探究变革关系揭示教育规律的活动,是建立在前两种研究的基础上的。在医学临床教育研究中是以开发能使用的教学产品为目的的课题研究。医学临床教育研究产品可以分为有形产品和无形产品,有形产品包括一些可利用的教科书、影视资料,无形产品包括可操作性的教育教学方法、医学临床教育策略、医学临床教育或评价软件等。

这类课题的特点是研究者在设计之前应该有解决某个问题的设想或预测产物,研究设计要严密,组织管理要清晰,便于重复验证。另外要明确研究变革对研究的事物的可操作性,其中最重要的就是设计的严密性,这是开发性研究课题成功的关键。

2. 研究计划的设计步骤

(1)提出研究假设:医学临床教育研究通常是要探讨教育教学中变量之间的相互关系,研究者在研究设计时,在没有获得研究结果之前要先对研究问题提出有待验证的、暂时的设想答案,然后通过收集相关资料来验证之前设想的答案,这就是所谓的研究假设,即对课题涉及的主要变量之间相互关系的设想。假设的确定是建立在前人研究的基础上的,在医学临床教育研究设计时,建立一个适当的假设可以进一步明确课题研究的本质,明确研究的思路,指导整个研究过程。例如,当研究某种教学方法与学习成绩的关系时,会提出新的教学方法的效果要优于传统的教学方法的假设,或提出采用新的教学方法能大大地提高学生的学业成绩的假设,然后通过收集事实或数据来验证提出的假设。

1)假设的陈述特征:现实的教育研究中,研究者必须明白如何陈述研究假设。研究假设在表述上的特征可以概括为以下几点。

● 假设要陈述研究变量之间的假想关系:在假设中必须明确设想变量之间的某种关系。如果假设只描述某个变量,但没有反映变量之间的可能关联,这样的研究假设就是不规范的。

● 各变量具有明确的定义,并且可以被研究和测定:假设中无论是自变量还是因变量,都必须能够明确地被定义和测量,研究假设必须是可以研究和验证的,否则研究者无法验证其有效性。另外,必须指示变量之间的关系和变量的测量方法,作为检验假设及判断事实的基础。

● 用陈述句形式简洁明确地描述:假设是研究者对研究结果预先赋予的答案,是对研究问题可能的解释和说明,所以研究的假设应该用陈述句表述,而不是用疑问的方式。没有答案的假设是没有研究意义的。假设的表述应尽可能简明、清楚、直截了当,用简单的表述说明变量间的关系,尽可能避免使用含义模糊的词语。研究假设的结构要规范,有逻辑性。

2)假设的形成方式:医学临床教育的发展就是一个不断地提出假设、检验假设、发展假设的过程。假设是建立在事实依据和理论基础上的,其形成必须经过严密的、艰苦的逻辑思维过程。假设的形成可以有以下几种方式。

● 利用归纳与演绎法提出假设:归纳是由一系列具体的事实概括出一般原理,即以个别事实为基础推论出普遍原理的过程。前提是个别事物或现象,结论则是对事物或现象的普遍性判断。演绎是由一般原理推出关于特殊情况下的结论,即以理论或普遍性原理为基础,推论出特定的个别结论。归纳是演绎的基础,演绎是归纳的指导,归纳与演绎相结合是科研中重要的基本逻辑方法。在医学临床教育研究假设中,归纳法应用较多,尤其是研究事物或现象间的因果关系时更为突出。

● 依据直觉方法提出研究假设:形成假设不一定必须遵循一定的逻辑束缚,研究者可以依据自己的工作过程或研究经验产生研究灵感,当灵感产生后研究者可以凭借已有的经验和研究现状猜测所想问题的研究结局。但灵感的产生并不是凭空想象的,也是通过大量的工作经验或文献查阅才能产生的。由此可见,灵感的产生有时候也是科研成果的来源。

● 依据前人的研究成果类推出研究假设:类推是指把以前的研究成果应用在相似的研究领域,或虽然是同一领域的研究但应用在不同的研究对象上,由此所产生新的研究假设。类推可以将资料中抽取的特征应用到另一现象,大多数的假设都是出自类推。例如把工科高等教育的理论应用在医学临床教育领域、把国外医学临床教育的研究引入国内等。形成研究假设的过程应注意,既要从事实出发,又要敢于超越事实;既要遵循原有的理论,又不要被其束缚;既不要轻易放弃假设,又要勇于接受现实。

(2)变量设计:研究变量是指研究者所要研究测量的,随着条件的变化而变化的因素,医学临床教育的研究,就是要探讨变量之间的相互关系。在一项研究中可能涉及多个变量间的相互关系,这些变量交织在一起,所以研究者在研究计划中必须确定变量之间的关系,决定研究的主要变量。如在研究某种教学方法时,学生的成绩、思维能力、学习兴趣可能都会有所变化,研究者必须理清各变量之间的关系,确定这个研究的主要变量,比如可以选择学生的成绩作为主要的研究变量。

1)确定变量:研究中最重要的变量就是自变量、因变量和无关变量。自变量是引起或产生变化的原因,是研究者能够操作的原因变量。因变量是自变量作用之后产生的效应变量,是研究者能够测定的结果变量。不同的医学临床教育研究课题中变量的数目也是有差别的,问卷、访谈等所涉及的变量数目较多,而实验研究相对较少,所以在选择确定自变量和因变量时,要依据研究目的客观决定。

无关变量是指在确定好自变量和因变量后,研究者不想研究的,但会影响研究过程的其他变量。在研究变量确定的工作中,无关变量的辨别也是非常重要的,对于无关变量要认真分析哪些会对研究过程和研究成果产生影响、影响的程度大小,最后还要考虑如何控制研究的无关变量。分清研究变量的性质和特点,确定自变量、因变量和无关变量,是变量设计的基础。

2)给研究变量下定义:在确定好要研究的变量之后,就要使这些研究变量可操作化,这时就要定义变量,目的是明确研究变量的概念和含义,使课题的思路清晰。由于在医学临床教育科学的研究和实践中,许多概念说法不一,或概念有歧义,所以给变量下定义,也便于别人理解该研究的目的和成果。

医学临床教育研究中常用的变量下定义的方法有条件描述法和指标描述法。条件描述法就是通过陈述对要达到某一结果的特定条件做出规定,指出用什么样的操作引出什么状态。指标描述法就是通过某些测量手段、判断标准来定义变量,这些变量通常都是可以量化的。

(3)选择研究对象:在医学临床教育研究中,研究对象通常是人,如学生、基础学科教师、临床教师等,还有与教育有关的现象与问题等。研究对象的选择是研究设计的主要内容之一,与研究目标相呼应,而且还直接影响以后的资料收集和整理等研究过程。确定研究对象首先要确定研究的总体,有些研究对象总体数目较少,如在利用访谈法进行定性研究时,研究对象可能只有几个人或十几个人,这种情况下就可以把他们看成研究的直接对象,但是大多数的医学临床教育研究对象总体较大,甚至趋于无穷,这时候对总体进行研究是不可能的也是没有必要的。为了提高医学临床教育研究的信度与效度,更好地探索教育现象,完成教育研究过程,必须用恰当的方法选取研究对象,这时就应用到了抽样方法。

抽样是从所研究对象的全体中,按照某种规则抽取一部分被试对象的方法。抽样是有一定规则的。首先,总体的范围必须明确,由研究课题和研究目的决定总体的范围。其次,抽样必须是完全随机化的,每个个体都有均等被抽到的机会,这样可以避免研究中可能出现的人为造成的误差,保证了研究结果的科学性和合理性。再次,样本必须具有代表性,样本能够在很大程度上代表总体的性质,代表性越高,研究结果的推断程度就越高,否则研究的结果不能外推到研究所设定的总体。最后,还要合理地确定样本量。样本量过大,会浪费大量人力、物力、财力,过小又会使样本代表性降低,合理均衡两方面的关系,选择合适的样本容量,是设计中需要着重考虑的。

(4)确定研究方法:医学临床教育研究中所使用的方法主要有问卷法、访谈法、观察法、文献法等。

1)问卷法:问卷方式是研究者为了了解某种情况事实或意见,向研究对象分发问卷请其填写答案。问卷方式针对性强、准确性高,可在短时间内进行大范围的资料搜集,另外还有利于搜集到真实的意见和建议。问卷法收集资料的关键就是问卷的选择或设计,其直接关系研究的信度和效度,可以选择现有的公认的问卷,也可以由研究者依据研究的目的自己设计,设计的问卷既要做到问题能体现研究者的目的,又要简洁明了,使答卷者乐意配合。

2)访谈法:访谈法主要是通过访谈者有目的地和被访谈者进行交谈或向其提出一系列问题来了解被访谈者的认知、态度和行为等。按照访谈法不同的应用情况分为定性研究类访谈法、定量研究类访谈法,以及定量定性研究相结合类访谈法。定性访谈法是一种带有研究性质的非正式谈话交流,具有非结构化、探索性和深入式的特点,提问方式为开放式提问。定量访谈法就是完全的结构式访谈,对所有被访者的提问都是统一的封闭式提问。问题的排列有严格的结构顺序,要求被访者按照事先预设好的回答类属进行选择回答。定性定量混合性访谈法旨在结合定性和定量的优点收集数据,常常在研究中以并列形式或在不同阶段出现。

3)观察法:观察法是研究者通过感官,在一定时间内有目的、有计划地考察和描述客观对象并收集研究资料的方法。观察是有目的、有意识的收集资料的活动,是在对观察对象不加任何干预和控制的状态下进行的,是在一定的科学理论的指导下进行的,其结果的解释也是以有关理论为前提的。在教育教学研究中,研究者可以依据不同的目的、需要和问题特征进行多种途径的观察。观察法可以分为结构观察和非结构观察,结构观察是指观察者依据事先设计好的提纲并严格按照规定的内容和计划所进行的可控性观察,多用于验证性研究。非结构观察是观察者预先对观察的内容与计划没有严格的规定,而是依据观察的实际进展所进行的观察,多用于探索性研究。

4)文献法:在医学临床教育研究中,除了实地资料外,还要用科学的方法去收集与研究有关的各种文献资料,从中选取有效信息,以达到研究目的的方法。其所要解决的是如何在浩如烟海的文献群中选取适用于课题的资料,并对这些资料做出恰当分析和使用。

(5)确定研究时间表:教育研究课题中的各个工作需要有严格的秩序性。在研究期间设置合理的时间计划表,把研究的整个过程划分为不同的部分,计划各项工作需要的时间和完成的日期,这样不但使研究工作科学有序,也有利于研究者系统规划研究进程,提高研究效率。

课题中的某些工作秩序性较强,例如,在教育科学研究的进程中,有关文献综述部分通常在文献资料搜集过程之后完成并定稿;某些工作又可以同时完成,这就要求研究者能够合理地安排课题进行的顺序和时间。如果研究课题十分复杂,可以用流程图来描述各项工作的顺序。在医学临床教育的研究课题中,有些单位对研究的时间和期限要求非常严格,或者要求研究者及时、分阶段汇报研究成果,如果有了时间表的帮助,可以督促研究者有计划地进行工作,合理系统地安排自己的工作时间。在设立研究时间表时还要注意,时间表的课题完成时间要提前于实际要求完成时间,因为在研究实施过程中有很多不确定因素出现,使研究进程并不能严格按照时间表进行,这样可以留有一定的余地,以防在课题结束期前不能完成任务。整个课题研究的方法、内容以及策略是否科学,在研究中还需要不断地实践和总结,并在研究的整个过程中进行逐步完善和调整。

3.研究课题的实施 在课题计划设计好之后就进入课题的实施阶段。研究课题的实施是指按照研究计划进行的搜集资料、整理资料、分析资料和概括结果的过程。

(1)收集资料:收集资料是围绕研究主题的指导思想,依据研究设计,进行收集基础资料和原始数据的过程。为了科研工作顺利展开,研究者就应掌握收集资料的方法和技巧。收集资料工作有以下几个原则。

1)客观性原则:这是收集科研资料的首要原则,科学研究中只有客观地收集资料,才能科学地获取可靠的教育事实,避免主观偏见或错误的联想对收集资料产生影响。

2)完整性原则:研究者必须广泛收集与研究课题相关的各个方面的资料,只有对研究的问题有了充分的认识,才可能去解决问题,从而总结出教育教学的规律。以偏概全,没有掌握足够的资料就妄加进行的论断,是没有科学意义的。

3)目的性原则:每个教育研究课题都有一个特定的研究目的,在收集资料时要有针对性地进行,就某一课题而言,资料的范围是有限制的,只有有的放矢,才能得到有效的科研资料,达到某一特定的科研目的。

4)真实性原则:收集资料的过程中要特别注意鉴别哪些资料是真实的,哪些是虚假的,只有这样才能真正认识到医学临床教育研究的本质和规律,如实反映出教育问题或现象。

(2)整理资料:整理资料是指把收集到的文献资料和数据资料进行一定的加工整理,审查收集到的资料的真实性、准确性、合格性、完整性等,并进行分类、分组和编辑汇总等,使其条理化和系统化。整理材料的主要步骤有4步。

1)选择与课题有关的资料:按照本课题的需要,不合本课题需要或不足以说明所要研究问题的材料,首先分出,另外保存。

2)选择有真实性、代表性的资料:把不真实或不可靠的材料首先分出,对于一些有异议的或代表性不好的材料单独存放,以备参考,必要时还需重新获得材料,来补足缺欠的部分。

3)把选好的材料按照与研究的相关性进行排队:属于解决本项研究课题的关键材料,应特别重视,其他材料应放在次要地位,作为辅助之用。

4)在可用的材料中,选用代表性最好的、说服力最强的材料:判断自己所收集的材料,需要一定的工作经验、思考能力和本专业知识,必要时,还要用别人的研究结果作为参考,来增强自己所选材料的可靠性。对于某些间接材料的来源,则应在撰写科研报告时,加以注明。

(3)分析资料:医学临床教育研究分析可以分为定性分析、定量分析和综合分析三部分。

1)定性分析:定性分析就是对研究对象进行"质"的方面的分析。

2)定量分析:定量分析就是对研究对象进行"量"的方面的分析。主要有统计分析方法和测量方法。

3)综合分析:一般有定性分析与定量分析相结合、理论分析与事实分析相结合、纵向比较与横向比较相结合、结果分析与过程分析相结合等。

4.研究课题的总结

(1)结果：研究结果是依据研究过程中收集到的资料、数据进行科学的整理、分析后所得到的客观事实，而不是原始数据，其是论证的重要依据。其可以用图、表直观表达，也可用文字予以说明。结果应客观完整和可靠，所有的结果项目均要围绕研究主题有逻辑、有层次地列出，在材料与方法中列出的项目与标准，在结果中必须反映出来。结果表达时应注意数据表达的完整性和准确性，报告结果的例数与所选研究对象的例数应吻合，剔除例数与剔除理由应交代，如有数据不全应作解释。

(2)讨论：对研究结果的分析讨论是依据研究的结果，结合对教育理论和实践的认识与理解，通过分析与思考，对当前教育理论和实践的发展所提出的认识、建议和设想。讨论的内容应当从实验和观察结果出发，实事求是，不可主观推测，超越数据所能达到的范围。讨论的质量很大程度上取决于对文献掌握的程度、作者的分析能力。研究结果呈现的是研究中的客观事实，应该是基本肯定的，并可以在相同的研究中重复出现；分析与讨论则是主观的认识，是将研究的结果引向理论认识和实践应用的桥梁。归纳起来，讨论部分应表达下列内容。

1)结合研究的重要发现以及前人的研究的结论，对结果揭示的情况进一步的说明和解释。特别是要对新的发现、文献尚未报道的内容进行深入讨论，必须强调应紧密结合研究结果进行讨论，且所作的推论必须恰当。

2)比较本研究与他人研究的异同，并实事求是地指出研究的创新之处和研究的意义，并对各自不足之处进行讨论，如研究中的矛盾现象以及难以解决的问题等。

3)提出进一步的研究方向和设想，包括由研究结果而引发出的分析、思考，以及在研究过程中发现了什么新问题、新线索、需要进一步研究等。

总之，讨论中要紧密地围绕研究的主题，不宜离题发挥或重复他人之见，而对自己的研究资料轻描淡写。

(3)结论：是整个研究过程的结晶，是在研究结果（成果）分析或讨论的基础上，经过推理、判断、归纳而概括解释出研究对医学临床教育研究中教与学的意义，指出研究结果说明了什么，今后该怎么办等。

了解关于研究过程和研究计划的知识有助于提高医学临床教育研究的效果。医学临床教育研究的一般过程，即从研究课题的选择，查阅文献，制订研究计划，到资料的收集、整理和分析，最后总结课题研究成果，撰写科研报告的整个过程。课题的选择决定了课题研究工作的主要方向，正确选择课题直接影响课题的成果和价值。确定研究课题后就需要制订研究计划，来确定研究的目的、内容、对象、方法，以及研究工具的选择，研究时间的安排等。缺乏详细、可行的研究方案，研究工作往往容易陷于被动，研究的目的也就难以实现。课题计划设计好之后就进入课题的实施阶段，按照研究计划进行收集资料、整理资料、分析资料和概括结果的过程，最后对课题进行总结，整理研究成果。

三、研究的分类

教育研究的类型多种多样，借鉴教育研究类型的划分，依据不同的研究性质、方法、问题和层次,将医学临床教育研究分为 4 种类型。

(一)依据研究性质可分为基础研究和应用研究

1. 基础研究　研究教育的事理,揭示教育活动本身所固有的原理、原则或探讨医学临床教育中的普遍规律性的问题,也称纯研究或理论研究。如教育哲学、教育政治学、教育社会学、教育人类学、教育法学、教育现象学、教育经济学、教育工艺学、教育未来学、教育统计学、教育测量法等。基础性研究旨在认识世界,增加科学知识本身,其不必要考虑研究结果能在什么地方付诸实践,不一定会产生直接有用的结果。基础性研究的指向具有普遍性,其试图通过对高等教育现象的概况和抽象,确定或建立高等教育学科的基本事实和规律性的关系,并对它们做出理论解释,证实或证伪现有理论并提出新的理论。

2. 应用研究　将基础研究获得的原理、原则,以及基础研究所揭示的法则或规律运用于教育实践活动,以直接指导或改进教育实践活动,提高教育实践活动的有效性与合理性。如医学临床教育的专业结构、知识结构、知识结构的合理组织等。应用研究旨在改造世界,解决某些特定的实际问题,为实践者提供直接有用的知识。应用研究是为了解决高等教育中具体的、现实的问题,其具有很强的针对性。

基础研究和应用研究的一个主要区别在于各自的重点不同。相对而言,基础研究在进行过程中不大强调其在现实世界中的应用,而应用研究则是对现实问题进行研究。

(二)依据分析方法的不同分为定量研究和定性研究

1. 定量研究　是指研究者事先建立假设并确定具有因果关系的各种变量,然后使用某些经过检测的工具对这些变量进行测量和分析,从而验证研究者预定的假设。定量研究主要是通过解决多少、是多少的数量问题来对事物进行研究;主要是侧重于用数字来描述、阐述所研究的事物,同时揭示其所存在的各种问题。定量研究的本质就是运用统计模型来测试自变量和因变量之间存在的相关性,从而检验研究者对该事物的某些理论假设是否正确以及以此来推断事物间的因果关系的研究方法。

2. 定性研究　就是对事物的质的方面的分析和研究。定性研究方法是依据社会现象或事物所具有的属性和在运动中的矛盾变化,从事物的内在规定性来研究事物的方法或角度,继而对所研究的事物做出语言文字的描述,从而达到反映研究对象特征和本质的目的的研究方法。其以普遍承认的公理、一套演绎逻辑和大量的历史事实为分析基础,从事物的矛盾性出发,描述、阐释所研究的事物。进行定性研究,要依据一定的理论与经验,直接抓住事物特征的主要方面,将同质性在数量上的差异暂时略去。

定性研究是在对定量研究的反思与批判中成长起来的,而实际上定量研究与定性研究各自都存在局限性。在实际研究中,若只局限于定量研究,只能实现对研究事物的局部把握;而若只局限于定性研究,就很难发现研究事物的规律以及对其进行科学的认识。而各自的缺陷又恰恰能被对方弥补。因此,在研究中将两种研究方法并用不仅可以达到取长补短、相互支持的效果,同时还能更加全面地满足医学临床教育科研的需要。

第二节　医学临床教育研究问题的确定

近年来许多医学研究者认识到了研究教与学工作的重要意义,随着医学临床教育研究项目不断增多,以前接受了正式的社会科学研究训练的临床研究者也进行了很多医学临床教育领域的研究,但是这些研究只是小规模的评价,很难作为医学临床教育改革和发展的依据。为了保证研究的效果,医学临床教育领域的研究开始要求研究者学习关于研究过程的知识。

医学临床教育研究的一般过程是选择研究课题,再依据所选择的课题来查阅文献资料并制订研究计划,然后进行收集、整理资料和分析数据,最后撰写报告和形成论文。

一、选择研究问题的意义

在医学临床教育过程中,待解决的问题层出不穷,但是研究者不可能解决所有的问题,必须按照一定的标准和原则在可供选择的所有问题中进行选择,所以选择研究问题决定着研究工作的主要方向、奋斗目标,规定着研究应采取的方法和途径,对科研工作具有战略性意义。

研究问题的选择,简称选题,从广义上讲,选题包括两方面含义,一是确定科学研究的方向,二是选择进行研究的问题。选择和确定研究问题是进行教育研究的第一步,并且是关键性的一步,其不仅决定研究者现在和今后科研工作的主攻方向、目标与内容,而且在一定程度上规定了科学研究应采取的方法与途径。能否确定一个有创意、有意义的问题,对教育科学的发展也将起积极作用。因此,选定研究问题在所进行的研究工作中具有重要的战略地位,必须认真对待。

(一)选题决定教育研究的方向和水平

教育现象和过程较为复杂,需要研究的问题很多。这些问题反映了教育内部错综复杂的矛盾。但是应该看到,并非每一个矛盾都是有意义的科学问题,也并非每一个科学问题都值得我们作为研究的对象。在人力、物力和时间条件都有限的情况下,首先应该选择那些带有全局意义的规律性问题,抓住教育内在的关系和联系来研究,才能真正发挥教育研究的效益。

(二)正确选题是教育研究工作者进行科学研究的基本功

独立地判断和正确地选题是衡量科学工作者研究水平的重要标志。原因在于,研究课题的确定,意味着研究者要善于从理论本身、理论与实际间、现状与社会发展需要之间种种矛盾的透彻分析中,发现、提出和形成一个意义、有创见的问题,其是科研人员敏锐的洞察力、对形势的判断力以及胆识的综合反映。有的基层实际工作者,在长期的教育实践中积累了较丰富的资料,但往往不善于把问题提炼成科研课题,导致研究成果停留在一般的经验总结阶段,不能纳入一定的理论框架。有的青年学者,缺乏问题意识,不会提问题,或盲目跟着热点走,或满足于初探、刍议、商榷的水平,或热衷于创立新学科,构建新体系,缺乏深入扎实的科学研究和系统的理论基础。有的人发表了不少文章,涉及多个领域的内容,虽然面宽有新意,但显得零碎肤浅。因此,学会正确选题对于提高科学研究能力与水平具有特别重要的意义。

二、研究问题的陈述

(一)研究问题必须有价值

选定的问题不仅对本学科研究领域具有好的内部价值,即理论上要有新突破,实践上要对教育改革有重要的指导作用,且对相关其他领域,如心理学、哲学等有较高的外部价值。问题的意义是确立选题的重要依据,制约着主题的根本方向。

如何衡量选定课题有无意义及意义的大小,主要是看两个基本方面。一是所选择的研究课题是否符合社会发展、教育事业发展的需要,是否有利于提高教育质量,促进学生全面发展。这方面强调的是课题要具有重要的应用价值,选题范围要广,要从当前教育发展的实际出发,针对性要强,选取有代表性的、被普遍关注的、争论较大的亟须解决的问题。二是所选择的研究课题是依据教育科学本身发展的需要,为检验、修正、创新和发展教育理论,建立科学的教育理论体系的需要。这方面课题一般较专深,具有重要的学术价值,在理论上要有所突破和建树,或有重要的补充和完善。教育研究的实际课题,有的强调应用价值,有的强调学术价值,有的二者兼而有之。但无论哪一种,都要选择那些最有意义的教育问题作为研究对象。这就要求我们要"从大处着眼",用综合的普遍联系的全面观点去分析研究个别事物。

这里需要说明的一点是,我们对选定问题的价值不应作狭隘的理解,不能以课题在研究中的成败来判定其所提出的问题的意义。原因在于,人们正是从错误问题所导致的失败中获得许多重要知识,从正反对比中得到经验教训。

(二)问题必须有科学的现实性

选题的现实性,集中表现为选定的问题要有科学性,指导思想及目的明确,立论依据充实、合理。选题的科学性,首先表现在要有一定的事实依据,这就是选题的实践基础。研究课题是从实践中产生的,具有很强的针对性;实践经验同时又为课题的形成提供一定的、确定的依据。选题的科学性,还表现在以教育科学基本原理为依据,这就是选题的理论基础。教育科学理论将对选题起到定向、规范、选择和解释作用。选题的实践基础和理论基础制约着选题的全过程,影响着选题的方向和水平。为了保证选题有科学的现实性,还需要对选定的课题进行充分论证。

(三)问题必须具体明确

选定的问题一定要具体化,界限要清,范围宜小,不能太笼统。原因在于,问题是否具体往往影响全局的成败。那种大而空、笼统模糊、针对性不强的课题往往科学性差。只有对问题有清晰透彻的了解,才能为建构指导研究方向的参照系提供最重要的依据。因此,不宜把课题选得太宽、太大、太复杂。

(四)问题要新颖,有独创性

选定的问题应是前人未曾解决或尚未完全解决的问题,通过研究应有所创新,有新意和时代感。要做到选题新颖,就要把研究课题的选择放在总结和发展过去有关学科领域的实践成果和理论思想的主要遗产的基础上,没有这个基础,任何新发展、新突破都是不可能的。应该看到,科学上的任何重大成果,几乎都是科学工作者在前人、别人工作成就基础上一步步取得的,即使是被人认为非常新的、第一次开辟的新领域,也仍然是由以前同时代的人的工作提供了条件。因此,要通过广泛深入地查阅文献资料和调查,搞清所要研究课题在当前国内外已达到的水平和已取得的成果,要了解是否有人已经或者正在或者将要研究类似的问题。如果要选择同一问题作为研究课题,这就要对已有工作进行认真审视,从理论本身的完备性,从研究方法的科学性高度进行评判性分析,在此基础上,重新确定自己研究的着眼点。只有在原有研究成果基础上的突破和创新,才具有研究的意义。

(五)问题要有可行性

所谓可行性,指的是研究问题是能被研究的,存在现实可能性。具体分析,可行性也包含以下三个方面的条件。

1. 客观条件　除必要的资料、设备、时间、经费、技术、人力、理论准备等条件外,还有科学上的可能性。有的选题,看起来似乎是从教育发展的需要出发,但由于不符合现实生活实际,违背了基本的科学原理,也就没有实现的可能。

2. 主观条件　指研究者本人原有知识、能力、基础、经验、专长,所掌握的有关这个课题的材料以及对此课题的兴趣。也就是说,要权衡自己的条件寻找结合点,选择能发挥自己优势特长的课题。在课题协作研究组当中,不同特长的人优势互补,才能真正发挥出整体研究效益。在教育第一线从事实践工作的教师,选题最好小而实。自己提出的研究问题,更容易激发信心和责任感,更容易发挥创造性。总之,知己之短长,扬长避短,才能尽快出成果。

3. 时机问题　选题必须抓住关键性时期,什么时候提出该研究课题要看有关理论、研究工具及条件的发展成熟程度。提出过早,问题会攻不下来;提出过晚,又会被认为是亦步亦趋,毫无新意。这里有一个胆识问题,既要善于抓住新课题,又要注意时机。正如贝弗里奇所说,如何辨别有希望的线索,是研究艺术的精华所在。具有独立思考能力,并能按照其本身价值而不是按照当时的观点判断论证的科学家,最有可能认识某种确属新东西的潜在意义。

在教育科学研究中经常会出现以下选题不当的情况。一是范围太大,无从下手;二是主攻目标不清楚;三是问题太小,范围太窄,意义不大;四是在现有的条件下课题太难,资料缺乏;五是经验感想之谈,不是科研题目。因此,正确选题并非一蹴而就,要求研究者不仅要有科学的教育理论指导,还要坚持唯物主义观点,从实际出发,通过对事实材料的分析比较,善于发现和抓住重要问题;不仅要把握该领域理论研究的全局,而且要对教育实际有深入的了解;不仅要有问题意识,而且要了解和掌握选题的有关知识和方法,不断提高自己的选题能力和创新、判断、评价等综合能力。

（六）教育研究课题的基本类型

研究课题类型关系着研究过程中搜集材料、整理加工材料的不同要求,反映出成果的不同类型,这需要研究者从总体上把握。教育研究课题,可分为两种基本类型。

1. 基础性研究课题　主要包括那些以研究教育现象和过程的基本规律,揭示青少年身心发展以及影响因素间的本质联系,探索新的领域等为基本任务的课题。这类课题探索性强,自由度较大,不确定因素较多。

2. 应用性研究课题　主要包括那些为基础理论寻找各种实际应用可能性途径的课题,是以改造或直接改变教育现象和过程为主要目的。对于发展性研究课题,人们往往将其归为应用性研究,这类课题针对性强、覆盖面宽,既有宏观教育发展战略研究,也有微观的决策性研究。

一个课题研究领域,往往既有基础性研究课题,又有应用性研究课题。

（七）教育研究课题的主要来源

教育研究课题的主要来源,即研究课题产生的途径是十分广泛的,可概括为以下方面。

1. 从社会发展需要出发提出课题　这就是当前社会实践中迫切需要解决的重大问题,教育事业发展中急切需要解决的问题。

2. 学科建设中需要解决的问题　这往往是从教育理论发展方面提出的课题。不仅要揭示已有理论同经验事实的矛盾,而且要揭示理论内部的逻辑矛盾;不仅包括学科系统规划建设中的若干未知的研究课题,而且包括对已有教育理论传统观念和结论的批判怀疑,以及学术争论中提出的问题。

3. 教育实践中提出的实际问题　尤其是在教育改革中反映出来的种种矛盾,一方面要寻找丰富的教育教学经验事实之间的内在联系,揭示其内在规律性;另一方面是从争论中发现问题。

4. 从日常观察中发现的问题　对于广大的医学临床教师来说,这是提出研究课题的重要途径。

5. 从不同学科之间的交接点找问题　这就是交叉学科间的空白领域。在现代科学大综合发展的趋势下,各学科之间的交叉领域涌现出大量的值得开拓的新问题,以医学临床教育作为共同的研究对象,运用多学科的理论和方法,使研究得到了有效的深化。

6. 从当前国内外教育信息的分析总结中提出课题　包括对世界教育科学发展潮流及趋势的分析以及引进国外先进的教育思想和理论。既有对某学派理论的系统研究,也有对西方课程理论、伦理学理论、社会学理论等不同观点及研究方法的评价分析。结合中国实际,确定若干专题研究。

三、选题的过程及方法

科学而新颖的课题的选定,实际上是经过了从产生研究动机到勾画出研究大致轮廓的过程,是对提出的初步研究假设进行不断检验的过程。最初往往是在阅读、研究有关领域的文献中,如教育期刊、研究报告、教育论文索引、相关学科的重要期刊,或在教育教学实践过程中,受到某一点启发,产生联想,从而形成初步的研究假设,进而带着这个粗泛的想法广泛查阅有关资料,了解前人在这方面的研究成果、研究方法以及该问题目前被关注的程度。随着思考的深入,原来朦胧模糊的想法逐渐变得集中、清晰和明确,不仅对此问题大致情况有总体把握,而且形成了如何进一步研究该问题的初步思路,这时就可以确定课题了。

选题的方法是灵活多样的,不同研究课题,研究的性质、方向不同,加上研究者本身的差异,选题方法无一定之规,但要选好题,有以下几点是要注意的。

(一)要有明确的、相对稳定的研究方向

初涉研究的人,开始总是对几个研究方向同时感兴趣。如果要在某方面真正获得成果,而且有所成就,就必须把主要精力集中在一两个方向上。这里所谈的研究方向,其含义有三层:一是总方向,二是某学科领域的方向,三是研究者个人的主攻方向。个人研究主攻方向是受前者制约的,只有把个人的研究纳入到某一具有强生命力的学科系列中,个人的研究才会得到发展,这正是现代社会发展的要求。

(二)要善于对问题进行分解

要把大的问题按照内在逻辑体系分解成相互联系的许多问题,从而找到解决这个问题的步骤和相关的网络。也就是说,将所要研究的问题展开成一定层次结构的问题网络,从而在问题具体化基础上选题。

正确地对问题进行分解,实际上也是预期课题将会以什么样的方式和步骤获得解决,从而为进行课题论证提供依据。善于对问题进行分析,也正是着手进行科学研究的重要的基本功。成熟的研究工作者,常常在这方面表现出特殊的才能,有深刻的洞察力和远见卓识。

(三)要善于转换问题的提法,并使问题形成系列

善于转换问题的提法是指能不断从新的角度提出问题。作为教育科学研究工作者,不仅能够善于提出问题,而且也要善于从新的角度提出问题。不墨守成规,不固执现有理论,按照现代社会现代教育发展的要求,找到各种发展的生长点,使研究的问题步步深入。问题转换还指当问题解决以后要把握时机及时转向由此引申出的其他相关问题,表现出问题延伸的系列。也就是说,要使所研究的课题沿一定脉络具有前后的相关性。

(四)要对选定的课题进行论证

课题论证是对选定问题进行分析、预测和评价。目的在于避免选题中的盲目性。进行这种课题论证,本身也是研究,必须依据翔实的资料,并以齐全的参考文献和精细的分析来支持自己关于课题的主张。通过课题论证,进一步完善课题方案,创造落实的条件。课题论证主要回答以下问题。

(1)研究问题的性质和类型。

(2)本课题研究的迫切性和针对性,具有的理论价值和实践意义。

(3)该课题以往研究的水平和动向。包括前人及其他人有关研究的基础、研究已有的结论及争论等,进而说明该课题研究将在哪方面有所创新和突破。

(4)本课题理论、事实的依据及限制,研究的可能性,研究的基本条件及能否取得实

质性进展。

在系统的分析总结基础上写出简洁、明确具体、概括的论证报告，一般为 500～600字。课题论证报告不仅用于申报研究项目，而且也可作为期刊论文的开篇、学位论文的前言部分。

对于重大课题，常常必须写出开题报告，并经过同行专家的审议。开题报告内容包括：课题名称；本课题研究的目的、意义；研究的主要内容；本课题国内外研究现状，预计有哪些突破；完成本课题的条件分析，包括人员结构、资料准备和科研手段等。

第三节　医学临床教育文献的查阅

文献检索是科学研究工作中重要的步骤，其贯穿研究的全过程，文献提供了选题的依据，当研究课题确定之后必须围绕选题广泛地查阅文献资料。这是在继承前人研究成果基础上创新的起点，关系到研究的速度、质量以及能否出成果。每个教育科研作者都应该清楚认识文献资料在研究工作中的重要意义，掌握检索文献的方法。

文献，指记录有知识的一切载体，即以载体形式传递知识。口耳相传、实物传递则是非载体形式。文献是记载人类知识的最重要手段，是传递、交流研究成果的重要渠道和形式。文献作为主要信息源，是进行教育科学研究的重要部分，包括各种手稿、书籍、报刊、文物、影片、录音录像带、幻灯片及缩微胶片等。文献检索则是从文献中迅速、准确地查找出所需情报的一种方法和程序。

教育科学文献是记载有关教育科学的情报信息和知识的载体。文献是进行科学研究的基础，贯穿科学研究的全过程，从选题、初步调查、论证课题、制订计划，到搜集、整理和分析研究资料并形成研究报告，都离不开有关课题文献的检查和利用。而教育研究科学文献的数量和质量，也正是判断该教育学科发展水平的重要标志。

一、教育文献的种类及分布

(一)文献的种类等级

依据加工程度不同，文献可分为三种等级。

1. 一次文献　包括专著、论文、调查报告、档案材料等以作者本人的实践为依据而创作的原始文献，是直接记录事件经过、研究成果、新知识、新技术的文献，具有创造性，有很高的直接参考和借鉴使用价值，但其贮存分散，不够系统。

2. 二次文献　是对原始文献进行加工整理，使之系统、条理化的检索性文献，包括题录、书目、索引、提要和文摘等。二次文献具有报告性、汇编性和简明性，是检索工具的主要组成部分。

3. 三次文献　是在利用二次文献基础上对某一范围内的一次文献进行广泛的、深入的分析研究之后综合、浓缩而成的参考性文献,包括动态综述、专题述评、进展报告、数据手册、年度百科大全以及专题研究报告等。这类综述性文献全面、浓缩度高、覆盖面宽、信息量大、内容新颖,即有综合性、浓缩性和参考性特点。

教育科学文献内容广泛、数量众多、学科复杂,具有相互交叉渗透、系统性、积累性和继承性强等特点,文献类型以专著、论文、研究报告为主。

(二)教育文献的主要分布

由于创造、记录与传播的方式不同,教育文献资料的分布极为广泛且形式多样。

1.**书籍**　包括名著要籍、教育专著、教科书、资料性工具书及科普读物,是教育科学文献中品种最多、数量最大、历史最长的一种情报源。

(1)名著要籍:指一个时代、一个学科、一个流派最有影响的权威著作,是人类文化的瑰宝,是治学和研究的基石,因而大都作为必读书、必备书收入各种导读书目。

(2)教育专著:是就教育领域某一学科、某一专门问题进行系统、全面、深入的论述,内容专深,大多是作者多年研究成果的结晶。专著就某个问题的发展历史和现状、研究方法和成果、不同学派的观点和争论,以及存在的问题和发展趋势加以论述,并附有大量的参考文献和书目。专著中阐明了作者自己的独到见解,介绍了新颖的材料,通常反映学术研究的最新进展,论述较系统,形式较规范。论文集往往是汇集了许多学者的学术论文,问题集中,论点鲜明,情报容量大,学术价值高。

(3)教科书:是专业性书籍,具有严格的科学性、系统性和逻辑性。内容包括教育科学的基本理论、基础知识、学科领域内的科研成果以及讨论的问题。要求学术的稳定性,名词术语规范,结构系统严谨,叙述概括,文字通俗,可读性强。

(4)手册:往往汇集了经常需要参考的文献资料,就某一分支学科有关问题的历史和现状、方法和结果以及各种争论观点作广泛、客观的叙述,不涉及作者本人见解。手册具有类例分明、资料具体、叙述简练、小型实用、查阅方便等特色。如《当代中国社会科学手册》,以学科和地区为主要线索,其中关于教育学研究分别介绍了教育心理学、教育经济学、幼儿教育、普通教育、职业技术教育、高等教育和教育史等不同领域发展历史、当前研究的主要问题以及发展趋势和展望。

(5)教育辞书和百科全书:教育辞书主要是提供教育科学名词术语的资料,规范、精确、准确,以条目形式出现。百科全书则是对人类一切门类或某一门类知识的完备概述。不仅提供定义,而且有原理、方法、历史和现状、统计和书目等多方面的资料,着重反映当代学术的最新成就。百科全书具有以下特点:汇编性,用已有的大量资料作为基础,博采众长,全面叙述,避免缺漏和偏狭;概述性,从大量文献中提炼出材料加以概括;分类性,以知识的科学分类体系作为编撰的基础;检索性,有完善的检索系统;可读性,可供系统阅读或浏览。百科全书既能提供最新的学术信息和研究成果,又能提供系统知识,内容注重全、精、新,文字规范、严密、简洁,由众多专家学者撰稿,具有较强的权威性。《中国大百科全书·教育》于1985年出版,是我国第一部教育百科全书,收词目八百多条,反映了教育科学的全貌及最新研究成果。

(6)科普读物:是面向广大群众的以普及教育科学知识为宗旨的通俗读物,有初、中、高级之分,文字浅显,但最新信息含量较低。

2.报刊　报纸和期刊均属于连续出版物。报纸是以刊登新闻和评论为主的定期连续出版物。报纸发行广泛,传递信息迅速,但材料分散不系统,且不易保存。全世界目前约六万多种报纸,其中日报就有八千多种。教育科学范围内的期刊主要有三类:一类是杂志,刊载有关科学论文、研究报告、文摘、综述、评述与动态,兼容性强。一类是汇报、集刊、丛刊、汇刊及高校的学报,刊登专业性、理论性、学术性强的文章。还有一类是文摘及复印资料,这是资料性及情报索引刊物。期刊出版周期短,内容新颖,论述深入,发行量大,常反映有关学科领域研究的最新动态和最高水平,是教育科研工作者查阅文献最有效且简便的主要来源。

3.教育档案类

档案资料是人类在各种社会实践活动中直接形成的,并且具有保存价值的原始文献材料。教育档案类包括教育年鉴、教育法令集、教育统计、教育调查报告、学术会议文件、资料汇编、名录、表谱以及地方志、墓志、碑刻等。

(1)年鉴:是系统汇集一年内重要事件、学科进展与各项统计资料的工具书。以记事为主,内容通常包括专论或综述,统计资料和附录。

(2)教育法令集:是官方的有关教育政策法规的指令性文件汇集,通过立案归档,成为资料的一部分,反映了国家的教育方针政策、法令、规章制度、统计数据等情况,是全面了解我国教育状况和制度沿革及发展演变的有用资料。

(3)学术会议文献:包括报告、纪要、提交会议的论文,往往反映一个学科领域的研究动向和研究成果,代表了国内外教育发展水平,是进行研究的重要资料来源。

(4)学位论文:是研究生进行专题研究后为取得某种学位而撰写并提交的科学论文,是带有一定独创性的一次文献。一般选题论证充分,文献综述较全面,探讨问题往往比较专深。

4.专家询问　是通过个人交往接触的非正式渠道搜集资料,研究者与本专业或相近专业的研究人员、学者进行交谈,交流讨论学术问题。专家访谈具有高度选择性和针对性,从专家询问渠道获得的情报信息具有极大的价值,从观点到方法上的启迪将有助于课题研究的深入。

5.非文字资料　包括校舍、遗迹、绘画、出土文物、歌谣等,在教育科学研究资料分布中主要指以声音、图像等方式记录有知识的载体,通过视觉、听觉传递知识,更直接、精炼、形象。

二、文献检索的过程和方法

(一)文献检索的过程

从众多的文献中准确、迅速查找出符合特定需要的文献,不仅是一个资料的查找、搜集过程,也是分析、研究过程。检索文献由以下三个主要步骤组成。

1.分析和准备阶段　包括分析研究课题,明确自己准备检索的课题要求与范围,确定课题检索标志,以确定所需文献的作者、文献类号、表达主题内容的词语和所属类目,进而选定检索工具,确定检索途径。

2. 搜索阶段 搜索与所研究问题有关的文献,然后从中选择重要的和确实可用的资料分别按照适当顺序阅读,并以文章摘录、资料卡片、读书笔记等方式记录搜集、材料。

3. 加工阶段 要从搜集到的大量文献中摄取有用的情报资料,就必须对文献加工。主要包括:剔除假材料,去掉相互重复、较陈旧的过时的资料;从研究任务的观点评价资料的适用性,保留那些全面、完整、深刻和正确地阐明所要研究问题的一切有关资料,以及含有新观点、新材料的资料,对孤证材料要特别慎重。在资料数量和类型很多的情况下,应对这些资料进行分类编排,并编制题录索引或目录索引。对准备利用的文献资料,必须对其可靠性进行鉴别和评价,对那些不完全可靠的或有待进一步明确的资料,则不予采用。

(二) 文献检索的基本方法

文献检索方法是多种多样的,不同的方法有不同的特点和不同的适用范围。这里仅介绍几种基本方法。

1. 顺查法 按时间范围,以所检索课题研究的发生时间为检索始点,按事件发生、发展顺序,由远及近,由旧到新的顺序查找。查时可以随时比较、筛选,查出的结果基本上反映事物发展的全貌。此法多用于范围较广泛、项目较复杂、所需文献较系统全面的研究课题以及学术文献的普查。

2. 逆查法 与顺查法正好相反,逆查法是按由近及远、由新到旧的顺序查找。这种方法多用于新文献的搜集、新课题的研究,而这种课题大都是需要最近一个时期的较新论文、专著,不太关注历史渊源和全面系统,易漏检。

3. 引文查找法 又称跟踪法。是以已掌握的文献中所列的引用文献、附录的参考文献作为线索,查找有关主题的文献。这种方法的优点在于文献涉及范围比较集中,获取文献资料方便迅速,并可不断扩大线索。这种回溯过程往往会找出有关研究领域中重要的、丰富的原始资料。缺点在于查得的文献资料受原作者引用资料的局限性及主观随意性影响,资料往往比较杂乱,没有时代特点。

4. 综合查找法 将各种方法结合加以使用以达到检索目的。

正确的检索资料方法应达到四点要求:①准,高的查准率。②全,高的查全率。搜集的资料既有正面的也有反面的,既有纵向的也有横向的,既有中文的也有外文的,既全面又系统。③深,占有情报的多样性及内容的专深。④快,要迅速。

第四节 医学临床教育的调查研究

一、调查研究的范围和描述

调查研究是描述研究,是通过对原始材料的观察,有目的、有计划地搜集研究对象的材料从而形成科学认识的研究方法。调查研究属于经验性方法。是在搜集科学事实、获取经验材料基础上进行研究。第一,着重研究的是现实情况,因而区别于以过去发生的历史事实为研究对象的历史研究法。第二,搜集的是自然状态下反映实际情况的材料,对研究对象不加任何干涉,从而区别于实验研究法。调查研究的价值取决于问题的选择以及科学的方法和技术的应用,是社会科学研究中广泛应用的基本方法。

教育科学的调查研究法是在教育理论指导下,通过运用观察、列表、问卷、访谈、个案研究以及测验等科学方式,搜集教育问题的资料,从而对教育的现状做出科学的分析认识并提出具体工作建议的一整套实践活动。区别于一般的社会调查,是以当前教育问题为研究对象,是为了认识某种教育现象、过程或解决某个实际问题而进行的有目的、有计划的实地考察活动。有一套研究的方法和工作程序,有一套搜集、处理资料的技术手段,并以调查报告作为研究成果的表现形式。

调查研究,含有调查与研究两个有机联系的过程。调查是用科学的手段和方法搜集有关研究对象的客观事实材料,研究是对所搜集得来的事实材料进行整理和理论分析。由此,调查研究绝不只是单纯地靠观察来记录有关事实,而是要综合运用观察、谈话、问卷、测验以及查阅有关文献资料等方法手段,从而使认识从经验层次深入到理论层次,进一步把握所研究的教育现象或问题的现状、发展特点以及存在的问题。

二、教育调查研究的类型

关于教育调查研究的类型,目前存在着不同的分类方法。

1. **按调查对象的选择范围**　分为典型调查、普遍调查、抽样调查、个案调查和专家调查(也叫德尔菲法)。

2. **按调查的内容**　可分为学科性的典型调查、反馈性的普遍调查和预测性的抽样调查。

(1)学科性的典型调查,多与学科建设相联系,且多属于专题性研究,是通过对具有代表性的个别事物或个别总体的调查研究,得出某专题研究的一般结论。这种类型的调查带有探索性,重在研究某教育现象或过程内部多种因素的相互关系以及发展的基本特点。

(2)反馈性的普遍调查,多为制定政策和检查政策执行过程中的问题而进行的,由各级教育行政部门及教育研究单位承担,主要是为了解现状、解决当前存在问题以及提出决策办法而进行的。这是把握现状的调查往往取样范围较大,这类调查,往往占有材料全面,得出的结论可靠性较高。

(3)预测性的抽样调查,主要用于对某一时期的教育发展趋势动向进行预测研究。选取有代表性地区进行的预测性调查。

3. **按调查采用的方式方法分类**　可分为四类。第一类是调查表法、问卷法和访谈法,主要是通过被调查者自我报告方式搜集资料。第二类是观察法和个案研究法,是由研究者经过自己的感官等方式搜集资料。第三类是调查的测验方法,是通过一定的测试题来搜集有关资料。第四类是总结经验法。

另外,还有综合性的分类,将调查研究法分为三类,一类是包括学校调查、社会调查及公意调查的一般调查研究;一类是包括个案研究、因果比较研究、相关研究的溯因调查研究;一类是包括儿童发展研究、趋势研究的发展调查研究。

三、教育调查研究的主要功能

教育调查研究是研究教育发展的重要方式,是对教育的认识和改造的重要手段。因此,在教育科学的研究中应用极为广泛。

(1)揭露教育发展中现实存在的问题,暴露矛盾,通过不断解决教育内外部的各种矛盾而促进教育的发展。

(2)帮助教育工作者和研究者发现和总结、推广先进教育思想和先进经验,更好地改进工作,提高教育质量。

(3)为实现不同层次和不同要求的教育管理和教育预测服务。通过搜集教育现象的事实材料,为各级教育行政部门制定政策、法令法规和制订教育发展计划提供依据。

四、医学临床教育调查研究的设计

1. 调查法的基本原则

(1)掌握课题研究的第一手材料和数据,加强课题研究的针对性。作为医学临床教育研究的对象和现象是复杂的,各种因素是不断地变化着的。因而,要研究解决某些问题,就必须掌握课题研究的第一手材料和数据,加强课题研究的针对性。

(2)为课题研究提供事实依据。为行政决策服务,为做好工作服务,为教育改革实践服务。所有这些服务都要以事实为依据。

(3)发展新问题,解决新问题,敢于创新。要研究的问题涉及的方面很多,必须了解和把握现实情况。要善于提出新见解,形成新理论,推进医学临床教育科学的发展。

2. 调查法的步骤 调查研究方法包括问卷、观察、访谈、测验等不同的具体方法,程序上虽各有所侧重,但都要遵循以下步骤。

(1)依据研究课题的性质、目的任务,确定调查对象、调查地点,选择相应的调查类型和调查方式。

(2)拟订调查计划。在确定调查提纲和安排调查工作程序时要考虑三方面的问题:一是调查项目能否有效地反映所要研究的问题,项目的构成是否合理简便;二是对项目如何进行比较科学的分类,大项目如何分解成若干具体的小项目并形成较完善的可操作的调查提纲;三是如何制定与分类标准相适应的评价标准,以便对获得的资料能进行统计处理。

(3)做好各种技术、事务和组织准备,包括培训调查组成员、资料及有关调查器材的准备。

(4)进行试探性调查,得到被调查对象的一般认识,修改调查提纲及工作方案。

(5)制定调查表格,观察、问卷、访谈提纲以及编制测验题目。

(6)实施调查。运用各种调查方式了解情况,收集材料。

(7)整理调查材料,分析调查结果,并得出调查结论。

(8)写出调查报告。对所研究的问题做出解释,提出问题的意见和建议。

五、医学临床教育调查研究的方法

调查要有明确的目的,并制订具体的调查方案。调查对象总体的选择要恰当,要运用科学的抽样方法进行抽样。要利用多种手段收集资料,并具有典型性、客观性和事实性。对调查资料要进行系统化整理,并尽量运用数理统计的方法和图示的方法进行分析。一般采用以下三种调查方法。

1.问卷法　问卷法是调查者将调查的内容编制成问题或表式,由调查对象填写答案,然后回收,进行整理、统计、研究的一种调查方法。

重要的是做好问卷设计。写好问卷导语,即简要写明问卷的目的、意义和要求。主体内容是做好问题设计,题目要具有科学性、合理性和针对性,既能明确地反映出调查者的意图,又能让调查对象真实、准确地进行回答。可有选择题、是非题、填空题、回答题等。题目的组成和顺序都要有一定的安排,还要注意问卷结果要便于统计,并充分考虑利用现代化手段进行统计。

2.访谈法　访谈法是调查者针对某一特定研究目的,通过与调查对象面对面的谈话方式了解情况,收集所需要的资料的方法。

访谈的内容大致可以分为三类:一是事实的调查,旨在要求被访者提供确实知道的一般情况。二是意见的征询,即征求被访者对某个教育问题的看法、意见和建议。三是了解被访者的内心世界和心理动机,包括个人的认知、经历、体验、兴趣、爱好、抱负、信仰、思想、特点、个性特征、心理品质乃至家庭情况、社会关系等。谈话的对象可采用个体访谈,也可以对有相同看法和经历的一组人进行访谈。谈话结构可采用封闭型,既有明确的答案;也可采用开放型,即完全没有明确的答案;或半开放型。谈话方式可采用答辩访谈法也可采用叙事访谈法。研究者亲自访谈,会使调查工作亲切、深入、全面、准确。障碍是被调查者常有警戒心理。

3.作品分析法　作品分析法是对调查对象的各种作品,如笔记、作业、日记、文章等进行分析研究,了解情况,发现问题,把握特点和规律的方法。作品分析法需要有明确的目的和计划,对要分析的作品要确定范围和分析的重点。作品分析法多用于个案研究或群体的心理品质和个性特征等方面的研究。

六、问卷调查的应用

通过问卷的方式进行的调查统称为问卷调查,可分为自填问卷调查和他填问卷调查。前者包括个别发送法、集中填答法和电子邮件调查法等;后者包括当面访问法和电话询问法等。问卷调查的主要特点:问卷调查法是由研究者制订问卷,由被调查者回答,可以由调查者提问或让被调查者自己填写。此种调查方法应用较广,特别是研究疾病与社会、文化、经济、心理因素的关系或研究某些卫生服务的改革,显得尤为重要。

调查问卷是由问题、调查项目、备选答案及填写说明组成的,是按照某种理论假设而设计的,是向被调查者收集统计数据的一种表格形式。调查问卷所因经济性、广泛性、匿名性、客观性、灵活性等特点,被广泛应用于医学、社会学、教育学等领域。

(一)调查表的制订原则

在设计问卷之前,首先要明确调查目标,其次依据调查的目标提出理论假设,制订出可操作的研究计划。同时设计完好的问卷语言应表述规范、精练、明确、详尽易懂。调查前要明确调查方法、所调查样本量的大小,做好组织实施以及调查人员培训等工作。

(1)调查表必须按研究目的来设计。问卷中的每一个问题,都应与研究目的相关,通常不包括那些无关的问题。但由于某些研究有时只有在被测量者不注意或不知道真正目的的情况下,才能得到其实的答案,这时可以有意在问卷中安排一些掩盖真正目的的问题,但这些问题并非研究者的真正兴趣所在。

(2)调查表中的每一个问题要充分考虑问题的统计分析方法,避免出现无法分析或使处理过程复杂化的问题和答案。

(3)调查表提问用词必须得当,容易被理解,尽量避免使用专业术语。需要考虑应答人的背景和兴趣、知识和能力等,鼓励应答者尽其最大能力来回答问卷。尽量减少定性的调查项目,项目的设计应有严密的逻辑性,特别是在选择性答案的调查设计中,应使所有可能的回答都在调查表上得到反映,调查项目的回答应尽可能选用客观指标。

(二)调查表的内容

1. 被调查者的知情通知

(1)封面信:是致被调查者的短信,通常放在问卷的最前面,是向被调查者说明目的,以取得被调查者的理解、信任和合作,包括调查者的身份、研究目的、重要性及主要内容、被调查者回答问题的必要性和为被调查者的回答保密等内容。自填式问卷的封面信还需要把填表的要求、方法、寄回的时间等内容写进信中。

(2)知情同意书:目前,随着人们人权意识的加强,医学研究国际合作规模的不断扩大,知情同意这个问题越来越受到关注。知情同意是重要的伦理原则,与人的尊严、权利和利益密切相关。是否尊重人们的知情同意权,历来都是医学研究中的重要问题,尤其在涉及人体受试者的生物医学研究中,这个问题更加突出。知情同意是指一切研究都必须向受试者说明情况,包括实施程序的依据、目的、方法及潜在的损伤、风险和不可预测的意外等情况,然后,在没有威胁利诱的条件下,获得受试者主动的同意,或在可能的多种选择办法中做出自由的选择。当受试者无行为能力时,应该由与他们没有利益或感情冲突的监护人表示代理同意。

2. 调查表的题目 概括说明调查的研究题目。题目应简明扼要,易于引起被调查者的兴趣,便于被调查者接收。

3. 备查项目 备查项目是为了保证分析项目填写的完整、正确,便于核查、填补和更正而设置,通常不直接用于分析。

4. 分析项目 是依据研究目的必须进行调查的项目,并要据此计算出分析指标,以及分析时排除混杂因素影响。

5. 编码 包括调查表编号、调查项目编号和回答选项编号,便于录入计算机。

6. 作业证明的记载 在调查表的最后为了便于审核和证明调查的真实性,常常需要被调查者和调查人员签名、写明调查日期、调查的起止时间等。为了便于进一步追踪调查也可写上被调查者的姓名、单位或家庭住址、电话等。

7.调查表填写说明　调查表填写说明是对填写调查表的说明,即对如何回答问题或选择答案做出明确的说明,对问题中的一些概念和名词给予通俗易懂的解释,有时甚至可以举例说明答题方法。其作用是使调查员或被调查者正确地理解调查表中的问题和如何回答这些问题。填写说明因对象不同而有所区别,问卷调查表的填写说明是为被调查者而写的,而访问调查表的填写说明是给调查员看的,由于调查员在调查前一般要经过培训,因此一些调查表并不把填写说明放在问卷中。

(三)调查表的制订步骤

1.设立专题工作组　依据研究目的和对象设立由各方面有关人员组成的研究工作组负责调查表的制订。

2.提出内容纲要,确定调查项目　由专题工作组依据调查目的、调查时间、范围和被调查者情况及分析手段,讨论提出调查表的内容纲要,并依据内容纲要拟出要收集资料的全部调查项目,对所有的调查项目采用专家咨询评分、专题小组讨论等方法进行分析及筛选,确定调查项目。

3.确定每个调查项目的提问形式和类型　调查项目可采取以下提问方式。

(1)开放式问题和封闭性问题:开放式问题是指不预先给定固定答案,让被调查者自由地说出自己的情况和想法,如症状或病程等。优点是可用于设计者不了解答案有哪些,或答案难于一一列举;缺点是容易离题,调查时间长、花费较多,不便综合汇总。

封闭式问题是指针对某一问题所有的可能性,同时提出两个或多个固定的答案,供被调查者选答,或调查者据实选填。优点是答案标准化,容易回答,节约时间,一般拒答率低,记录汇总方便;缺点是被调查者容易随便选答而失真,调查者易选错答案,也无法获得固定答案以外的信息。

(2)直接性问题、间接性问题、假设性问题。

1)直接性问题是指在调查表中能够通过直接提问方式得到答案的问答题。

2)间接性问题是指那些不便直接询问的问答题,常采用间接提问的方式得到所需答案。

3)假设性问题是指假设某一情景或现象存在而向被调查者提出的问题。

4.确定每个问题的回答选项　若是开放项目无固定的回答选项,留下一定的空白供回答即可。若是封闭式问题,应列出所有可能的答案。

5.安排调查项目的排列顺序　问题顺序安排的一般原则是由浅入深,相对集中。因此把那些不假思索就能回答的问题排在前面,如年龄、性别、职业等;把那些敏感性问题如经济收入、宗教、性行为等或需要认真思考才能回答的问题排在后面,使被调查者的思路步步深入。先排列封闭式问题,后排列开放式问题。

6.设计调查表草案　请专家初步评审。

7.预调查　在小范围内进行预调查,从总体样本中抽取 30~50 人作为试测样本,对调查表的适用性进行评价,即调查表能否收集到所需要的资料,并对调查表进行修改,进一步完善调查表。

8.信度与效度的检验　调查表的最终质量要通过信度和效度检验来评价,经过信度和效度检验后才能确定调查表的正式应用版本。

(四)设计问卷问题的基本要求

问卷问题的设计关系到问卷的科学水平,是问卷编制中关键一环。因此在设计问卷的问题时必须考虑以下几点。

1.问题的范围　是用于小范围的典型调查还是大范围的统计调查;是了解人们思想态度方面的意向性问题,还是主要了解过程方面的事实材料。

2.问题的内容　是完全符合、基本符合,还是基本不符合该课题研究目的和假设的需要。所列项目对研究目的是否具有较好的覆盖面,答案要能较全面反映所要研究问题的主要方面,且不交叉、重叠。

3.问题的数量　是否适度。所谓适度是指通过控制时间以保持被调查者对调查问卷的兴趣和认真态度。问卷作答时间以 30 ~ 40 分钟为宜。问题太多,作答者容易产生厌倦情绪,导致敷衍塞责或不予回答;问题若太少,又不能得到有关研究的基本事实材料以致影响研究结论。因此,可问可不问的问题最好删除。而一些较复杂的超出被试对象知识和能力所及范围,需要查阅资料才能回答的问题要尽量避免。

4.问题的文字表达　是否准确简明扼要,通俗易懂,容易回答。结构上,一个问题只含一个疑问,不应包含两种以上内容的提问。问题的语言,一般不用假设或推测用语,切忌繁杂和意义含混而引起误解或无从回答。语言应明确具体,避免冷僻或专业性太强的术语。对于理解可能有出入的词语,使用时应加以注释说明。

5.问题的排列顺序　是否分类清楚、层次分明和合乎逻辑。调查表首,要说明为什么要进行调查,要解除被调查者的顾虑,关于被试对象的基本资料,如填答者的性别、年龄、学历、经历及家庭基本情况等应放在问卷的前面部分;能引起兴趣的问题、简单问题放前,而容易引起紧张的、涉及个人问题的或复杂的问题可放后,同时要按内容或性质,把同类方式回答的问题编排在一起,使同一内容或内容相近的一组问题相对集中且有内在逻辑联系。封闭式问卷中,划分水平程度的答案,或由低到高,或由高到低,要随机排列,以免产生定势而不认真作答。总之,问题的排列分类要清楚,层次要分明,前后一致连贯且彼此衔接,既便于被试回答,又便于统计处理。另外,问题的长短要适度,并尽可能在选择答案中分出等级,以便对问题有更深入了解。

6.问题中隐含的心理因素　属于社会科学的调查问卷,常常不可避免地要涉及一些敏感问题。因此,问题的设计要格外谨慎。首先,问题不应具有暗示倾向性,避免诱导性用语或带有主观意向和情绪色彩的用语在问卷中出现。还要避免与社会规范有关或有情绪压力的问题。其次,问题不要涉及个人隐私程度较深而填答者不愿直接回答的一些问题,措辞要讲求礼貌。

为了使问题的设计规范化,有的学者按问题在问答中的功能将问题分为五类,即实质性问题、过滤性问题、验证性问题、补充性问题和调节性问题。了解问题的不同类型,可以更好地排列问题,提高问答的效率。

(五)问卷的回收与偏斜估计

1. 问卷回收率的计算　对问卷的回收,在剔除废卷的同时要统计有效问卷的回收率。回收率如果仅30%左右,资料只能作参考;50%以上,可以采纳建议;当回收率达到70%以上时,方可作为研究结论的依据。如果有效问卷的回收率不足70%,要再发一封信及一份问卷。另外,为保证结论的可靠性,如果有可能,可以做小范围的跟踪调查,了解未回答问题那部分被试的基本看法,防止问卷结果分析的片面性。

2. 对问卷回答偏斜估计　答案中的偏斜指被调查者未真实反映事情的客观情况,因此对收回的问卷应作出偏斜估计。

(1)对事实的问答错误。比如依据记忆回答而造成事实有误。

(2)装假倾向。装假倾向往往发生在以下两种情况:社会性期望,当问及有关社会不容忍的态度或行为时,答者按社会所认可的方式,故意做出符合社会倾向的回答;或提问涉及私人的问题,使回答者难以回答而做出不真实反应。

(3)默认倾向。指问卷中有的问题答案的选择项,给填答者预定的框架,不管提问内容如何,都只能回答为是或不是。

(4)道义理论与事实相悖。

(5)无回答。一种是对整个答卷不答,一种是对部分项目不答。需要分析原因,或表示回避倾向,或判断力不足,或项目过多,内容过于复杂,或问题不好理解,因此要具体分析。如果不回答者甚多,就要修改栏目。

七、访谈调查的应用

访谈法主要是通过访谈者有目的地和被访谈者进行交谈或向其提出一系列问题来了解被访谈者的认知、态度和行为等。按照访谈法不同的应用情况分为定性研究类访谈法与定量研究类访谈法,以及定量定性研究相结合类访谈法。定性研究类访谈法是一种带有研究性质的非正式谈话交流,具有非结构化、探索性和深入式的特点,提问方式为开放式提问。定量研究类访谈法就是完全的结构式访谈,对所有被访者的提问都是统一的封闭式提问。问题的排列有严格的结构顺序,要求被访者按照事先预设好的回答类属进行选择回答。定性定量研究相结合类访谈法旨在结合定性和定量研究的优点收集数据,常常在研究中以并列形式或不同阶段出现。

1. 概念和特点　访谈,就是研究性交谈,是以口头形式,依据被询问者的答复搜集客观的、不带偏见的事实材料,以准确地说明样本所要代表的总体的一种方式。尤其是在研究比较复杂的问题时需要向不同类型的人了解不同类型的材料。

2. 适用范围　访谈法收集信息资料是通过研究者与被调查对象面对面直接交谈方式实现的,具有较好的灵活性和适应性。访谈广泛适用于教育调查、求职、咨询等,既有事实的调查,也有意见的征询,更多用于个性、个别化研究。

3. 访谈的类型　访谈有正式的,也有非正式的;有逐一采访询问,即个别访谈,也可以开小型座谈会,进行团体访谈。

4. 访谈研究法的优点　非常容易和方便可行,引导深入交谈可获得可靠有效的资料;团体访谈,不仅节省时间,而且与会者可放松心情,作较周密的思考后回答问题,相互启发影响,有利于促进问题的深入。

5.访谈研究法的缺点 样本小,需要较多的人力、物力和时间,应用上受到一定限制。另外,无法控制被试对象受主试的种种影响。所以访谈法在调查对象较少的情况下来用,且常与问卷法、测验等结合使用。

6.访谈的艺术与技巧

(1)谈话要遵循共同的标准程序,避免只凭主观印象,或谈话者和调查对象之间毫无目的、漫无边际的交谈。关键是要准备好谈话计划,包括关键问题的准确措辞以及对谈话对象所做回答的分类方法。也就是说要事先做好如下准备:谈话进行的方式,提问的措辞及其说明,必要时的备用方案,规定对调查对象所做回答的记录和分类方法。目前往往出现的问题是,访谈时总想跳过制订谈话计划这一步进入具体实施阶段,事先准备不充分,因而不能收到预期效果。不愿思考问题、不善于提出问题的人,在研究工作中是很难有成功的希望的。

(2)访谈前尽可能收集有关被访者的材料,对其经历、个性、地位、职业、专长、兴趣等有所了解;要分析被访者能否提供有价值的材料;要考虑如何取得被访者的信任和合作。另外,在访谈时要掌握好发问的技术,善于洞察被访者的心理变化,善于随机应变,巧妙使用开门见山、间接法、迂回法等方法。

(3)关于访谈所提问题,要简单明白,易于问答;提问的方式、用词的选择、问题的范围要适合被访者的知识水平和习惯;谈话内容要及时记录。

(4)研究者要做好访谈过程中的心理调控。如为了给被访者留下良好的印象,要善于沟通,消除误会隔阂,形成互相信任融洽的合作关系。研究者还要注意自己的行为举止,其中关键是以诚相待,热情、谦虚、有礼貌。有时访谈的失败正是在于沟通不够。为防止被调查者出现反应效应,可先用非正式谈话沟通感情,至于如何做好访谈,还要注意以下几点。

第一,要选择好对象。参加调查会的人数不要太多,参加人数以 6～12 人为宜;参加成员要有代表性、典型性;参加者在学历、经验、家庭背景等各方面情况尽可能相近。事先要了解一下与会者的个人问题,避免触及个人隐私而造成被动局面。

第二,拟订好问题。问题设计要具体,如有可能,可事先发给每人发言讨论提纲,让他们事先做好准备,并约定好开会时间和地点。临开会前应追发通知。

第三,要创造畅所欲言的气氛。座谈会要按计划进行,目的明确,中心议题要集中。视具体情况,也可依据调查课题的需要临时提出提纲上没有的问题,让与会者作答。重要的是要创造畅所欲言的气氛。讨论中若发生争执,如果争执有利于课题的深入,支持争执下去;争执与结论无关,要及时引导到问题中心上来。主持人不参加争论,以免堵塞与会者的思路。主持人应以谦虚、平等的态度,诙谐、亲切的语言,争取与会者的合作。

第五节 医学临床教育的定性研究

定性研究,就是对事物的质的方面的分析和研究。定性研究方法是依据社会现象或事物所具有的属性和在运动中的矛盾变化,从事物的内在规定性来研究事物的一种方法或角度,继而对所研究的事物做出语言文字的描述,从而达到反映研究对象特征和本质的目的的研究方法。其以普通承认的公理、一套演绎逻辑和大量的历史事实为分析基础,从事物的矛盾性出发,描述、阐释所研究的事物。进行定性研究,要依据一定的理论与经验,直接抓住事物特征的主要方面,将同质性在数量上的差异暂时略去。

定性研究是在自然环境中,使用实地体验、开放型访谈、参与性与非参与性观察、文献分析、个案调查等方法对社会现象进行深入细致和长期的研究;分析方式以归纳为主,通过证伪法和相关检验等方法对研究结果进行检验;研究者本人是主要的研究工具,其个人背景以及和被研究者之间的关系对研究过程和结果的影响必须加以考虑;研究过程是研究结果中必不可少的部分。

一、定性研究的特点及适用范围

教育研究中的定性研究,具有以下主要特点。

(一)定性研究注重整体的发展的分析

定性研究目的在于把握事物的质的规定性,因此必须立足于对研究对象的整体分析,获得对研究对象有完整的透视。

与定量研究不同,定性研究在内容上是关注事物发展过程以及相互关系,主要是整体地、发展地、反思地、综合地把握研究对象质的特性。将研究对象作为发展的整体加以分析,才有可能揭示教育过程各组成部分之间内在的关系、过程及与其他方面的联系,透过表面深入到内在本质,说明研究对象变化发展的真正原因。

(二)定性研究对象是质的描述性资料

定性研究是以反映事物质的规定性的描述性资料为研究对象。这些资料通常以书面文字或图片等形式表现,而不是精确的数据形式;是在自然场合,以定性研究的方法,如通过参与观察和深入访谈得来的资料,带有很大程度的模糊性和不确定性;定性研究的资料来自小的样本以及特殊的个案,而不是随机选择和大的样本。

(三)定性研究的研究程序具有一定弹性

在分析程序过程上,定性研究不同于定量研究。定性研究是不太严格的研究程序,前一步搜集资料的数量与质量往往决定下一步应该怎么做,原因是教育作为一个动态过程所具有的多样性,使定性研究过程常常变动,有很大灵活性。

(四)定性研究的方法是对搜集资料进行归纳的逻辑分析

归纳分析有不同于演绎分析的一般程序。演绎分析是先有假设,然后搜集能检验假设的资料或事实,将事实与假设加以比较分析后得出结果。而归纳分析却是先列出事实材料,将这些资料与事实加以归类,然后从中得到一些启示,抽象概括出概念和原理。这是自下而上的分析途径。定性研究的客观性基于对所研究对象是否有丰富的合乎实际的材料,不仅可以从各个不同的事物经验中找出共同性的联系,而且也可以从许多不同的观察事例、典型中找出共同的特点,同时研究事物的特例,找出相异之处及其原因。

(五)定性研究中的主观因素影响及对背景的敏感性

定性研究是价值研究,一方面很容易受到研究者和被研究者主观因素影响,主体有一定的能动性、独立性和创造性,若干差异的存在以及很强的主观体验色彩,往往影响分析的客观性。另一方面,教育研究对象的行为表现又总是与特定的情境相关联,离开这一特定情境,一定的教育现象就不会发生,这就是背景的敏感性。因此,定性研究很关注对背景的分析。

定性研究主要适用于以下场合:①注重对过程的探讨,而不是十分注重结果;②个体的发展,随时间推移发生的行为上的演变以及个案研究;③比较研究中的差异描述;④定性的评价分析;⑤有关观念意识方面材料的分析。

二、定性研究的过程

定性研究的过程,可分为以下步骤。

(1)按照研究课题的性质确定定性研究的目标以及分析材料的范围。

(2)对资料进行初步的检验研究。

(3)选择适当的定性分析方法和确定分析的维度。

(4)对资料进行归类分析。通过分类,排列类别层次,区分不同情况下材料的差异,分析不同分类是否具有不同的意义以及事情发生是否有先后次序,并进而鉴定各因素之间是否有相关或因果关系,寻求研究对象的特质规范。

(5)对定性研究结果的信度、效度和客观度进行评价。

定性研究的方法很多,既有传统的文献分析、历史研究、比较研究,也有内容分析法、符号学方法、解释学方法、现象学方法等现代的定性研究方法,在现代教育研究中无论采用什么样的定性研究法,一般反映出一些共同特点。

一是学者们在应用定性研究方法时,很注意方法应用的程序的合理性。如现象学方法,分为以下步骤:①对特殊现象的探讨;②探讨事物的普遍本质;③把握本质间的基本关系;④注意呈现的方法;⑤注意意识中的现象构成;⑥在现象的存在中悬置信念,存而不论;⑦解释现象的意义。

二是与定量研究方法结合,比如内容分析法,是系统化和定量化综合分析搜集材料中所含内容的方法,是以相同类型的大量文献为分析对象,将文字或语言的非定量资料转化为定量的数据。无论是主题分析还是词频分析,其过程均为:确定目的→选择样本

→定义分类内容和分析单元→制定分析框架→频数统计→结论汇总。以各种语言特性作为分析单位,定性与定量研究结合,有助于定性研究的系统化,并可能获取难得的情报资料。

三、定性研究的主要形式

定性研究的主要形式有小组座谈会、一对一深度访谈等。由于其研究过程相对较短,又便于控制,近年来,定性研究越来越受到科研人员的重视。

无论采用何种形式,在定性研究的过程中,必须掌握好三个主要步骤:策划、执行、分析和应用。掌握了这三个关键点,整个定性研究也就有了成功的基础。

下面以小组座谈会为例加以分析。

(一)策划——技巧最重要

一次成功的定性研究同样需要精心的策划,主要体现在以下两个方面。

1. 合理分组　座谈会需要召开几场?每场邀请的被访者如何确定?这两个看似简单的问题,其实体现了定性研究的目的性和科学性。同时,合理分组不仅直接影响研究结果,还能大大节省研究成本。

2. 设计访问大纲　通常在小组座谈会开始前,研究者会事先设计包括有主要流程和具体内容的大纲。这份看似简单的大纲,其中大有讲究。座谈会一般应有6～10个被访者参加,如何让这些素不相识的被访者不受其他因素的干扰说出心里话,提供最真实的信息,这需要很高的技巧。

(二)执行——细节是关键

执行的关键是对细节的控制。在座谈的过程中,以下这些环节是执行的关键。

1. 人员选择及邀请　由于定性研究的被访者数量较少,每一个被访者的回答对整个研究结果都会有较大影响,人员选择和邀请的工作是至关重要的。

2. 座谈会现场环境与主持人态度及应变能力　座谈会现场环境和气氛会影响被访者的情绪,从而影响研究结果。良好的现场环境应该做到:封闭、安静、随意、舒适。除主持人和记录员外,应控制其他无关人员的进出。被访者的人数应控制在6～10人之间,太少不利于答案的收集,太多则不利于场面的控制,无法进行更深入的研究。

(三)分析和应用——专业才有效果

上面的工作都是为分析和应用做铺垫的。在做分析和应用时,研究人员必须具备一定的专业知识,具备掌握好度的能力:哪些结论是有价值的、哪些结论是需要探究的、哪些结论是必须舍弃的。

第六节　医学临床教育的定量研究

定量研究是与定性研究相对的概念,也称量化研究,是社会科学领域的基本研究范式,也是科学研究的重要步骤和方法。

定量研究是指确定事物某方面量的规定性的科学研究,就是将问题与现象用数量来表示,进而去分析、考验、解释,从而获得意义的研究方法和过程。定量,就是以数字化符号为基础去测量。定量研究通过对研究对象的特征按某种标准作量的比较来测定对象特征数值,或求出某些因素间的量的变化规律。由于其目的是对事物及其运动的量的属性做出回答,故名定量研究。定量研究与科学实验研究是密切相关的,可以说科学上的定量化是伴随实验法产生的。

一、定量研究的目的

定量研究的本质就是运用统计模型来测试自变量和因变量之间存在的相关性,从而检验研究者自己对该事物的某些理论假设是否正确,并以此来推断事物间因果关系的研究方法。

定量研究,又称量的研究或量化研究。其是对事物可以量化的部分进行测量和分析,以检测该事物的某些理论假设的准确往的研究。定量研究有一套完备的操作技术,包括抽样方法、资料收集方法、数字统计方法等。其基本研究步骤是:研究者事先建立假设并确定具有因果关系的各种变量,通过概率抽样的方式选择样本,使用经过检测的标准化工具和程序采集数据,对数据进行分析,建立不同变量之间的相关关系,必要时使用实验干预手段,对控制组和实验组进行对比,进而检验研究者理论假设的准确性。这种方法主要用于对社会现象中各种相关因素的分析,如贫穷与家庭人员数量的关系、年龄与离婚率的关系、性别与职业的关系等。

定量研究采用一定的数学方法,提示所研究事物的数量关系,解决"有多少"的问题。量的计算可以增加对质的认识。只有对事物做出精确的数量分析,才能准确地判定事物的质和量的变化,避免主观随意性。定量分析的方法,又可以分为描述统计方法和推断统计方法。前者描述研究对象的情况,并与其对象进行比较,做出结论。后者又称抽象设计,是在描述统计的基础上,由个别推到一般,即依据所得样本对事物的整体做出统计和推论。定量分析涉及诸多概念,如标准差、差异系数、相关系数等。

二、定量研究的方法

定量研究的主要方法有调查法、相关法和实验法。

1.调查法　调查法是一种古老的研究方法,是指为了达到设想的目的,制定某一计划全面或比较全面地收集研究对象的某一方面情况的各种材料,并作分析、综合,得到某一结论的研究方法。

2. 相关法　相关法是指经由使用相关系数而探求变量间关系的研究方法。相关研究的主要目的,是确定变量之间关系的程度与方向。变量关系的程度,有完全相关、高相关、中等相关、低相关或零相关等;而变量关系的方向有正相关和负相关等。

3. 实验法　实验法是指操纵一个或一个以上的变量,并且控制研究环境,借此衡量自变量与因变量间的因果关系的研究方法。实验法有两种,一种是自然实验法,另一种是实验室实验法。

三、定量与定性研究设计的差异性

定量研究与定性研究是社会科学领域两种对立的研究范式,两者在研究目标、对象及方法上都存在着明显的区别。

首先,研究目标上,定量研究重视预测控制而定性研究重视对意义的理解;其次,研究对象上,定量研究强调事实的客观实在性而定性研究强调对象的主观意向性;第三,研究方法上,定量研究注重经验证实而定性研究注重解释建构。

由于方法论上的不同取向,导致了在实际应用中定量研究与定性研究存在明显的差别。这主要体现在如下几个方面。

1. 着眼点不同　定量研究着重事物量的方面;定性研究着重事物质的方面。

2. 在研究中所处的层次不同　定量研究是为了更准确地定性。

3. 依据不同　定量研究依据的主要是调查得到的现实资料数据;定性研究的依据则是大量历史事实和生活经验材料。

4. 手段不同　定量研究主要运用经验测量、统计分析和建立模型等方法;定性研究则主要运用逻辑推理、历史比较等方法。

5. 学科基础不同　定量研究是以概率论、社会统计学等为基础,而定性研究则以逻辑学、历史学为基础。

6. 结论表述形式不同　定量研究主要以数据、模式、图形等来表达;定性研究结论多以文字描述为主。定性研究是定量研究的基础,是其指南,但只有同时运用定量研究,才能在精确定量的依据下准确定性。

第七节　医学临床教育的文献研究

在医学临床教育研究中,除了使用实地资料外,还要用科学的方法去收集与研究有关的各种文献资料,从中选取有效信息,以达到研究目的。所要解决的是如何在文献群中选取适用于课题的资料,并对这些资料做出恰当分析和使用。

文献研究法主要指搜集、鉴别、整理文献,并通过对文献的研究形成对事实的科学认识的方法。文献法是一种古老而又富有生命力的科学研究方法。

一、文献研究法的一般过程

文献研究法的一般过程包括五个基本环节,分别是:提出课题或假设、研究设计、搜集文献、整理文献和进行文献综述。文献法的提出课题或假设是指依据现有的理论、事实和需要,对有关文献进行分析整理或重新归类研究的构思。研究设计首先要建立研究目标,研究目标是指使用可操作的定义方式,将课题或假设的内容设计成具体的、可以操作的、可以重复的文献研究活动,能解决专门的问题。

二、文献研究法的主要优点

(1)文献研究法超越了时间、空间限制,通过对古今中外文献的调查可以研究极其广泛的社会情况。这一优点是其他调查方法不可能具有的。

(2)文献研究法主要是书面调查,如果搜集的文献是真实的,那么其就能够获得比口头调查更准确、更可靠的信息,避免了口头调查可能出现的种种记录误差。

(3)文献研究法是间接的、非介入性调查,只对各种文献进行调查和研究,而不与被调查者接触,不介入被调查者的任何反应。这就避免了直接调查中经常发生的调查者与被调查者互动过程中可能产生的种种反应性误差。

(4)文献研究法是非常方便、自由、安全的调查方法。文献研究受外界制约较少,只要找到了必要文献就可以随时随地进行研究;即使出现了错误,还可通过再次研究进行弥补,因而其安全系数较高。

(5)文献研究法省时、省钱、效率高。文献研究是在前人和他人劳动成果基础上进行的调查,是获取知识的捷径。其不需要大量研究人员,不需要特殊设备,可以用比较少的人力、经费和时间,获得比其他调查方法更多的信息。因而,其是一种高效率的调查方法。

三、文献搜集

1.搜集渠道　搜集研究文献的渠道多种多样,文献的类别不同,其所需的搜集渠道也不尽相同。搜集教育科学研究文献的主要渠道有图书馆、档案馆、博物馆、科学及教育事业单位或机构、学术会议、个人交往和互联网。互联网搜集的方式更为便捷。

2.搜集方式　搜集研究文献的方式主要有两种:检索工具查找方式和参考文献查找方式。

(1)检索工具查找方式指利用现成的检索工具查找文献资料。现成的工具可以分为手工检索工具和计算机检索工具两种。

手工检索工具主要有目录卡片、目录索引和文摘。

计算机检索工具可采用数据库、搜索引擎、专业网站、社交软件、公众号等多种方式进行检索。

(2)参考文献查找方式又称追溯查找方式,即依据作者文章和书后所列的参考文献目录去追踪查找有关文献。

积累文献是另外一种搜集文献的工作形式。每一个研究课题都需要汇集、积累一定的文献资料,而每一个课题的研究过程同时也是新文献资料的积累过程。

首先,积累文献内容应努力做到充实和丰富。其次,积累文献应该有明确的指向性。即与研究目标,或课题假设有关。再次,积累文献应该全面。所谓全面,要求研究者不仅搜集课题所涉及的各方面的文献,还应注意搜集由不同人或从不同角度对问题的同一方面做出记载、描述或评价的文献。不仅搜集相同观点的文献,还应搜集不同观点,甚至相反观点的文献。尤其需要防止研究者自己已有观点或假设对积累文献指向的影响,不要轻易否定或不自觉地忽视与自己观点相左的材料。

3.积累文献过程 积累文献可先从那些就近的、容易找到的材料着手,再依据研究的需要,陆续寻找那些分散在各处、不易得到的资料。积累文献是较为漫长的过程,为了使整个过程进行得更有效,可以依据实际情况分为若干阶段进行整理。每一阶段,把手头积累到的文献作初步的整理,分门别类,以提高下一阶段搜集文献的指向性和效率。此外,还可以使用现代教育情报系统的检索方法,在具有相应条件的环境中快速查找、获取所需要的文献资料。积累文献,不只是在有了具体的研究任务以后,才需要做,更重要的是在平时经常注意积累和搜集各种文献资料,养成习惯,持之以恒。

4.积累文献方式 可以通过做卡片、写读书摘要、作笔记等方式进行,有重点地采集文献中与自己研究课题相关的部分。

常用的卡片有目录卡、内容提要卡、文摘卡三种形式。写读书摘记与读书笔记既是积累文献的方法,又在某种意义上是制作文献的方法。因为在读书摘记和笔记中渗透了更多的制作者的思维活动,是第二手文献的构成部分,有时又是新的第一手文献的创造过程,是在研究过程中形成的半成品。

读书摘记以摘记文献资料的主要观点为任务。因不受篇幅限制,比卡片式的内容提要详细得多。研究者在读到一些较有价值的文献,或者读到在主要观点和总体结构上很有启发的资料时,就可采用读书摘记的方式,把其主要观点和结构的框架摘记下来。总的说来,摘记的重点在摘记,不在于评价。与摘记不同,读书笔记的重点在评。评论的方式有总评、分章节评和重点选评。写得好的读书笔记,即能提出新思想和新观点的读书笔记,本身就是科研成果。

四、文献综述

1.特征和意义 文献综述是文献综合评述的简称,指在全面搜集有关文献资料的基础上,经过归纳整理、分析鉴别,对一定时期内某个学科或专题的研究成果和进展进行系统、全面的叙述和评论。综述分为综合性的和专题性的两种形式。综合性的综述是针对某个学科或专业的,而专题性的综述则是针对某个研究问题或研究方法、手段的。

文献综述的特征是依据对历史和当前研究成果的深入分析,指出当前的水平、动态、应当解决的问题和未来的发展方向,提出自己的观点、意见和建议,并依据有关理论、研究条件和实际需要等对各种研究成果进行评述,为当前的研究提供基础或条件。对于具体科研工作而言,成功的文献综述,能够以其严密的分析评价和有依据的趋势预测,为新课题的确立提供强有力的支持和论证,在某种意义上,其起着总结过去、指导提出新课题和推动理论与实践新发展的作用。

文献综述具有内容浓缩化、集中化和系统化的特点,可以节省同行科技工作者阅读专业文献资料的时间和精力,帮助他们迅速地了解有关专题的历史、进展、存在问题,做好科研定向工作。

2. 形式与结构　文献综述的内容决定文献的形式和结构。由于课题、材料的占有和资料结构等方面的情况多种多样,很难完全统一或限定各类文献综述的形式和结构。但总体上,文献综述的形式和结构一般可粗略分五个部分:绪言、历史发展、现状分析、趋向预测和建议、参考文献目录。

3. 基本要求　对文献综述的质量要求主要有六条。

(1)搜集文献应当客观、全面。

(2)材料与评论要协调、一致。

(3)针对性强。

(4)提纲挈领,突出重点。

(5)适当使用统计图表。

(6)不能混淆文献中的观点和作者个人的思想。

4. 步骤与方式　文献综述由五个步骤环节组成。

第一步,确定综述的选题。

第二步,收集相关的文献资料。

第三步,整理文献。

第四步,撰写综述初稿。

第五步,修改综述初稿,并完成文献综述。

第八节　医学临床教育的比较研究

比较的意思是,依据一定的标准,把彼此有某些联系的事物放在一起进行考察,寻找其异同,以把握研究对象所特有的质的规定性。比较研究是确定对象间异同的逻辑思维方法,也是具体的研究方法。

比较研究就是确定研究对象的异同点,按照希尔克的观点,比较意味着确立两种或以上的同类现象之间的关系,最终推断出它们之间相同、相近或相异的关系。比较既是认识事物的基础,也是研究的基础。

教育科学的比较研究是依据一定的标准对某类教育现象在不同时期、不同社会制度、不同地点、不同情况下的不同表现,进行比较研究,以揭示教育的普遍规律及其特殊表现,从而得出符合客观实际的结论。比较本身包含着一定的分析与解释,没有分析与解释,比较是不可能进行的。

一、比较研究的实质与种类

(一)比较研究的实质

比较研究需要搜集资料与事实,并进行加工整理,但远不止如此。比较研究的本质在于:从事物的相互联系和差异的比较中观察事物、认识事物,从而探索规律。比较,也是一种认识。

教育比较研究与其他教育研究方法的不同之处在于:①从比较的角度把握对象特有的规定性;②研究对象必须具有可比较性,从而限定了研究的内容和范围;③研究方法上以比较分析方法为主。比较研究,方法简单、生动、鲜明。由于研究结论是从比较分析的推论中得出,其客观性程度还有待实践证明并加以检验修正。

(二)比较研究的种类

比较是多层次、多形式的认识活动,产生了多种类型。教育比较研究法通常分为以下两类。

1. 同类比较研究与异类比较研究 这是依据事物之间存在差异性和同一性而分的。

(1)同类比较研究:比较两种或两种以上同类事物而认识异同点的方法。同类相同点比较,可以找到事物发生发展的共同规律。同类相异点比较,可以找到事物发生发展的特殊性。

(2)异类比较研究:比较两种或两种以上性质相反的事物或事物的正反两面,通过比较表面相异的两类对象以发现异中之同,找出其中的共同规律。这种比较,反差大,结果鲜明,有利于鉴别和分析。通过"同中求异""异中求同"的分析比较,可以使我们更好地认识事物发展的多样性与统一性。

2. 纵向比较研究与横向比较研究 这是依据比较对象历史发展和相互联系而分的。

(1)纵向比较研究:纵向比较,是比较同一事物在不同时期内的发展变化。世界不是一成不变的事物的集合体,而是过程的集合体。纵向比较研究是按时间序列的纵断面展开的,强调的是从事物的发展变化过程来研究教育发展变化的规律,是以动态观点来研究现状,揭示其历史演化性,从而弄清其发展的来龙去脉。

(2)横向比较研究:横向比较,是对同时存在的教育现象进行比较,因为每一事物都不是孤立存在的,所以必须在相互关系的比较中认识事物的本质。横向比较研究是按空间结构的横断面展开的,强调的是从事物的相对静止状态中研究事物的异同,分析其原因。横向比较获得的信息是多方面的,有助于我们全面地把握事物。

对复杂问题的研究,往往要求我们既要进行纵向比较,又要进行横向比较。

二、比较研究在教育科学发展中的作用

比较研究作为思维方法,贯穿在教育研究的全过程。通过比较研究,选定有重要价值的研究课题;通过比较分析,在搜集文献情报与资料过程中,不仅对所需要的材料进行定性鉴别,而且有助于揭示较专深的不易明察的资料信息;在进行教育调查和教育实验时,也需要运用比较方法对实验结果进行定性与定量分析;对理论研究的结果与观察、实

验实践的事实之间是否一致做出判断,从而对理论研究的结果进行实践检验。没有比较,就不可能获得更好的研究结果。

作为一般方法广泛应用于教育研究各个领域的比较研究,其主要作用有以下几方面。

1. 比较研究法和历史研究法结合,从现实问题入手,追溯事物发展的历史渊源并研究事物发展的过程和规律 在关于教学原则、教学活动组织形式、教学模式等研究中,通过不同历史发展时期的比较,分析其哲学理论基础、基本观点、基本方法的异同,深化对该问题的研究,从而把握今天发展的特质。中国教育在漫长的几千年的历程中积累了丰富的经验,通过中外教育历史的比较研究,可以更深刻地揭示本国的教育传统特点及东西方相互交融、渗透的关系。

2. 运用比较研究法,分析教育发展过程中的本质联系,有利于深化教育科学理论的研究 揭示教育发展的本质联系是进行教育科学研究的最终目的,而比较研究提供了有效的方式。通过比较研究,将个别事物属性纳入广阔的背景,能激发思维,从而产生新的发现并深化认识。通过比较研究,对教育现象进行定性的鉴别和定量的分析,鉴定事物的差别和量的比例关系,从而准确地把握事物的多种属性,更好地认识本国、本地区的教育发展状况和特点。

3. 通过对教育现象问题的比较研究,为制定正确的教育政策提供科学依据 教育的发展是复杂的系统工程,涉及诸多因素。要使决策科学、合理,就要对某一方面的问题有客观和全面的认识。这就需要将这一问题与其他相同事物加以比较,通过比较找出事物的本质属性和非本质属性,找出问题的症结所在,使决策有的放矢,建立在科学依据基础上。因此,从宏观的国家教育决策到微观的教育教学方法的改革,无不渗透着比较研究,也无不需要比较研究。不能把比较研究方法孤立化、绝对化,而要与其他方法相结合。

医学临床教育研究中经常运用比较法,这是医学临床教育本身特殊性决定的,近些年在教育改革的浪潮冲击下,医学院校经常与国外院校比较与借鉴,这就需要科学的比较方法,才能得到科学的结论。

三、比较研究的步骤

在运用比较研究时,应当注意可比性规范,严格掌握统一的概念标准、统计标准和比较基础。西班牙比较教育学家加里多的观点认为,比较概念的本质是寻求"共存差异","比较"的属性有现象性、同质性和多样性等,比较的过程分描述、解释、并置(即相互对照)三个阶段。而对于比较分析法的分类,人们则依据不同的分类标准有不同的划分。目前,常见的分类是依据比较的领域和内容,把比较分析法分为两大类,即区域比较法和问题比较法。

1. 选择问题 对问题的选择既可是单数的,也可是复数的。问题可以用假设的方式提出,但一般是从已被明显或隐约发现的诸多问题中进行选择。选择依据主要是问题是否有研究价值,是否具有代表性与实用性,是否具备充分的资料等方面。

2. 收集资料 主要是查阅、筛选、鉴别、补充与处理同所选问题有关的一切现有文献与资料。

3. **整理**　把搜集到的有关资料进行整理,进行解释、分析、评价,设立比较的标准等;必要时须研究某些材料在历史发展中的变化,以便深刻地理解所分析的教育对象的现状。

4. **描述**　把所要比较的国家的教育现象的外部特征加以描述,要求准确、客观,为进一步分析、比较提供必要的资料。

5. **比较**　对资料进行比较和对照,找出异同和差距,提出合理运用的意见。

比较法的使用离不开其他方法的配合,进行比较教学研究时,既要特别注意其基本研究方法,也要依据具体的研究问题进行选择与侧重,并将多种方法结合起来运用,以期收到最佳效果。

四、比较研究的运用

1. **明确比较的目的,选定比较主题**　这是进行比较研究的前提。其基本含义是:第一,依据研究课题明确比较的内容,限定比较的范围,从而使比较目标明确而集中;第二,按比较主题统一比较标准。比较标准既有可比性又有稳定性,这是比较的依据和基础。

2. **广泛搜集、整理资料**　通过查阅文献、调查、实验等多种方法,尽可能客观地搜集所要研究的教育现象的有关资料。

3. **对材料的比较分析**　这是比较研究的重要环节,从初步分析到深入分析,要对搜集的资料进行解释、分析和评价。分析时要注意事物间的因果性和全面性。

4. **作出比较结论**　最后要通过理论与实践论证所得的结论。

第九节　医学临床教育的观察研究

观察,是指人们对周围存在事物的现象和过程的认识,是有目的、有意识的感性认识活动,属于认识论范畴,而不是生理学范畴的概念。观察的重要特点正是在于强调自然发生的条件下,对观察对象不加任何干预控制。

所谓观察研究,是指人们有目的、有计划地通过感官和辅助仪器,对处于自然状态下的客观事物进行系统考察,从而获取经验事实的科学研究方法。科学研究中如果没有研究对象的第一手原始材料,就无法进一步认识事物的本质和规律。观察研究正是人们最早采用也是最基本的研究方法。随着现代科学技术的发展,观察技术手段现代化水平的不断提高,观察法的应用范围也愈加广泛并取得更好的成效。

观察研究分为两种,一种是广义的观察,即一般日常的观察。即通过研究者的亲身感受或体验来获得有关研究对象的感性材料,带有一定的自发性、偶然性。日常观察是科学研究观察的基础和初级形式。另一种是科学观察,研究者按照预定的计划,对于观察对象的范围、条件和方法作明确选择,有目的地直接观察处于自然条件下的研究对象的言语、行为等外部表现,搜集事实材料并加以分析研究从而获得对问题的较深入认识。

一、观察研究的特点

教育研究中的观察研究则属于科学观察,科学观察的基本特点如下。

1. 观察的目的性　观察是依据研究课题的需要,为解决某一问题而进行的。因此,观察前有明确的观察目的,并确定了观察的范围、形式和方法。

2. 观察的客观性　观察,是在自然状态条件下,不改变对象的自然条件和发展过程,直接观察某教育现象发生发展过程,综合运用各种途径和方式,对观察结果作明确、详细、周密的记录。由于研究人员不干预研究对象的活动,从而能较客观真实地收集第一手材料。

3. 观察的能动性　作为研究手段的教育观察是按事先制定的提纲和程序进行的,同时规定了观察的时间和内容,是从大量教育现象中选择典型对象、典型条件,力求全面地把握研究对象的各种属性并以科学理论去分析、判断和理解观察结果,因此同样具有能动性。应该看到,科学观察,是有目的性、选择性的主动的自我实践过程。

二、观察研究的作用与局限性

(一)观察研究的作用

作为最基本的科研方法,观察法贯穿在教育科学研究的全过程,并在研究中起着十分重要的作用。

(1)通过有目的、有计划地对教育领域某一现象及变化过程进行全面、细致和深入地观察,从而获得认识该事物的比较充实、客观的事实材料。在此基础上确定某个教育现象得以发展的条件,科学地分析和说明所研究的教育现象及过程。通过观察获得对事物的最直接的认识,有利于教育科学理论的提出,也是总结研究教育经验基本方法之一。

(2)观察研究也是检验教育科学理论观点是否正确的重要途径。教育研究假设所推导出来的关于未知事实的结论,只有通过观察到的科学事实加以检验时才是科学的、有价值的。

(3)观察有助于研究课题的选择和形成。通过观察可直接形成某些新课题,发现某些新观点、新理论,为教育研究开拓新的方向和领域。

观察法方便易行,不必使用特殊设计的复杂仪器设备,不需要特殊条件,适用于广大的研究范围。观察法不妨碍被观察者的日常学习、生活和正常发展,因此不会产生不良后果。广大教育工作者在教育教学实践中,通过对学生的兴趣、动机、个性以及认识能力的研究性观察,更客观地了解学生行为的各个方面及个别差异,才能正确评价学生行为并有的放矢地提出教育设想和方案,真正收到成效。

(二)观察研究的局限性

观察研究的本质同时也决定了其局限性。

由于观察是在自然条件下进行,必然会受到错综复杂的各种各样偶然因素的干扰。由于研究者在观察时原则上不能支配和控制研究对象及其发展过程,从而带来了以下几方面的局限。

（1）不能判断"为什么"这一类因果关系的问题，只能说明"有什么"和"是什么"问题，原因在于单凭观察所得的经验，是决不能充分证明必然性的。

（2）由于观察时间和观察情境的限制，在研究对象人数多且分散的情况下应用较困难。

（3）由于教育现象的复杂且处于不断变化之中，观察项目归类推论性太多，会影响研究的信度。

（4）观察研究往往取样小，观察的资料琐碎不易系统化，普遍性不高。要将研究结论类推到总体中时，应谨慎小心。特别是观察者个人意识形态、价值观以及感情色彩可能影响到观察对象的态度和行为，而研究的偏差又不易被察觉，从而影响观察结果解释的客观性。

以上这些局限性说明，一方面要把观察法与其他研究方法结合使用；另一方面要真正科学地使用观察法进行教育研究，需要研究者有科学的态度和掌握方法的使用要领。

三、观察研究的类型

观察研究从不同角度可以分为不同的类型。了解其分类及特点，以便在研究中依据实际情况灵活加以运用。

1. 自然情境中的观察与实验室中的观察　这是按观察的情境条件分的。自然情境中的观察法包括自然行为的偶然现象观察和系统的现象观察，能收集到客观真实的材料，但材料往往是观察对象的外部行为表现。实验室的观察，由实验法特点决定，这种观察有严密计划，有利于探讨事物内在因果联系。

2. 直接观察与间接观察　这是按观察的方式分的。直接观察是凭借人的感官，在现场直接对观察对象进行感知和描述，因此直接具体。间接观察是利用一定的仪器或其他技术手段作为中介对观察对象进行考察，这类观察突破了直接观察中人的主观能力的局限，扩展了观察的深度和广度。

3. 参与性观察与非参与性观察　这是按观察者是否直接参与被观察者所从事的活动来分的一类属。参与观察法，研究者直接参加到所观察对象的群体和活动中去，不暴露研究者真正身份，在参与活动中进行隐蔽性的研究观察。其好处是，不破坏和影响观察对象的原有结构和内部关系，因而能够获得有关较深层的结构和关系的材料。但由于研究者主观因素的影响，处理不当易影响观察的客观性。另一类是非参与性观察法。不要求研究人站到与被观察对象同一地位上，而是以旁观者身份，可采取公开的，也可以采取秘密的方式进行。

4. 结构式观察与非结构式观察　这是按观察实施的方法分的。结构式观察是有明确目标、问题和范围，有详细的观察计划、步骤和合理设计的可控性观察，能获得翔实的材料，并能对观察资料进行定量分析和对比研究。结构式观察常用于对研究对象有较充分了解的情况下。非结构式观察则是对研究问题的范围、目标取弹性态度，观察内容项目与观察步骤不预先确定，亦无具体记录要求的非控制性观察。方法较灵活，但获取材料不系统完整，多用于探索性研究，用于对观察对象不甚了解的情况下。

以上各种观察类型有各自的基本特性、适用条件和各自的局限性，之间又存在相互联系、相互补充的关系。教育科学研究中，由于教育现象、内外在各种因素的相互影响和制约,常常需要进行综合观察,依据具体情况将几种有关的观察方法有机结合,才能获得最有价值的观察材料。

四、观察研究应遵循的基本原则

运用观察研究,根本在于如何提高观察效率,保证观察结果的可靠性,使观察得到的经验事实材料与被观察对象的客观事实保持最大限度的一致。

1.观察的目的性　观察要有明确的目的,研究者必须知道每次观察的重点和方式,特别是要按照研究目的认真选择典型的观察对象、环境条件和工具。也就是说,要按照研究课题确定的目的作为标准,撇开那些暂时无关的内容和次要的过程,排除干扰的因素,使研究的主要对象及其主要过程得到充分地暴露。这种典型对象具有较好的代表性,能为研究提供足够的观察材料。要善于抓住最主要的东西,同时又要注意捕捉那些意外的偶然现象。

2.观察的客观性　观察中常会因以下主观因素而影响观察的客观性。

(1)先入为主的偏见,表现为只收集某些似乎能证明自己研究假设的观察材料,或用自己的假设去修正观察结果,甚至用某种理论框架牵强附会地解释观察结果,从而歪曲了事物的本来面目。

(2)无意过失。往往表现为研究者利用自己已有的知识经验去修正、填补观察中的空白,从而做出错误的分析。

(3)假象与错觉。要坚持观察的全面、系统、客观,使观察所得的经验事实比较正确地反映客观事实,就要做到:要尽可能地从多方面观察事物,把握客观对象的各种因素、各种关系和各种规定,如实地反映现实情况,不能带有任何主观感情色彩。我们要以严格而谨慎的批判态度对待观察过程,以及观察的结果,有意识地克服主观偏见。

3.观察的自觉性　观察时要坚持科学理论的指导。观察的自觉性,不仅表现在收集事实材料的可靠性上,而且也表现在对观察结果的科学解释,表现为从事实材料中概括提炼形成的观察结论的可靠性。作为研究性的有目的的观察,理性思维渗透于观察过程的始终,对同一教育现象,由于各人的认识、经验、理论、背景知识和思维方式的不同,观察得出的结论往往有异,这正是自觉性程度不同的表现。观察由感觉、注意力、理解力三部分组成,研究者要在观察研究中有意识地提高自己的观察力和理性思维的能力。

第十节　医学临床教育的行动研究

行动研究既是方法技术,也是科研理念、研究类型,是非常适合医学临床教育实际工作者的研究方法。因为医学服务对象是人,医学临床教育是特殊的职业教育,如果进行实验研究,困难较大。行动研究是从实际工作需要中寻找课题,在实际工作过程中进行研究,由实际工作者与研究者共同参与,使研究成果为实际工作者理解、掌握和应用,从而达到解决实际问题、提高高等医学临床教育质量的研究方法。

一、行动研究的模式

行动研究有很多的定义,是从不同的角度出发所作的阐述,同时还有许多行动研究操作模式,这些都可供我们参考。

(一)勒温的螺旋循环模式

行动研究包含计划、行动、观察和反思四个环节的概念,并建立行动研究螺旋循环操作模式(图11-1)。后来,把反思后重新修改计划作为另一个循环的开始,从而对螺旋循环模式作了修正(图11-2)。

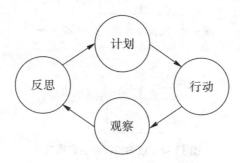

图 11-1　行动研究的螺旋循环模式

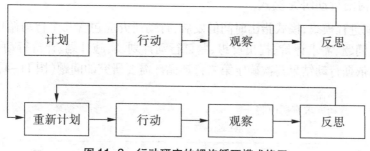

图 11-2　行动研究的螺旋循环模式修正

(二)埃伯特行动研究模式

该模式包括如下几个主要步骤(图11-3)。

1.**一般概念的形成**　包括问题的形成、问题原因的诊断、问题情境脉络的分析等。

2.**考察阶段**　即资料收集阶段,需要对资料收集做出计划,采用哪种方法收集资料、收集哪些资料、由哪些人负责此项工作。

3.**拟订整体计划**　即拟定有效的行动方案,此方案会依据评价结果,适当加以调整。

4.**采取行动**　即把方案付诸实施。

5.**行动监控与自我评鉴方案实施的结果**　如果依据原先概念无法获得答案,问题没有得到解决,则应该修正概念,亦即重新分析问题、重新诊断原因、重新收集资料、重新计划、重新行动。

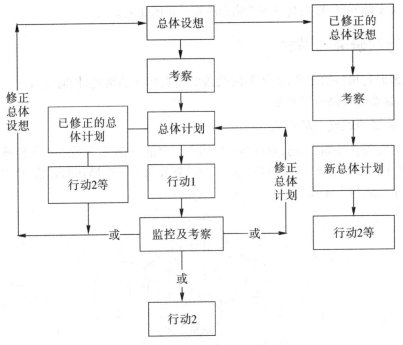

图 11-3 埃伯特行动研究模式

(三)麦柯南行动研究模式

这是时间进程模式,模式指出时间的发展,行动研究应包含几个行动循环,每一个循环包括:确定问题、需求评价、提出设想、制订行动计划、实施计划、评价行动、做出决定 7 个基本环节,依据行动结果再次确定第二行动循环需要研究的问题(图 11-4)。

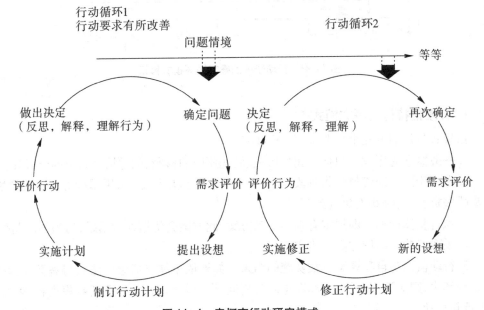

图 11-4 麦柯南行动研究模式

(四)埃利奥特行动研究模式

埃利奥特行动研究模式(图11-5)实际上也是时间进程模式,模式包括几个循环,每个循环包含:确定初步设想,对设想进行考察,即通过分析资料判断设想是否合理。如果认为基本合理,则制定总体实施计划,在总体实施计划中同时考虑打算进行几个行动步骤的计划,然后先进行第一个行动,并对第一个行动进行监测,了解其效果,依据监测获得的资料,分析失败的原因,在此基础上修改总体计划,尤其是对下一次的行动步骤做出调整。

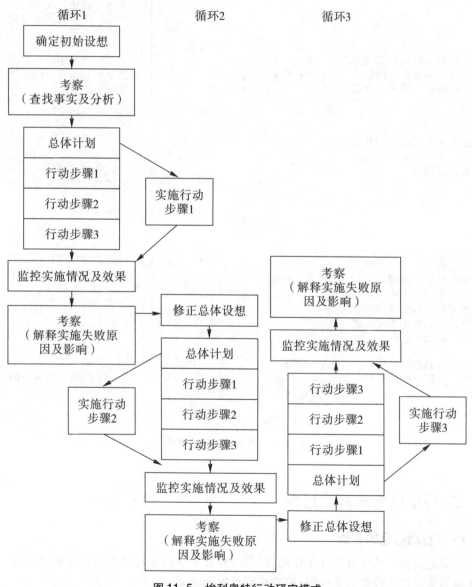

图11-5　埃利奥特行动研究模式

(五)德金行动研究模式

德金行动研究模式(图11-6)是以勒温的螺旋循环模式作为基础,是目前行动研究广泛采用的操作模式。这个模式也是包含计划、行动、观察和反思四个环节。但德金把这四个环节内容结合教育实际,并用实际例子说明,使模式内容更形象化、具体化。

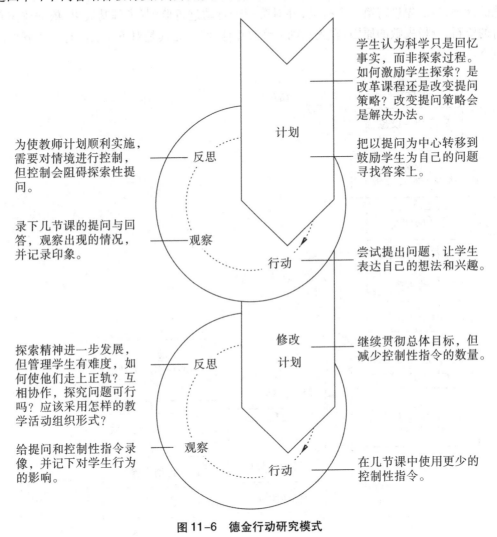

图 11-6　德金行动研究模式

二、行动研究的基本过程

(一)行动研究的步骤

1.确定问题　从学校实际工作出发,提出教育教学以及管理方面亟待解决的问题和改变的初步设想。收集有关资料,明确研究目的和意义。

2.制订计划　首先要制订系统的总体计划,包括研究的目标内容、途径方法、管理评价等,还要制订具体的行动计划,安排好活动的先后顺序等。

3.行动实施　要组织参与研究人员进行学习和培训。要按计划对所制订的措施采取行动,组织活动。要注意活动资料的收集和整理,注重实际效果和问题的解决。

4.分析与评价　对研究所获得的数据和资料要进行系统的科学处理,及时对研究的成果进行分析和评价。

5.提出报告　报告的内容应该包括研究背景、理论依据、目标内容、实践操作、效果结论及思考与建议等。

(二)行动研究的关键环节

1.行动　行动就是指计划的实施,是行动者有目的、负责任、按计划的行动过程。在行动中,要按计划、有控制地进行变革。在变革中促进工作的改进,包括认识的改进和行动所在环境的改进。要考虑实际情况的变化,进行不断的行动调整。

(1)行动是在获得了关于背景和行动本身的反馈信息,经过思考并有一定程度的理解后的有目的、负责任、按计划采取的实际步骤。这样的行动具有贯彻计划和迫切解决问题的性质。

(2)实际工作者和研究者一同行动。在教育研究中,家长、社会人士和学生均可作为合作的对象。要协调各方面的力量,保证实施到位。

(3)重视实际情况的变化,随着对行动及背景认识的逐步加深,以及各方面参与者的监督观察和评价建议,不断调整行动,是灵活的、能动的。

2.反思　反思是螺旋圈的终结,又是过渡到另一个螺旋圈的中介。

(1)整理和描述,即对观察到、感受到的与制订计划、实施计划有关的各种现象加以归纳整理,描述出本循环过程和结果,勾画出多侧面的生动的行动过程。

(2)评价解释,即对行动的过程和结果做出判断评价,对有关现象和原因做出分析解释,找出计划与结果的不一致性,从而形成基本设想,即总体计划和下一步行动计划是否需要修正,需作哪些修正的判断和构想。

(3)写出研究报告。行动研究的报告有自己的特色,允许采取多种不同的写作形式。如让所有的参与者共同撰写叙事故事,让多元的声音一起说话,也可以编制一系列个人的叙述、生活经验,让当事人直接向公众说话。

近年来,行动研究的操作过程又有了新的发展。如在研究过程中允许基本设想的游移变更,即研究人员不仅可以依据逐步深入的认识和实际情况,修改总体计划,而且可以更改研究的课题。另外,现在的行动研究更强调对行动全过程的监督,注重系统的反馈和开放性。

第十二章　医学临床教育评价与测量

　　教育是人类有目的、有计划、有组织的活动,教育活动涉及教育方案的制定、教育活动的实施、教育活动的参与者等。若要提高教育活动的有效性,对教育活动的基本要素都需要进行适时的、恰当的评价,以评价所反馈或反映的结果来调节教育活动各个要素在教育活动中的作用,以此促进教育活动的发展和进步。教育评价已成为当今世界教育科学研究的重要领域,同时也是现代教育管理的重要课题,是现代教育活动的重要环节,是现代教育不可缺少的重要组成部分。

　　要实现教育评价的基本功能,必须依靠恰当的教育评价技术。现代教育评价技术主要通过教育测量技术,以及对测量过程所产生的数据进行统计分析的教育统计技术来实现。教育统计,就是对教育领域各种现象的量的取值,其是为教育工作的良好进行、科学管理、革新发展服务的,目的是要对总体的量的取值做出把握与认识;教育测量,就是给所考察研究的教育现象,按一定的采样规则,在某种性质的量尺上获得指定值,这些指定值就是教育统计分析处理的数据资料。

　　本章通过对教育评价、教育测量与统计三门技术的阐述,揭示监测、提高医学临床教育教学效果的方法、技术,通过科学的评价和测量体系更好地为医学临床教学活动及管理服务。

第一节　医学临床教育的评价

　　教育评价是对教育活动各个要素和阶段进行评价,并以此促进教育活动有效性的技术,对医学临床教育同样适用,但又与其他教育活动的评价内容、方式等有所不同。本节重点介绍医学临床教育评价的含义、作用以及常用的评价方法等。

一、医学临床教育评价的含义及其特点

　　评价,即评定或评判价值,是大量存在于人们日常生活和社会生活中的认识活动。

主客体关系论的观点认为,价值是客体与主体需要的关系,当主体需要时,客体在某种程度上满足了主体的需要,这就形成了客体对主体的价值,价值评定的基础即源于此。所以,评价是依据一定的标准对客体满足主体需要及其程度做出判断的过程。在社会生活和日常生活中,人们总是依据自己的需要和一定的标准做出某物是好还是坏、是善还是恶、是美还是丑的判断,用以指导自己的行为,达到趋利避害的目的。

(一)医学临床教育评价的含义

教育评价就是对教育活动的价值做出评判,以推动教育活动的发展。关于教育评价的界定,目前国内外学者还没有达到完全的共识。不同的界定中,强调的侧重点有所不同。有的观点从宏观角度认为教育评价是"判断教育目标或教育计划的实现程度"或"满足社会和个人需要程度的判断",并"通过教育评价采集的信息,为教育决策服务";有的观点则从微观角度认为,"教育评价是考察教育成绩的一种手段、方法"。

依据上述观点,将医学临床教育评价定义为:医学临床教育评价是评价者依据医学专业、医疗行业确定的教育目标和价值标准,对医学临床教育活动满足专业、行业与从业者需要的程度做出判断,并能够通过评价的结果反馈性调节医学临床教育活动各组成等要素向既定目标或标准方向发展的活动。理解、把握上述定义,需要明确以下几点。

1.评价的依据　任何教育都是一定社会的教育,教育目标是一定社会所规定的,其不仅决定教育方向和人才培养目标,也决定着教育行为的具体取向,因而,教育评价必须以教育目标为基本依据。从本质上说,教育评价就是评判教育目标是否实现及实现的程度。医学临床教育的培养目标是培养符合专业、行业要求、国家或地区需求的医学及相关专业的技术人才,由于医学专业的特殊性,医学专业的从业者还必须具备高出一般行业的职业道德、价值观取向等。在进行医学临床教育评价时,专业标准、行业标准、道德修养标准等均是进行评价的依据,在评价活动中应有良好体现。另外,在多元价值观存在的社会里,医学临床教育评价要以主流的价值观以及由此而制定的价值标准为依据,只有坚持这一点,才能保证评价的正确方向,也才能促进医学临床教育活动价值增值。

2.评价的本质　教育评价的本质是价值判断,医学临床教育评价亦是如此。医学是人类认识疾病、保障健康的科学,医学临床教育是人类为了传承对疾病以及健康的认识的本能的、自主的活动,医学临床教育是系统地认识和预防疾病等医疗活动的自然延续,能够为治疗和预防疾病等提供重要的保障手段,这就是医学临床教育的价值,也是医学临床教育存在和发展的根源。医学临床教育评价就是要对医学临床教育活动提供给社会和个人发展的价值做出判断,借以增加医学临床教育活动的价值,推动医学专业、行业和个人的发展。

3.评价的范围　医学临床教育定义中的教育、教学活动或教育活动的外延是其评价活动的全部。从参与者或载体来说,包括学生、医生或医学相关从业人员和管理者等;从活动类别来看,有学习活动、医学临床教育教学活动、管理活动等;从每一教育活动的内容来看,更是五彩纷呈,医学临床教育评价应在教育活动涉及的各个类型、环节、时间节点等发挥监测、反馈、调节作用。

医学临床教育满足社会、专业、行业需要的功能是其社会价值,这是医学临床教育的重要价值;满足受教育者个人需要的功能是教育的个人价值,这也是医学临床教育的重要价值,甚至是更重要的价值,因为医学临床教育满足社会、专业及行业的需要,主要是通过具体的人才培养来实现。因此,衡量医学临床教育价值,既要视其是否满足社会、专业、行业发展的需要,也要视其是否满足个人发展的需要。

(二)医学临床教育评价的特点

1.医学临床教育评价是以事实判断为基础的价值判断 医学临床教育评价的本质是价值判断,是对医学临床教育现象的价值做出判断,重在揭示医学临床教育各组成要素的价值、意义;在价值判断的基础上,调整各组成要素对教育目标或者标准的影响。这种价值判断当然也必须以医学临床教育现象的事实判断为基础,否则,对医学临床教育现象的价值判断就会成为毫无依据的主观臆断。医学临床教育评价必须在充分获得教育现象现状和结果信息的基础上进行价值判断,才能达到真实、准确地认识教育现状,自觉主动地改革医学临床教育现状,实现教育的价值目标。

2.医学临床教育评价的基本标准是国家的医学临床教育目标以及医学专业、行业的技术标准 任何评价都离不开标准,没有标准就无法判断事物的优劣高低,医学临床教育评价对教育活动的判断当然也离不开标准。虽然每一特定的评价有其具体的评价目标、标准,但各种教育评价共同的基本标准是国家的医学专业教育目标。

教育目标是依据人与社会发展的需要,对教育活动的目的、方向和要求的规定,是教育活动的结果所应达到的标准、规格和状态,其是教育工作的出发点和归宿,是评价教育活动成效的依据。教育目标可以分为总目标和具体目标,国家教育方针规定的是国家教育的总目标,各级各类学校、各科教学、各种教育活动都有自己的具体目标。总目标和具体目标是相对的,它们都可以分解为不同层级的子目标,子目标是更为具体的目标,是评价教育活动的最直接的依据。

除上述国家的医学临床教育目标外,各行各业均有自己的相关的专业标准,医学及医疗行业尤为如此。在进行医学临床教育教学评价过程中,判断教育教学活动水平、质量的重要指标是受教育者是否掌握了相关的理论、技能等,如此这些的理论技能等均应以行业专业协会制定的标准、指南等为基本标准,从而判断医学临床教育活动的有效性。

3.医学临床教育评价具有连续性和系统性 医学临床教育现象的发展变化、受教育者的发展变化等相关教育要素的变化,要在一定的时空中反映出来。从纵向上看,现有的医学临床教育现象都是在原有的医学临床教育的基础上发展变化来的,因此,评价医学临床教育现象要有连续性,不能仅看医学临床教育现象在某一时刻的点值。同时,从横向上看,医学临床教育现象的发展变化、学生的成长等是受多方面因素制约的,因此,评价教育现象要具有系统性、全面性。

4.医学临床教育评价过程是主体客体互动、评价指导统一、反馈调节并行的过程 医学临床教育评价作为医学临床教育管理的重要手段,评价者和被评价者的共同目标是改进教学及学习方法,提高教育、学习质量。所以评价过程中评价者和被评价者应是相互沟通、协商的,尽量促使被评者参与并取得被评者的支持,重视被评者的自我评价及反馈。评价双方就被评价者在学习及教学活动过程中的不足及时沟通,取得被评者的认可,评价者有责任帮助被评者分析原因,提供或创造条件帮助、指导被评者改进工作和学习。通过评价双方对于评价结果的分析,找出在教育过程中影响教学效果提高的症结所在,调整不利因素、加强或坚持有利因素,才能让评价落地、开花,真正指导教育、教学、学习活动。

5.医学临床教育评价是心理特征鲜明的主体性活动　评价过程中评价者对客观事物进行价值判断时,既要以事实为基础,又受评价者价值观的影响,可以说价值判断是主体性与客观性高度统一的思维活动。医学临床教育评价过程中,评价者的认识水平和心理因素会影响评价结果的可靠性。同时,由于医学临床教育评价的主客体双方都是有感情的认识主体,个人的情感、兴趣、爱好、倾向等,会强烈影响对教育活动的价值判断,这是价值观的主体性的必然反映。评价过程中对同一医学临床教育现象或活动,由于评价者的价值标准不同、需求不同,其评价过程和结果都可能不同。在进行或接受教育评价活动时,评价主客体双方都必然会发生一些心理变化,或是积极的,或是消极的。因此,要使教育评价达到纠正不足、促进发展的目的,就必须了解双方的需求,预判评价过程中评价者和被评者双方可能产生的心理现象,并进行有效的调控。

6.医学临床教育评价的复杂性　医学临床教育活动包含的因素是多方面的,例如,教育活动的参与者的多样性,包括未毕业的在校生、实习生,也包括已经毕业甚至是毕业多年的进修生、规培生等;接受教育者的学习时间也不尽相同,多则数年,少则数月;与此同时,各种医学临床教学活动或者学习、培训项目的结业或者合格标准也是不一样的。如此纷繁复杂的教育活动,在执行教育评价时面临的具体问题是复杂的、多样化的。在医学临床教育评价过程中,不能固守教条,即使是以往的成功的评价模式在进行下一次评价时也可能会出问题,所以这就要求我们在进行医学临床教育评价过程中要依据教学或学习的模式和具体情况,尽可能找到最适合的评价模式,虽然具体化的评价方案要给评价者带来巨大的工作量。

二、与医学临床教育评价相关的概念

(一)教育评价与教育统计

教育统计学是将数理统计学的理论和方法运用于教育领域,从数量的角度研究教育现象的数量特征、关系、规律等的应用学科。其通过对特定数据的分析和处理,准确地掌握教育的状况、规律,并为制定教育方针、政策以及教育方案等提供科学依据;其是进行教育科学研究和教育管理的工具,也是教育评价的工具。教育统计学在医学临床教育评价过程中的应用,可以称为医学临床教育统计,其基本理论与研究方法并没有本质不同,只是应用领域、测量对象的不同而已。医学临床教育评价中获得的大量评价信息要靠统计学提供的方法进行处理,例如描述被评价对象的一般水平状况,各项评分结果的汇总、比较,评价工具及评价结果的质量分析等。医学临床教育统计为医学临床教育评价提供数据处理的工具,也为评价结果的质量提供保证。

(二)教育评价与教育测量

任何事物或现象都有质的规定性和量的规定性,人们对任何事物或现象的认识,都包括对其质和量的认识,我们对教育现象或活动的认识也包括了对其质与量的认识。测量是刻画事物的量的工具,教育测量就是依据一定的理论、规则,运用一定的测量工具对教育现象进行数量化描述的过程。教育评价和教育测量既有联系又有区别,教育评价是对教育活动的价值的判断,这一判断是以对评价对象的客观描述为前提,没有对评价对象的客观描述,就不会有对评价对象价值的客观判断。因此,教育测量是教育评价的基础,教育评价要在教育测量所获得的客观信息的基础上进行。同时,教育测量的结果要通过评价才能获得实际意义,否则其只是一堆抽象的数字而已,很难成为决策者需要的有参考价值的信息。医学临床教育测量亦是如此。

教育评价与教育测量有密不可分的联系,既相互依存、互相影响,又有比较明显的区别。教育测量与教育评价的区别主要表现在:①测量是对事物数量特征的获得,纯属于对事物客观存在真理性的认识,其强调数量化的方法与结果;而教育评价则是对教育现象客体的价值进行判断,是对教育现象的价值关系的认识,其强调定性和定量相结合的方法,其结果多为定性的质的描述。②教育测量是一种纯客观的过程,其突出特点是客观性;而教育评价则具有两种属性,即客观性和主体性,是客观性与主体性的统一。③测量的任务是对事物的量的认识,一旦获得被测对象欲测属性的数据,测量的任务就完成了;而评价作为认识活动是人的意识对客观事物的活动过程及其结果的综合反映,其反映的既是该事物的过程和终点,又是新的认识和实践活动的起点。

教育评价、教育测量、教育统计是现代教育技术的三门重要学科,三者既互相统一又彼此独立。其中,教育统计是针对教育测量过程中搜集、整理的数据的处理工具;教育测量是在教育评价过程中所使用的主要手段,三者共同为教育活动的价值判断以及效果反馈服务。在学习本章内容过程中,一定要准确理解三者的异同点以及相互之间的联系,才能利用科学、合理的评价手段及工具为医学临床教育教学服务。

三、医学临床教育评价的研究对象

教育评价作为教育科学,其研究对象当然离不开教育,其是以对教育领域中的各个要素、发展过程、系统整体的价值关系及其教育价值目标的实现程度、实现过程、结果以及对其的解释、判断为研究对象,从而揭示教育教学活动的规律性。其内容包括教育评价的基本理论、教育评价的技术与方法、教育评价实践等,这些内容从不同方面、不同层次上揭示了教育评价的规律性。

医学临床教育评价作为教育活动,其对象范围除与广义上的教育评价近似,包括医学临床教育活动中的一切现象和结果以及参与者,还有由于其本身专业特点决定的特殊的评价对象。本书参考日本学者将教育评价对象依其重要程度划分为"六种水平"的学说,将医学临床教育评价对象分为以下几种类型。

第一种,医学临床教育活动中的参与者,即从事医学临床教育教学的教师及学习者,其中学习者是医学临床教育教学活动中的核心对象,也是医学临床教育评价最重要的对象。医学临床教育活动的产生、发展以及成果等首先都必须依据学习者的能力、行动、状态来进行评价。因此,在狭义上使用医学临床教育评价这个概念时,就是仅以学习者为对象的。从这个意义上可以说第一种评价对象在医学临床教育评价中占据着核心的地位。

第二种,医学临床教育活动形式。教育活动要想实现相应的目标、价值必须依托于一定的教育教学形式,通过符合教育教学规律、符合学习者认知规律的科学的教学组织形式,能够使教育目标顺利实现。医学临床教育形式多种多样,教学活动讲授、临床带教、实践技能训练等形式能否满足需要,必须通过医学临床教育评价来进行检验、监测、调控。

第三种,医学临床教育内容。医学临床教育活动在实施过程中本质是在向学习者传递医学及其相关理论、知识、技能等,而现代医学随着人类认知水平以及认识世界能力的提高而呈现日新月异的变化,现有的医学临床教育活动所覆盖的内容能否全面反映医学发展的整个过程、理论及知识的更新、最新研究进展等方面,关系整个医学临床教育体系其功能的实现。

第四种,与教育环境有关的对象。包括学校的、医疗卫生部门的物质的、社会的环境条件、教育管理水平等,主要有基本设施、校址及校舍、周围社会的环境等。

从上述几种医学临床教育评价的对象来看,医学临床教育活动过程中所涵盖的人、物、环境等各个要素都是评价活动的对象,其中对于人的评价是医学临床教育评价的主要研究对象,医学临床教育形式、内容、环境等是次要的。但是,在评价过程中,主要对象和次要对象之间并没有绝对的分界线,评价对象是随着评价目的的改变而时刻发生变化的,评价者可依据评价的具体要求与想要了解的目标酌情开展相关评价研究。

四、医学临床教育教学评价的目的与功能

医学临床教育评价的目的,是人们在开展医学临床教育评价之前规定的评价活动所欲达到的效果,也就是医学临床教育评价主体期望通过实施评价过程、获取评价结果对医学临床教育活动产生的预期影响。评价结果与预期的目的可能一致,也可能不一致,这取决于评价主体对医学临床教育活动的认识和对医学临床教育评价目的的认识。教育评价目的是开展评价活动的出发点,也是评价活动获得最终效果的预定,规定着评价活动的开展以及评价活动的方向。特定的医学临床教育评价活动,均指向一定的目的,评价的目的越清晰、明确,评价活动的效果就会越理想。

(一)医学临床教育评价的目的

1. 获取信息的目的　获取信息是医学临床教育评价的基础性目的。教育评价是对评价对象进行价值分析和判断,而价值判断的前提性条件,则是获取评价对象的大量信息。获取信息的目的没有达到,价值判断就无法进行。医学临床教育目标的要求和教育的实际过程往往存在一定矛盾,或者存在教育实际无法满足教育目标实现的矛盾。要解决这一矛盾,就必须通过医学临床教育评价获取有效的相关信息,分析、综合这些信息,并及时反馈给相关人员,才能促进教育过程朝着教育目标逼近。

2. 诊断问题、促进发展的目的　医学临床教育活动的根本目的是实现教育目标,培养合格医疗人才。然而在大量的医学临床教育活动中,教育行为或结果偏离教育目标的现象经常发生。这种现象存在的原因较多,可能是认识水平问题、对客观规律认识肤浅,也可能是情况的变化、未能采取相应的问题解决对策。医学临床教育评价的目的就是要发现教育活动中存在的问题、漏洞,找出偏离或背离教育目标的因素,有针对性地改进不

足,以求医学临床教育活动向健康方向或正确方向发展。医学临床教育评价过程是一种较全面的、科学性较高的分析活动,问题诊断中的信息要通过一定的评价过程获得。建立医学临床教育评价的制度,就是建立检查、诊断教育过程中存在的各种问题的机制,以帮助医学临床教育工作者提高教育和管理水平,促使教育目标的达成。

3. **控制和监督的目的** 教育评价是教育管理的重要手段,控制和监督是管理的重要环节。通过医学临床教育评价活动实现对医学临床教育活动过程、内容、质量及结果的控制和监督是医学临床教育评价的目的之一,医学临床教育相关管理部门就是通过评价监督实际的医学临床教育活动与预期的教育目标、要求是否一致,监督国家的医学临床教育方针、政策和法规的落实,控制医学临床教育行为沿着教育目标、方针、政策规定的方向运动。

4. **决策的目的** 教育评价是教育决策的基础,为教育决策服务是教育评价的又一目的。在医学临床教育、教学和管理中,时时、处处离不开大大小小的决策、决定,要使决策、决定科学,符合客观规律,就要在决策前对方案、设计、内容等进行全面的评价,对其理论依据的科学性、可行性等进行论证。医学临床教育评价获取的信息,可以保证决策、决定的科学性和最优化。

5. **激励前进的目的** 激励、修正、改善、提高是医学临床教育评价的最直接的目的。对学习者、医学临床教育工作者、学校、医院等不同对象、不同范围的评价,都涉及对被评者的态度、成果和效率的考核、鉴定。及时、客观、公正的评价,能帮助医学临床教育各个参与方客观、准确地认识自己,激励相关人员全力工作、积极上进;通过评价找出优点与不足,区分出优劣,对先进的进行鼓励,能给人以精神满足,对后进的也起到鞭策的作用。

综合来说,医学临床教育评价的目的,在于有效地诊断、监测和控制医学临床教育的过程和行为、内容等,为提高医学临床教育质量和科学决策服务。通过医学临床教育评价的过程使教育行政部门、学校从内部改进教育活动,通过教育评价的结果使社会了解医学临床教育现状,并形成理解、支持、改进医学临床教育活动的外部氛围,从而促进教育活动适应社会、行业发展的需要,适应受教育者个人成长与发展的需要,实现社会规定的教育目标。

(二)医学临床教育评价的功能

所谓功能是指一定材料及一定结构组合之后所具有的工作能力。医学临床教育评价的功能是评价所具有的效能,或者评价所能发挥的积极作用。认识医学临床教育评价的功能,是为了在医学临床教育活动中运用好这一工具,使其充分发挥积极作用,更好地通过评价目标、指标等具体准则和提供相关的信息来为医学临床教育活动的诊断、监测、控制和监督服务,更好地实现评价目的。医学临床教育评价有以下几种功能。

1. **导向的功能** 方向在人的行为中起航标的作用,做任何事情都不能没有方向。导向即引导方向,由于教育价值趋向多元化,所以评价的导向就特别重要。社会、行业、专业甚至是个人需要什么样的医学临床教育,通过医学类临床教育评价的实施即可看出端倪。在医学临床教育实践活动中,教育评价的导向作用十分明显。例如:医学临床教育评价评什么,教育活动的实施者就趋向于重点抓什么;医学临床教育评价给予怎样的教育行为以高的评价,教育活动的实施者就趋向于采用怎样的教育行为,即评价能控制行为的方向和侧重点。

发挥医学临床教育评价的导向功能，要求在制定医学临床教育评价方案时，既要考虑到社会、行业、专业发展的需要，又要考虑被评者发展的需要，把人们引导到既符合社会、行业、专业发展规律，又能满足个体需要的目标上去；既要考虑评价目标、指标的全面性，又要考虑评价目标的可实现性，控制好难度，把人们的学习兴趣最大程度的激发出来。发挥评价的导向功能，主要是通过建立以评价指标和标准为核心的评价指标体系实现的。

2. 诊断、改进的功能　医学临床教育评价通过获取教育活动过程中的各方面信息，对其进行整理、分析，能够发现教育活动或被评对象哪些地方欠缺或偏离目标的要求，使被评对象发扬成绩、改进不足。在医学临床教育实践过程中，为了达到预定的教育目标，我们必须对教育者和被教育者进行有效的指导。正确有效的指导来自准确的诊断，教育评价能帮助人们找出关键问题所在。准确地诊断有利于教育活动的改进和教育教学质量的提高。

正如临床实践活动中"诊断"是为了"治疗"一样，通过医学临床教育评价获取的有关医学临床教育的诊断信息，正是为了对医学临床教育实施过程中存在的问题或偏离教育目标的现象进行有效的改进。改进的功能是现代教育评价的主要功能。教育评价的改进功能与形成性评价、诊断性评价密切相连。

评价的改进功能的实现，要求评价者深入教育活动的实际，了解真实情况，与被评者相互沟通，协商讨论评价中提出的问题，取得被评者的认可，并帮助被评者研究改进提高的途径和办法。

3. 激励的功能　激励就是激发动机或调动积极性。合理的、适时的评价，有利于公平竞争，能调动多方面的积极性。医学临床教育评价的激励作用是保障医学临床教育目标顺利实现的重要功能之一。通过科学的评价，既可以从宏观上为教育决策提供可靠信息，又可以从微观上、个体上刺激学习者的学习兴趣、教育者的负责态度、管理者的服务精神，使得医学临床教育各个方面处在积极向上的状态中，查缺补漏、戒骄戒躁、牢记前进的方向。

激励功能的实现，要求评价者必须严肃、认真、负责地组织评价活动，使评价公开、公平、公正、合理，要及时、灵活反馈信息。同时，要让被评者积极参与评价过程，要充分利用自我评价，重视自我激励。

4. 鉴定的功能　鉴定，意指对教育活动成效优劣的甄别，常与终结性评价密切相连。鉴定具有选拔、分等的效能，能实现对同类评价对象之间优劣高低的比较。在一般教育评价中，鉴定可以归为水平鉴定、评优鉴定、资格鉴定三种类型。早期的教育评价，以发挥评价的鉴定功能为主要特征，现代教育评价，要实现评价的全面功能。

5. 监控功能　医学临床教育是系统工程，教学进程处于时刻发展变化的状态，为使医学临床教育活动能达到预定的目标，必须对教育系统的各个环节、要素进行有效的监控。医学临床教育评价监控功能的发挥，是建立在严密操作程序基础上的，要求我们必须有组织、有计划、连续、系统地搜集信息、分析信息、利用信息。同时，教育评价应成为教育管理的常规性的活动。

医学临床教育评价各种功能的实现,是通过评价的具体实践活动体现出来的。但评价的功能和评价活动并不是一一对应的关系,而是在评价活动过程中产生的综合影响,只不过由于评价的目的不同,某一特定的评价会侧重某种评价功能的发挥。

五、医学临床教育评价的类型与原则

医学临床教育评价的类型与原则与一般教育评价的类型与原则基本一致,本书借鉴一般教育评价的类型与原则,介绍医学临床教育评价的相关类型及原则。

(一)医学临床教育评价的类型

按不同的评价依据进行分类,主要有以下四类。

1.按功能及用途划分 分为诊断性评价、形成性评价和终结性评价。

(1)诊断性评价是指为了解医学临床教育活动存在的主要问题或使教育活动的形式、内容、过程等更适合活动对象的自身条件及需要而进行的评价。医学临床教育活动进行前,可运用诊断性评价了解活动对象自身的条件与需求,以便针对其条件与需求确定特定活动的目标、内容、形式、方法等;教育活动进行之中,可运用诊断性评价了解活动参与者存在的主要问题或活动对个别成员不奏效的原因等。诊断性评价可以为发现问题、修订医学临床教育方案、教学设计等提供依据。

(2)形成性评价是指在医学临床教育活动过程中,为不断了解教育教学进行的状况,及时对教学活动进行调整,从而提高教育教学质量而进行的评价。形成性评价的主要目的在于了解教育教学活动的得失,为后续的改进活动提供及时的反馈信息,而不是评断优劣。所以,形成性评价是在医学临床教育教学活动过程中进行的,评价的对象是活动进程中某一阶段的情况,目的是了解活动达到目标的程度和未达要求的原因,以便克服不足或修订后续活动方案,一般不参与对活动效果的评定。

(3)终结性评价是指对医学临床教育教学活动的结果进行的评价。侧重于对教育活动的成果做出鉴定,并将鉴定结果报告给相关人员,尤其是教学实施或管理人员。如对学生的学习成绩进行评定,将其报告给学生家长、学校领导等。终结性评价并不仅限于在教育教学活动结束之后进行,在教育教学活动之中进行的旨在对活动效果的评价同样具有终结性评价意义。

2.按评价对象的层次、范围划分 分为宏观评价和微观评价。

(1)宏观评价是指对影响到社会范围的那些指导、规范医学临床教育活动的各种因素的评价。这些因素主要包括医学临床教育目的、结构、制度、内容、方法以及社会效益等。其对教育活动过程的影响是总体性的,对教育活动范围的影响是全局性的,对教育发展的影响是战略性的,所以对其评价是宏观性的。

(2)微观评价是对某项具体的医学临床教育活动、对实施和管理医学临床教育活动的组织与个人、对医学临床教育活动指向的具体对象等进行的评价。总之,医学临床教育的微观评价对象是具体的教育活动及教育活动参与者。

3.按评价主体划分 分为他人评价和自我评价。

(1)他人评价是指由教育活动实施者以外的他人作为主体的评价。他人是相对活动实施者而言,既可以是个人,也可以是小组或机构,如专家评价、社会评价、同行评价等均是他人评价。对教师来说,学生对其教学情况的评价是他人评价,对学生来说,教师对其学习情况的评价是他人评价。他人评价可以为活动实施者了解自己的状况提供更广阔的视角,可以为改进活动状况提供更多的思路。他人评价的实际效果取决于评价对象的参与程度以及评价本身的科学性、公正性等。

（2）自我评价是指教育活动实施者作为主体的评价。自我评价是对自我行为或活动过程和结果的反思,不仅有利于发挥自我这一主体的自主性、积极性,也有利于发挥自我作为评价客体的自主性、积极性,有利于克服他人评价中可能产生的逆反心理。医学临床教育的自我评价是个体自我教育、自我完善、自我发展的最有效的途径之一。

4.按评价方法划分　分为定性评价和定量评价。

（1）定性评价是指利用相对开放的评价形式获取相关评价信息,运用定性描述的方法做出结论的评价。定性评价常采用观察、访谈、调查、查阅文字资料等方法获取评价对象各方面的信息,对评价对象的状况做出描述、分析与评价结论。定性评价有利于评价者了解评价对象的整体状况,并制定有效的活动方案。但由于定性评价往往是对不同评价对象的具体分析做出的定性结论,所以不利于评价对象间的精确比较。

（2）定量评价是指采用结构式的方法,预先设定操作的评价内容,收集并量化评价对象的信息,运用数学方法做出结论的评价。定量评价结果有利于评价对象间的精确比较,但由于数量值过于抽象概括,所以很难对评价对象存在的问题及影响因素做出有效分析,也不利于评价对象有针对性地开展改进工作。

综合来说,对医学临床教育评价作类型的划分,是为了更好地认识各种医学临床教育评价类型的特点及其作用,并在实际的医学临床教育评价工作中更有效地运用各类评价。

（二）医学临床教育评价的基本原则

医学临床教育评价原则是在对教育评价客观规律的认识、总结教育评价的作用及特点的基础上提出的,反映了人们对开展医学临床教育评价活动的基本要求。教育评价运作过程涉及各个层面,评价原则应对评价活动涉及的各个层面作总体规定。对医学临床教育评价活动客观规律的认识和掌握程度制约着医学临床教育评价原则的具体内容,医学临床教育教育评价的基本原则概括如下。

1.方向性原则　医学临床教育评价的方向性原则,是指评价必须坚持引导医学临床教育工作更好地贯彻国家的医学临床教育方针、满足社会和个体发展需要,保证医学临床教育活动沿着良性、健康的轨道发展。贯彻医学临床教育评价的方向性原则,最重要的是要求在确定评价目的和标准时,必须以国家的医学临床教育目标为基本的、总的依据。具体地说,要求医学临床教育评价要通过科学设计指标体系的内容和标准,恰当地确定各个评价指标的权重,合理地呈现和使用评价结果等,引导、推动教育活动朝着符合国家教育方针、政策所要求的方向发展。

2.科学性原则　医学临床教育评价的科学性原则,是指进行评价必须把握医学及其相关专业教育和一般教育评价的客观规律,实事求是,以客观事实为依据,获取相关信息;依据科学的标准处理所获取的信息,对医学临床教育活动的过程和成果、效果等进行分析判断,不能凭主观臆断。

贯彻医学临床教育评价的科学性原则,要求确定的评价指标和标准等评价体系相关内容,必须符合评价的目的要求,反映被评对象的本质特征,注意指标间的联系与交叉,避免指标重叠。评价标准要合理,既符合国家的规定,又符合实际,评价者要正确理解和把握评价标准,克服主观随意性和感情因素的影响。评价方法的选择要与评价对象的性质相适应,尽量采取现代的、科学的方法技术,定性分析和定量分析相结合。

3.激励性原则 医学临床教育评价的激励性原则,是指评价活动及其结果应促使被评对象继续努力或在今后的学习过程中克服不足之处,增强提高活动效果的动机或期望,这是医学临床教育评价要激励评价对象前进、促进教育教学活动保持发展的目的所决定的。

贯彻医学临床教育评价的激励性原则,首先要使教育评价过程及其结果客观、公正、准确,否则,评价对象就会产生不安和排斥心理,这样的评价不仅不能产生激励作用,反而会产生相反的结果。其次,制定评价目标和具体标准要从评价对象的实际出发,充分考虑评价对象所处的客观环境和软硬件条件,不要设置得过高或过低,最好使评价对象经努力有可能达到目标。最后,要求评价的实施者在评价实施前、实施过程中时时注意评价对象个体的心理状态,评价技术的操作应考虑评价对象的可接受程度,要求评价者了解并尊重评价对象的意见,并向评价对象及时反馈评价结果,以激发评价对象在进一步的活动中保持优势、克服不足之处的动机和行为。

4.可行性原则、实效性原则 医学临床教育评价的可行性原则,是指医学临床教育评价要在保证方向性、科学性、激励性原则的前提下,尽量使评价简便易行。评价体系、评价指标过于繁杂,将会带来更多的人力、物力、财力的浪费和评价对象的负担,从而降低评价的实际功效。在实际的医学临床教育评价过程中,可通过简化评价指标体系、制定适度的评价标准、简化搜集方法等来贯彻教育评价的可行性原则。

医学临床教育评价的实效性原则,是指评价活动及其过程、结果等要有指导教育教学实践、改进教育教学及学习行为的效用。可通过针对实际问题、充分利用教育评价的导向性作用、在评价过程中及时评价反馈所获信息等形式,贯彻教育评价的实效性原则。提高评价的实效性是实现评价目的的根本要求。

六、医学临床教育评价的常用模式

医学临床教育评价模式与一般教育评价模式基本一致,本书仅叙述一般教育评价模式,以供医学临床教育相关参与者参考。

教育评价模式是教育研究工作者依据某种教育理念、教育思想或特定的教育评价目的,选取一种或几种评价途径所建立起来的相对完整的评价体系,评价模式有着一以贯之的教育理念,其是区别于其他模式的根本所在。模式表现为一定的操作规则、方法和步骤,为人们提供教育评价时可以效仿的具体样例。

(一)目标模式

目标模式又称泰勒模式,其教育理念是:教育活动就是实现教育目标的过程,学生的行为变化程度就是判断实际教学活动效果的依据。所以目标评价以教育目标为准绳编制测验工具,针对学生的学习行为进行测量,判断学生行为结果的达成度。

1. 目标模式可以具体化为以下步骤　①确定教育目标;②依据行为和内容来界定每一个目标;③确定应用目标的情景;④设计呈现情景的方式;⑤设计取得记录的方式;⑥决定评定时使用的记分单位;⑦决定获取代表性样本的手段。

2. 目标模式的优点

(1)在某种程度上克服了以往测验的片面性。运用目标分类理论,不仅考查学生对知识的回忆,还考查了理解、应用、综合等复杂的目标。并且,在评价方法上也不仅限于纸笔测验,只要是能收集到反映行为目标是否达成的有效证据的方法,都可以看成是评价的有效方法。

(2)注重目标和目标分类,并用行为术语表达目标,评价目标的标准简洁明了。

(3)通过对学生行为的考察,确定达到目标的程度,通过反馈信息,促进教育活动能够尽可能地迫近教育目标。

(4)操作性强,容易见效,且比较经济。

3. 目标模式的不足

(1)评价以目标为中心和依据,而评价目标来源于课程目标、教育计划、教学设计等,从而忽视了对目标本身合理性的判断。

(2)针对学生的特定行为结果进行判断,有些行为结果被排除在评价之外,因此容易造成教育评价内容的不全面,失之偏颇。

(3)教育目标需作行为化表述。可是有的教育目标不易用行为语言恰当表述,像情感等领域的目标因其本身的复杂性,用行为目标来表述就难免有简单化之嫌。

(4)对学生行为结果作评价,会造成只重视结果评价,而忽视过程评价的片面评价。

(5)用统一的目标模式评价每一个人,忽略了人的个性化特征。

(二)CIPP 模式

CIPP 模式即背景评价(context-evaluation)、输入评价(input-evaluation)、过程评价(process-evaluation)和结果评价(product-evaluation)。CIPP 模式的教育理念认为评价的最大目的是改善教育方案,应对教育方案的整个实施过程进行全程监控,及时做出调整,并为教育决策服务。

教育评价主要是为决策提供信息,因此也就相应的有背景评价、输入评价、过程评价和结果评价。四类评价与教育决策有内在联系:背景评价为计划决策服务,是对目标本身进行评价,确定评价目标;输入评价为组织决策服务,是对教育方案的可行性、效用性评价,选定活动方案;过程评价为实施决策服务,是对教育方案的实施情况进行评价,督促活动开展;结果评价为下一次决策服务,是对教育方案的实施结果进行评价。

(三)目标游离模式

目标游离模式认为教育的结果并不如人们所预期的那样,教育的结果往往会产生非预期效应,强调评价者应该注意的是教育活动的实际效应,而不是其预期效应。

(四)应答模式

应答模式指出,传统的预定式评价把预定目标作为评价的标准,首先确定目标,接着依据目标收集资料,然后判定结果与目标之间的符合程度,最后确定评价等级或写出评价报告。这种评价的弊病是:不能有效地反映教育目标本身的合理性及其变化、目标之外的教育价值、其他方面人士的有关观念等。有学者认为,教育本身的价值具有内在条件,教育评价不必以其要实现的工具性价值为标准,更不必找出某种可测量的结果变量来判断其价值,而只是着重看事情本身做得怎么样。评价应该让各方人员都参与进来,让他们各自的价值判断标准和需要在交流中达成共识,应答模式由此产生。

七、医学临床教育评价常用方法

医学临床教育评价方法是实现教育评价目的的手段,是教育评价的重要组成部分。评价方法的缺失,会使评价活动寸步难行;同时,评价方法的选择和运用是否得当,对教育评价活动的质量也有很大影响。教育评价的方法多种多样,依据不同的标准可划分出不同的类型。按考察的范围是局部还是整体来划分,可分为分析评价法和综合评价法;如以在不同的教育评价阶段所采用的方法来划分,可分为构建评价指标体系的方法、搜集评价信息的方法、处理评价结果的方法。其中,搜集和处理评价信息阶段是实施教育评价的阶段,是整个教育评价活动的关键环节。

(一)观察法

观察法是指观察者凭借自身感官或科学仪器,有计划、有目的地对被观察者在自然或控制状态下的行为表现进行观察,从而搜集到第一手评价信息的方法。

1.分型 依据不同的标准,观察法可以划分出不同的类型。在教育评价活动中,较为常见的类型有以下三种。

(1)参与型观察和非参与型观察:依据观察者是否参与被观察者的活动,可分为参与型观察和非参与型观察。在参与型观察中,观察者需参与到被观察者的活动中去,通过直接接触、观察和体验,搜集相关评价信息。这种观察不易干扰被观察者的正常行为表现,容易获得真实的、深层次的信息。但这种观察要求观察者尽可能保持客观,尽量不受主观偏好的影响。在非参与型观察中,观察者往往作为局外人置身于被观察者的活动之外,可以客观冷静地搜集相关信息。在被允许的情况下,可以使用摄像机等器材记录被观察者的活动。这种观察较为客观,尤其是摄像机录制的资料可供反复研究。但是在非参与型观察中,被观察者可能因别人的注意而自觉或不自觉地引起自己行为的变化,进而影响观察结果的真实性与准确性。

(2)自然观察和实验观察:依据观察的条件,观察法分为自然观察和实验观察。在自然观察中,观察者通过对被观察者在自然状态下的活动进行观察来获得信息,被观察者的行为表现不易受到影响或改变。实验观察通常在实验室或评价者控制下的环境中进行。比如,评价者欲检验合作学习的效果,可创设一定的情境,提供合作学习任务,并给予相应的方法指导,通过观察学生在完成任务过程中的合作情况来获得实施合作学习的相关信息,最后得出合作学习效果的结论,这就是典型的实验观察。

(3)结构型观察和非结构型观察:依据观察的形式,观察法可分为结构型观察和非结构型观察。结构型观察要求观察者事先确定好观察内容,设计好观察计划和提纲,在实施中按照预定的实施步骤进行观察。通过这种观察可获得翔实的、易于进行定量分析的信息,但该观察较为程式化,缺乏灵活性。在非结构型观察中,观察者没有严格的观察计划与结构性的观察提纲,只预设了大概的观察目标和方向,在观察过程中可依据实际情况对预设进行调整。因此,该方法较为灵活,易操作,但是搜集的信息可能比较零散。

2.**实施步骤**　虽然按照不同的标准,观察法可分为不同的类型,但各种观察法在实施步骤上是基本一致的,主要可分为三步:即准备观察、实施观察、整理和分析观察结果。

3.**优缺点**　基于对观察法的类型和实施步骤的了解,可以看出观察法所具有的优点主要体现在:①观察者凭借自身感官或科学仪器进行直接观察,所搜集的信息比较直接、真实。②观察活动贯穿于被观察者行为发展的全过程,可以获得较完整和全面的第一手资料。③观察活动大多在自然状态下进行,不需要被观察者作特别的准备,因而观察法不易影响被观察者的正常活动。

虽然观察法具有诸多优点,但也存在一定的缺点,主要表现在:①由于在观察中,观察者在同一时间只能观察小范围内的被观察者,因而观察法取样较小。②观察是比较复杂的过程,需要一定的观察技巧,因而对观察人员的素质要求较高,需要事先进行培训,确定观察人员在掌握了一定的观察与记录的方法和技巧后才能进行观察。③观察是主观反映的过程,信息的记录和分析都很容易受观察者本身思维方式、能力和情绪等的影响。

(二)问卷调查法

问卷调查法是指评价者用设计好的书面问卷对被调查者进行调查,并依据被调查者的答案来获得评价信息的方法。在教育评价中,问卷调查法常被用于那些调查面广且需在短时间内获得大量信息的评价中。

1.**实施步骤**　问卷调查法是系统性很强的工作,评价者在使用问卷调查法之前,应该对实施中的每一步都有所了解。通常,问卷调查法的实施主要有两大步骤,即编制问卷和正式施测。

2.**优缺点**　问卷调查法是教育评价中以书面问题的形式来搜集信息的方法,其主要有以下优点:①问卷调查法不受时空限制,可以在同一时间调查众多的被调查者,因而可以在短时间内搜集到大量的评价信息。②问卷采用的匿名方式减少了被调查者的顾忌,因而在一定程度上保证了信息的真实、可信。③问卷所搜集的大量信息易于进行量化处理。

但其也存在明显的不足:①由于被调查者不是和调查者直接对话,被调查者对问卷上某些词语的理解可能与调查者不同,因此容易造成问题回答上的困难或偏差。②调查结果受问卷回收率和有效问卷率的影响大。如果回收率太低或能为研究所用的问卷太少,那么调查结果可能就不太客观和真实。

(三)访谈法

访谈法是指访谈者通过与受访者进行交谈来搜集评价信息的一种方法。访谈法是研究性交谈,双方都必须遵守一定的规则,主要采用受访者口头自我报告的形式。

1.**分型**　按照不同的标准,访谈法可以划分为不同的类型。教育评价中较为常见的类型有以下三种。①个别访谈和集体访谈;②直接访谈和间接访谈;③结构式访谈、无结构式访谈和半结构式访谈。

2.**实施步骤** 访谈法的实施主要分为准备访谈和实施访谈两大步。

(1)准备访谈:有以下7个方面。

1)明确访谈的内容。在教育评价中访谈始终为搜集评价信息服务,因此访谈内容是由评价内容来决定的。

2)依据访谈内容确定访谈的维度。即明确从哪些方面来进行访谈,这样才可能使访谈不偏离方向。

3)确定访谈类型。访谈类型会因评价目的的不同而不同。例如,如果是要了解教师对校长的认可度,就可以采用结构式访谈,得出一个大概数值;如果是想了解教师对校长的看法等,就可以采用半结构式或无结构式访谈。

4)设计访谈提纲。设计访谈提纲时最重要的是尽量避免访谈者的主观意识对访谈结果的影响,这就要求访谈提纲的设计是客观、合理的,而且易于得到真实结果。

5)选择受访者。所选择的受访者应具有一定的代表性,他们既要乐于接受访谈,又能够提供访谈所需的信息。

6)协商相关事宜。选择好受访者之后,访谈者应尽快和受访者就相关事宜进行协商。

7)培训访谈人员。通过培训,访谈人员应了解受访者的情况,掌握并熟练运用访谈法的方法和技巧等。

(2)实施访谈:这一阶段围绕以下几项工作展开。

1)向受访者详细说明访谈的目的和要求,尽可能获取受访者的信任和合作,这一点直接关系到访谈能否取得成功。

2)依据事先准备好的访谈提纲进行访谈。半结构式访谈中可依据具体情况,增加问题或调整问题顺序。访谈时应注意:要把握好访谈的技巧和态度;随时注意观察受访者的态度变化;尊重对方,学会倾听,不轻易打断对方的谈话;尽量控制好访谈的节奏和氛围。

3)认真记录访谈内容,要做到既简明扼要又全面翔实,常用的记录方法有音像记录法和表格记录法。

4)对访谈记录进行整理和分析。访谈者在整理访谈记录时,要最大限度地利用自己的记忆补充记录,但要注意放弃偏见,尽量客观。要想有效地利用这些资料,还需要依据教育统计学、教育学和心理学等有关理论进行分析,只有通过恰当的分析才能做出正确评价。

3.**优缺点** 总体而言,访谈法有以下优点:①灵活性强。由于访谈法是访谈者与受访者面对面的交流,因而,当受访者对提问有不明白的地方时,访谈者可以反复说明、详细解释。同时,访谈者也能依据具体情况调整、补充问题,进行深入调查,从而获得更丰富和深入的信息。②访谈不受文化程度的限制,对任何文化程度的对象都可采用,访谈时可依据不同特点的受访者提出不同的问题。③访谈法搜集的信息比较全面。不仅可以了解受访者的外在行为表现,同时也能通过外在表现了解到受访者的态度、情感等信息。

尽管访谈法具有以上优点，但其也有自身的局限，主要表现在：①成本较高。主要是费时费力，需要有细致的访谈安排。②受访者可能会有意或无意地隐瞒自己的真实想法，造成所搜集的信息缺乏一定的真实性。③访谈法所获得的信息主要是语言描述性信息，其结果不易进行量化处理，且分析难度大。

（四）文献法

文献法是指通过查阅与评价对象有关的文献，获取评价信息的方法。文献法普遍运用于教育评价活动中评价信息的搜集。

要使文献法成为搜集客观、真实的评价信息的有效手段，评价者在实施文献法时就必须遵循一定的科学程序。实施步骤：①搜集和筛选文献；②分类和抽样文献；③阅读和分析文献。

（五）表现性测验法

按照测验的形式，测验法可以分为选择–反应测验和建构–反应测验（即表现性测验）两种。选择–反应测验主要用于了解被测者对知识和技能的掌握情况，因此该测验通常是书面形式的，判断题、选择题及匹配题都是其常见题型。建构–反应测验主要用于了解被测者运用知识、技能解决问题的能力，采用的测验形式通常是开放式的，可以不设定具体的标准答案，以考察被测者的临场应变、实践能力等。

（六）档案袋评价法

档案袋评价也称为"成长记录袋评价""卷宗评价"及"历程档案评价"等。其最早被画家及摄影师用于收集自己的优秀作品，借以展示自己的创作风格和成就。20世纪80年代中期，美国最早把其作为评价学生学业成就的方法，后来逐渐发展到教师评价中，称为"教学档案袋评价"。

医学临床教育评价作为医学临床教育教学活动过程中，用来诊断、监测、调控、激励学习以及学习相关各方因素的教育教学管理手段，为医学临床教育教学的顺利开展、效果评估、发展调控等提供了重要的、科学的、有力的保障。作为从事医学临床教育教学的实践者、参与者，理解、掌握医学临床教育评价的相关理论、技术、方法等，对于提高医学人才培养质量、医疗行业发展的水平、人类医学科学的进步都有着不可估量的作用，需要认真学习、掌握，并能够依据教育教学实际不断优化评价手段、方法，更好地为医学临床教育教学服务。

第二节　医学临床教育的测量

科学、合适的教育评价，需要收集一定的数据资料，而数据资料的收集又必须依靠于测量手段。因此，教育测量是教育评价活动中非常重要的环节。

一、医学临床教育测量的含义与特点

世界上的事物现象都有程度上的不同,程度上的不同可以数量上的差异来表示,既然有数量上的差异,就可以进行数量化测定,此即为测量。在医学临床教育活动中,学习者的学业成绩有高有低,实践技能、动手能力有强有弱,职业道德修养有先进也有落后,医学临床教育措施、手段、方案设计等也存在效果问题,所有这些,说明医学临床教育测量是可行的,也是必要的。

医学临床教育测量是依据教育目标、行业标准等的要求,按照一定的规则对医学临床教育活动的效果进行数量化测定的过程。医学临床教育测量的主要对象是现行医学临床教育条件下受教育者的心理特性。对受教育者精神特性的测定相比于对物体的物理特性的测定要复杂、困难得多,主要原因在于受教育者的精神、心理特性、特征等是隐藏于身体内部的,不能直接观察,且时刻在发生变化,不易控制。医学临床教育测量相对于物理特性的测量而言,具有下述特点。

(一)医学临床教育测量具有间接性

医学临床教育测量所测量的主要对象是受教育者的心理特性,具体来说是测量、考察受教育者对知识、技能、行业规范、诊疗标准等的理解程度、其自身智力发展水平及职业道德水平等,这些都是不易触及的心理品质。因此,对受教育者精神特性的测定,只能通过医学临床教育影响使受教育者从行为上表现出来,或依据受教育者对测验题目的反应,运用推理和判断的方法去间接测定这些行为属性。正因为医学临床教育测量是间接的,这就大大增加了医学临床教育测量工作的难度。因为,在测量过程中必然会受到许多无关因素的影响,产生测量误差,影响测量结果的准确性。因此,要求医学临床教育测量的执行者在编制测量和实施测量时采取谨慎、科学的态度,必要时需结合有关专业知识进行。

(二)医学临床教育测量具有不确定性

教育测量不同于物理测量,物理测量的度量单位是比较稳定的,也是较确定的,而医学临床教育测量具有不确定性,即测量活动过程中所使用的工具的单位和标准是相对的。

医学临床教育测量的不确定性表现在以下方面。

第一,对测量标准或体系的高度依赖性。即对于教育测量来说,对同一被试的测量,不同的测评者使用的标准、尺度或是模式、方法不一样,则必然使测量产生不同的结果,从而影响测量的准确性。

第二,测量活动的不易重复性。即对于医学临床教育测量活动来说,由于工具的抽象性和不稳定性、测量对象的时变性等,很难再次使用相同的测量尺度对先前的测量结果或数据进行检验,这是由影响测量结果的多重因素决定的。

第三,测量单位的相对性。即在医学临床教育测量过程中,测验分数的价值是相对的。由于试题的难易度不同、评分标准不同、学习者成绩的分布情况不同,因此,不同试题的考生分数价值并不相等。

第四,测量方法随医学临床科学的发展而需要随时调整的特性。医学发展随着人类科技水平、认识自然及人类自身的水平的提高而出现日新月异的变化,人类对各种疾病的认识也越来越清楚,以往不能够诊断或治疗的疾病随着技术瓶颈的突破而让人类有进一步的深刻认识。同时,各种医学相关的非技术因素也越来越多地影响当代医学,比如医学伦理学的发展、相关技术的进步给人类的道德修养和伦理认知提出了新的挑战。教育评价体系对于这些方面的关注和监控,同样对于实现教育目标有至关重要的作用。而作为评价工具的医学临床教育测量科学,亦应紧跟时代潮流、医学技术前沿,及时调整模式、方法等,使得测量工作能够为日益发展的医学临床教育、医学技术服务。

(三)医学临床教育测量具有明确的目的性

医学临床教育测量活动既是检验医学临床教育教学成败的主要工具,也是改进医学临床教育工作、保障教育质量的重要途径。因此,医学临床教育测量活动的最终目的是掌握学习者在知识体系、实践能力和医德医风等方面的情况,了解医学临床教育和教学的效果,以便合理地开展、实施医学临床教育活动,安排教学内容,改进教学方法,从而促进学习者的全面发展。不顾教育目的的要求,为测量而测量的做法,是不符合教育测量的要求的。因此,这更加显现了医学临床教育测量活动的严肃性、目的性。

由此可见,医学临床教育活动中学习者的学习活动及思想认知水平、道德修养高度等方面是可以测量的,但由于教育测量具有上述的间接性、不稳定性以及为教育目的服务的性质,这就要求教育测量者必须了解测量的方法和编制技术,掌握测量工具的科学使用方法和策略,为医学临床教育评价获取科学的、有效的、全面的评价信息提供重要保障。

二、医学临床教育测量的要素和种类

(一)教育测量的要素

无论是物理特性的测量,还是医学临床教育测量中对精神特性的测量,都必须具有三大要素:参照点、单位和量表。

1. **参照点**　参照点是计算事物数量的起点,又称零点。零点有两种:一种是绝对零点,另一种是相对零点,是人定的零点。在医学临床教育测量中,所使用的参照点基本上都采用人定的相对零点,人定零点的最大缺陷是不能以简单倍数关系解释分数。

2. **单位**　好的测量就必须具有好的单位,缺少单位,不同数量之间的比较就没有意义,数量分析、数据统计等也就无从进行。物理测量的单位比较明显,如长度以米、厘米等为单位,重量以千克为单位等。好的测量单位必须具备两个条件:一是有明确的意义,即同一单位在人们的认知中有同样的意义;二是有相等的价值,即单位与单位之间距离要相等。物理测量所使用的单位容易符合这两个条件,而严格地讲,医学临床教育测量使用的单位不符合这两个条件。医学临床教育测量必须具有单位,我们应当尽量改进测量的单位,使之科学化。

3. **量表**　量表是上述两大要素即参照点和单位的载体,是测量的工具,是表示数量的方法。如天平是权衡质量的量表,尺子是度量长短的量表,而医学临床教育测量则是以试题、图形图标、文字符号、操作等方式来测量医学临床学习者的学习活动及思想认知水平、道德修养高度等方面的发展情况。本书借鉴一般教育测量中所使用的量表类型，简要介绍四种量表类型，即称名量表、顺序量表、等距量表和比率量表。

（1）称名量表：称名量表是最低水平的量表，这种量表与事物的分类相联系，是用一定的数字对事物的类别加以标识。这种数字只起某种名称符号的标识作用，只是对事物的属性进行归类以示区别，并没有高低优劣的意思，更没有可加性，不能参与任何运算。运用称名量表，可以对各类别的频数进行累计。

（2）顺序量表：顺序量表是表示事物相对关系的数值特征的量表。顺序量表优于称名量表，因为其既能对事物进行分类，又能标记各类别之间的顺序关系。但顺序量表不能说明每一等级之差是否有相等的距离，没有表明测量单位的大小。因此，顺序量表不具有等距性，不能进行加减乘除的运算。但这种量表在教育测量中应用较广，如百分量表即为此种量表。

（3）等距量表：等距量表最显著的特点是等距性，对事物所作的数量划分是等距离的，是确定的，是比称名量表和顺序量表更高一级的量表。用等距量表表示的数值虽可以作加减运算，但不能用倍数关系表示，不能进行乘除运算。等距量表虽有一些缺点，但在教育测量中却有实用意义。因为教育测量的结果都可以转化为等距量表进行比较，可以将原始测验分数转化为标准分数，进而可以将各种测验得到的不同单位的分数转换到同一等距量表上进行分析比较。

（4）比率量表：比率量表是测量中最高水平的量表，既有绝对零点，又有相等的单位，因此可以行加减乘除运算。比率量表在物理测量中被广泛运用，但在教育测量中运用条件极严格，教育测量中的各种分数不易满足这一条件，因而运用较少。

（二）教育测量的种类

教育测量，可以按不同的标准分出不同的类别。

1. 依据测验的目标分类 分为学业成就测验、智力测验、能力倾向测验与人格测验。

（1）学业成就测验：学业成就测验即学生学习效果的测验，是关于教学目标的考试。学业成就测验有比较明确的范围，不仅是知识的测量，也包括技能的测量。学校平时组织的教学活动考试，期中、期末考试，毕业考试等都是学业成就考试。

（2）智力测验：智力测验主要测量学生的智力水平高低。测验范围包括学生的观察力、记忆力、想象力、判断力、创造力等。

（3）能力倾向测验：能力倾向测验用于测量学生的特殊才能，测验的目的在于深入了解学生某方面的特长和发展倾向。

（4）人格测验：人格测验主要用于测量性格、气质、兴趣、情绪、动机等方面的个性心理特征和个性倾向性，也即对个性中除能力以外的部分进行测验。此种分类的测验形式中，用于医学临床教育测量的主要是学业成绩测验和能力倾向测验，其中能力倾向测验也并不用于测试学习者的特殊才能，而一般用于测验学习者在医学实践中对各项技术、技能等的掌握情况。

2. 依据测验的时机分类 分为准备性测验、进展性测验、总结性测验。

（1）准备性测验：准备性测验是指在进行某一学习活动之前进行的、用来测量学生对于完成某一学习任务或胜任某一工作的准备情况的测验,也就是测量学生是否具有完成某一学习或工作任务的最低知识和能力。如果学生缺乏必备的知识技能,就要采取适当的补救措施。在医学临床教育测量过程中使用准备性测验,可以起挑选确定测量对象、稳定测量结果的作用。由于医学临床教育测量是针对医学临床相关学习者,需要测量对象具备一定的医学临床基础,尤其是在测量与技能、操作类活动相关的学习活动时,准备性测验尤为重要。

(2)进展性测验:进展性测验是指在教学进程中实施的测验。进展性测验又叫形成性测验,用以测量学生目前达到学习目标的程度和学习情况。其是教学的中间环节,特别强调单元教学所要达到的学习结果,测验题目紧扣教学内容,目的在于考查学生学习是否成功。教学中进行的单元测验就是进展性测验。进展性测验在医学临床教育测量过程中的运用,对于掌握学习者的学习情况及个人的思维方式、心理状态等具有时效性,可以依据测量结果随时调整教育策略、学习方法技巧、思维方式等,提高教育教学目标实现的质量。

(3)总结性测验:总结性测验是在教学结束时进行的测验,其目的是了解学生在学习活动后的知识、技能、思想、体力和心理等方面的发展情况。总结性测验在医学临床教育测量中运用的较多,一般的教学、培训等活动后,对于学习者、受训者都会有总结性的考察,以此了解学习者在本次教学、培训后对于相关知识、技能的掌握和运用情况,为医学临床教育测量、评价提供重要数据参照。

3.依据测验结果的评价标准分类　分为常模参照测验、目标参照测验。

(1)常模参照测验:所谓常模,是各个人之间进行比较的标准。常模参照测验是以已建立的常模为标准,衡量学习者在特定团体中的相对位置,并以此来解释分数的意义的测验。常模参照测验的主要目的是把测验分数作横向比较,即将某考生成绩和其他考生成绩比较,以判定该生的学习效果。医学临床教育测量的常模参照测验主要适用于进行人员选拔、择优录取等医学临床教育活动,并且也可以通过此类测量活动,了解同一团体在同一教育教学形式、标准下进行相关学习活动之后,个体之间对于教育教学效果的反馈,从而改进教育形式、内容、测量等。

(2)目标参照测验:目标参照测验是测量学生掌握的知识和测量目标的关系,是依据原来确定的希望达到的教学目标来解释分数的测验。目标参照测验着眼于所有教学目标的完成情况,其特点是强调测验紧扣目标。在医学临床教育测量中使用目标参照测验,可以对教育目标及其行为带来的效果进行阶段性检验,灵活调控医学临床教育教学行为,使之更加适应时变的教育对象、教育环境等。

4.依据测验材料分类　分为文字测验、非文字测验。

(1)文字测验:凡以文字材料编制的测试内容,并以文字作答的测验,统称文字测验。此种测验只适用于懂得文字的人。测验的编制和实施都较容易,因此应用范围较大。团体测验多数采用的是文字测验。

(2)非文字测验:非文字测验指以非文字材料如用图形、仪器、工具或实物等编制的测验。学生回答时用非文字的方式表示。

在医学临床教育测量实施中,文字测验与非文字测验是组合进行或交替实施的。侧重对学习者所学知识内容、体系、思维方式习惯等的测验,可以使用文字测验的形式,即以答卷的形式进行;侧重对学习者的技能、操作、实践等方面的考察,则可以使用非文字测验的形式。两种测试形式应依据具体的测试目的和获取信息、数据的不同,灵活运用。

5.依据测验来源分　分为标准化测验、自编测验。

(1)标准化测验:标准化测验是由权威性的机构和学科专家及考试专家组成的命题委员会负责组织、编制、主持的,有客观而规范的标准,从命题、施测、阅卷到评分的各个环节都有严格规定与要求,以尽量减少各种误差,从而使考生的成绩得到较真实的反映。标准化测验一般在终结性测验当中运用,可以用标准化的指标体系或参考答案,大范围测验所有学习者的学校效果,尤其是对于简单识记型知识的掌握情况。所测数据可以用于群体内个体之间的学习效果比较、总体学习情况的普查等。

(2)自编测验:自编测验是由教师自己编制的测验,一般学校在较小范围内考查学生学习成绩时所进行的各种测验,如班级的单元测验、期中测验、期末测验等均属于教师自编测验。自编测验适用于进展性测验,即在医学临床教育教学过程中,利用自编性测验的灵活性,随时了解本次教育教学活动效果,及时反馈、调整不合理的教学方式方法。

6.依据测验的对象分类　分为个别测验、团体测验。

(1)个别测验:这种测验是由主试在规定的时间内每次只测验一个被试。其优点是主试可以仔细观察被试的言语、情绪和行为,易于与被试合作,所以测验结果准确可靠。这类测验的缺点是不经济,且主试必须是经过专业训练者才能胜任。

(2)团体测验:这种测验是用相同的测试内容,在同一时间内对许多人施测。测试中主试不必接受严格的专业训练即可担任,而且节约时间。其缺点是,对被试的行为不易作切实地观察与控制,测验的结果不及个别测验准确可靠。

综上所述,医学临床教育测量的类型很多,可以从不同角度划分,分类的方法也不统一,同一个测验按不同的划分方式,也可分为不同的类型,因此分类是相对的。在实际实施医学临床教育测量时,可依据实际情况、实际需要灵活运用测量方法,也可以在不同的分类方法中采用不同的组合,主要原则就是要坚持测量能够满足评价的需要和教育目标的实现。

三、医学临床教育测量的功能

明确目的、科学组织选用内容和方法、及时检查评定反馈效果,是搞好医学临床教育工作的三个要点。医学临床教育测量就是依据教育目标及教学计划的要求,用科学的方法来衡量医学临床教学的效果。因此,医学临床教育测量在整个医学教学中占有重要地位,其在教学活动的开展、教学管理、教育教学科研等方面的应用极为广泛。

(一)在教学方面的功能

在医学临床教学方面,可以用测验结果来考查医学临床相关专业的学习活动的效果,提供认识影响医学临床教育教学过程各因素的客观依据。具体讲,医学临床教育测量在教学方面具有以下功能。

1.反馈的功能　在教学活动开始之前、教学活动实施过程中、教学活动结束时进行的各种不同目的的考试,可为教师修改教学计划、掌握学习者对教学目标的完成情况提供可靠的依据。通过测验,教师可以发现临床教学中存在的问题,还可以区分学习者在学习过程中出现的问题的程度,以便有针对性地采取相应的修正、改进措施,不断提高教学效果。

2. 激励的功能　对教师而言,有效的医学临床教育测量能使教师判断教学方法是否有效,明确在教学行为上的缺失或不足,重新审视自身,可以增强自信心。因此,教育测量能对后续的教学行为起到激励作用。对学习者来说,教育测量更能直接影响其学习行为,可为其指明短期的或长期的学习目标,明确所要学习的内容,提供有关促进学习进步和提高的反馈信息。因此,教育测量能激励学习者朝着特定的方向前进,从教育教学的参与者角度促进教学双方的进步和提高。

(二)在教育行政管理方面的功能

教育测量是教育评价的基础,其能够为制定教育计划、选择教育内容、确定教育方法、检验评定教师的教育教学效果、检查鉴定学习者的发展水平以及评价学校的办学质量等提供客观的依据。具体讲,医学临床教育测量在行政管理方面具有以下功能。

1. 评价功能　编制科学的、良好的测量、测验,可为医学临床教育行政管理部门指导医学临床教学、进行教育决策提供依据。各级教育教学行政管理机构可凭借全国或地区的常模,评价某区或某校的医学临床教育教学情况,也可通过考试结果核查教师的工作效果。

2. 选择功能　医学临床教育测量能够为医学临床教育行政管理中的干部评定、教育教学资格评定、职务的晋升和医学临床教育教学人才选拔等提供理论依据。

(三)在教育科学研究方面的功能

1. 导向功能　任何教育教学活动总是围绕特定的人才培养目标而展开,其教育教学活动的具体实施是否能够达到预期目标是非常关键的问题。医学临床教育测量就起着检测临床教育教学效果、衡量其是否达到预期目标的作用,能清晰地明确其与预期目标之间的差距,具有引领临床教育教学活动朝预定目标前进的作用。因此,其能对医学临床教育教学改革定向导航,并提供动力保证。

2. 研究功能　医学临床教育测量本身就是教育研究中的重要组成部分,是教育研究的重要方法。通过测量等方法收集的资料、获取的数据在医学临床教育研究中,可为论证提出的研究假设、为得出的研究结论提供客观依据。医学临床教育测量能为我国的医学临床或医学临床教育教学改革提供必要的数据、资料等软件支撑,是检验医学临床教育改革发展成效的重要手段。

四、医学临床教育测验的编制与实施

若要实现上述医学临床教育测量作为保障医学临床教育教学质量、效果的重要工具的作用,科学、合理并且具有前瞻性、导向性的良好的医学临床教育测验的编制和实施至关重要。掌握医学临床教育测验编制与实施的基础理论和技巧,可以为实现良好的测量效果提供技术支撑,作为医学临床教育参与者的广大临床教师应该掌握并合理使用。

(一)医学临床教育测验编制的一般性原则

在编制医学临床教育测验过程中必须遵循以下原则。

1.目的性原则　编制测验必须具有目的性,应针对不同的目的来编制测验。一方面,编制测验目的的确定将界定测验指向哪些行为特征和哪些受测对象;另一方面,目的性原则可以为编制测验提供方向和依据的标准,使测验更加适用于测量对象,提高测量的效率。

2.典型性原则　教育测验是要测量被试者对全部教学目标的完成情况,但由于考试时间及其条件限制,任何一种测验都不能把教学目标中的各种学习结果都包括进去。以相关题目的形式对教学目标进行抽样是测验编制的方法,因此,抽样就必须具有代表性及典型性。要使医学临床教育测验具有代表性及典型性,则编制测验前必须编制测验的双向细目表。

3.灵活性原则　灵活性原则是指测验要依据实际情况,灵活选择适当的题型,难度要适宜。通常应采取以客观性题型为主,主、客观试题相结合的方法灵活编制测验,题目要求按由易到难的顺序排列。

4.科学性原则　测验的科学性原则即要求测验的每个题目语言要清楚准确,方便学生思考,避免出现含糊不清的用语,使学生无从着手或无法把握题目的要求。提示语要科学,答案明确无争议。在编拟主观试题的同时应拟出标准答案及答案中各种可接受的变式。

(二)编制测验的步骤

编制测验的具体过程因教育测量的类型不同而不同,所有医学临床教育测验的编制都具有大致相同的操作步骤。

1.确定测验目的　在编制测验时,首先必须依据需要来确定明确的目的,才能保证测验的有效性和可靠性。所谓确定测验目的,即要明确测验的对象、测验的目标和测验的功用。只有明确了这些,才能明确测谁、测什么和为什么测的问题。因此,确定测验目的必须以教育目标为依据,检验测验试卷的质量,也必须以能有效地促进教育目标的实现为标准。

2.分析教育目标　教育目标的分析分为认知、情感、动作技能三个领域,每个领域再分若干层次,其中认知领域分为知识、理解、应用、分析、综合、评价六个层次(表12-1)。这种分类突出了基础知识、能力发展和实际操作技能,适用于学科测验的编制,已被广泛接受,都是依据其编拟双向细目表。

3.制定双向细目表　制定双向细目表是编制测验的重要环节,它说明了测验的内容、测验目标及其水平,以及其在整个测验中所占的比重,是确定测验题目的内容、覆盖面、数量以及分数分配等的重要依据。

双向细目表就是编制测验的蓝图,对保证各部分教材内容与各项教育目标能得到合理安排起着重要作用。因而编拟测验的双向细目表是编制测验不可忽视的工作。

编拟测验双向细目表的步骤如下。

(1)按照各级教学目标的试题在整份试卷中的比例和学生的实际水平进行横向设

计。测量各级教学目标的试题在整份试卷中的分配,应以"知识"占18%、"理解"占28%、"应用"占30%、"分析"占13%、"综合"占8%、"评价"占3%左右为宜。在平时的测验中,可以参考这一标准编拟一定的教学目标比例,当然还要兼顾学生的实际水平。如果学生的学习水平比较低,则基础类教学目标试题的百分比应该大些,反之可以小些。只有这样,才可以通过考试来更好地调动学生学习的主动性和积极性。

（2）依据知识内容的重要性和综合性程度进行纵向设计。重点的综合性知识占的百分比大些,次要的基本性知识占的百分比要小些。具体分配应依据课程标准分析课程的教材内容,确定要让学生掌握哪些知识内容,分析各部分知识内容在学科中的相对重要程度,以此来分配适当的比重。

（3）依据纵横双向比例把实际得分点分配到表格中间每个格子中去,这样就制成了测验的双向细目表。有了测验的双向细目表,在编制试题时能使我们明确方向和任务。题目编成以后,复校计分时还可以按照表中的百分比和得分点来确定各个题目的分数。因此,依据教学目标和教材内容确定一个具体而明确的双向细目表,是编制良好教育测验的重要基础。

表 12-1　认知领域的层次

知识	具体事实的知识	符号、术语、日期、事件、人物等
	论述事实的属性及有关名称的知识	规则、趋势、分类、方法
	普通的与抽象的知识	定理、规律、理论
理解	转换	用自己的话重复、翻译
	解释	说明、总结资料
	推断	预测结果
应用	在新情境中用所学知识解决问题	
分析	分析构成成分;分析关系;分析组织原则	
综合	形成观点意见;拟定计划;推导关系	
评价	依内在标准评价;依外在标准评价	

（三）测验取材并编拟题目

编拟题目是测验编制的中心环节。如果题目编拟不好,测量目标便难以达到,测验计划也难以落实。编拟题目不仅应注意选择合适的题目形式,并要多次修订题目,更重要的是必须使题目内容具有典型性、代表性和科学性。同时,编拟题目的形式应考虑被试的特点,题目形式应随特点不同有相应的变化。

编拟题目的首要前提是收集资料,恰当取材。测验取材必须遵循以下基本要求。

1. **测验取材要有目的性**　必须依据测验目的来取材。

2. **测验取材要有代表性**　测验的内容愈广其效度愈高,但是,由于时间等条件所限,只能采用一部分内容作为测验材料,不过这部分内容要能代表该科教材的全部内容,否则,这个测验的效度就不高。因此,要保证测验的有效性,测验取材必须具有代表性。

3. 测验取材要有普遍性 测验材料要考虑选取测验对象都已学过的内容,对教材中深奥而不常见的内容不应当采用。取材必须依据学生程度的可接受性,选取难易适当,适合大部分被试的已有知识和能力水平的材料。

4. 测验取材要有鉴别性 测验取材要能使不同知识水平的学生能从测验的测试中看到自己的差距,以此激发学生的努力进取精神。具体地说,有些题目必须保证绝大多数学生能做对,有些题目难度要稍高,使学生中程度较高的学生也不易答对,从而保证测验的区分性。

对初步编拟出的题目,在正式测验前必须进行测试,分析题目的性能,从而为进一步筛选题目提供客观依据,为编制出性能优良的测验奠定坚实的基础。试测是将初步编好的题目所组成的测验试测于一组受测对象,获取借以分析题目质量的客观资料。分析题目的性能即是项目分析,既要对项目的质进行分析,又要对量进行分析。编制一套测验,往往要经过多次试测,对项目的分析也可能反复进行,最后才能筛选出令人满意的题目。项目分析通常可按下列步骤进行。

(1)选取有代表性的样本若干人,按规定的程序进行预测。

(2)把这些人的测验总分按高低顺序排列,然后取出高分组和低分组。

(3)计算高分组与低分组通过每一题目的比率。

(4)求出每个项目的难度与区分度。

(5)比较高分组、低分组在项目答案上不同的反应。

(6)依据项目统计分析的结果,修改题目或选择项。

项目分析可以从三个方面进行分析:①区分度;②难度;③答案的各选项的人数。

经过试测和项目分析之后,就可以选出性能优良的题目加以适当的编排,组合成测验。编排测验要标准化,要有标准答案,要制定常模,要有说明书。说明书应说明测验的功用和范围、选择题目的依据、实施办法、注意事项、评分标准、信度和效度资料等。

(四)医学临床教育测验的编辑和实施

教育测验的重点工作是测验的编辑和实施。试题编制好后必须编辑测验试卷,并进行妥善实施,才能保证教育测验工作的最终质量。

1. 测验的编辑 测验的编辑是指将编拟好的试题进行科学搭配,最后组织成试卷。编辑测验主要包括试题的检查、试题的编排以及答题说明的编写等方面的工作。

(1)试题的检查:试题的检查是编辑测验的第一步工作。在收集编拟好的试题的同时,应当认真检查每一道要选的试题。试题的检查主要包括:检查试题的题意是否完整;检查试题叙述是否简单明了,没有歧义;检查试题是否已避免了提供额外的线索;检查每道试题是否彼此独立,有无重叠现象;检查试题的难度是否适宜,区分度是否良好;检查测验的长度和测验的时间是否适当;检查测验所包括的试题能否覆盖整个命题双向细目表的内容;检查选择题选择项中是否只包括一个最佳答案,而干扰答案是否具有似真性等。

(2)试题的编排:试题通过检查之后,就可以把检查合格的试题用来编排成试卷。由于试题的类型不同,安排试题的方式也有区别。为了使试题的编排达到最佳效果,应注意以下编排原则。

1）测验认知目标相同的试题编排在一起。也就是说，将知识的、理解的、应用的、分析的、综合的、评价的不同层次的试题相对集中在一起。这样编排试题，一方面经过评定测验结果，可使测验对教学起反馈作用，还可以发挥测验的诊断作用；另一方面，这样编排有利于考生回答试题，可使考生在同一时间内运用同一种智力活动来回答试题。

2）应将同一类型的试题编排在一起。也就是说，将是非题、简答题、多重选择题、论文式试题等不同类型试题相对集中在一起。这样编排试题，便于学生作答，减少由于试题类型变换对考生产生的干扰作用，有利于教师记分和对测验结果的统计分析。

3）应由易到难排列试题。将试题由易到难排列，可使整个试卷具有难度的层次性，使不同程度的考生都充满信心和兴趣来完成试题。即使是差生，通过自己的努力，也可以解答前面较简单的问题，从而坚定考生的考试信心，这就是所谓的"热身题"。在编排试题时，一般按照认知目标的顺序，如知识、理解、应用、分析、综合、评价来分组，每组内的试题都应遵循从易到难的原则排列。

4）编写答题说明。测验试题编排好后，还需对答题的各种要求作简要说明。测验的答题说明必须简明扼要，意义明确，不使学生产生歧义。答题说明包括：①测验的目的；②测验的时间限制；③回答试题的方法；④记分的方法。

编写答题说明的目的在于尽可能使考生明确考试的相关规定和要求，能独立作答，不需或尽量避免监考教师的指导。这样，才能保证测验的统一性、客观性和规范性。如果时间不同，考生所理解的考试要求不同，就会极大地影响测验的客观可比性与整个测验的信度和效度。

2. 测验的实施　测验编制好后便可正式进行施测。测验实施包括测验前的组织、测验的施行和试卷的评定。

（1）测验前的组织：测验前的组织工作包括制定实施计划、测验试卷印制与送达的管理、考场的安排及测验工作人员的选聘和培训。要安排好测验的工作日程，制定好违纪处理办法。在试卷印刷和送达中，要切实做好保密工作。在测验前，测验工作人员要集中学习测验法规、工作计划和明确分工，以便在测验实施过程中密切合作，确保各环节质量。

不管何种形式的试卷都必须注意以下事项。

1）不同类型的试题之间，应留出两行间隔，以达到使考生易读的效果。

2）多重选择题的题干与选项不能印在同一行中，每个选项应单独占一行。

3）一道试题不能分开印在两页上，以避免考生来回翻阅试卷，耽误时间，分散精力产生错误。

4）试卷上的试题作答空间应该够用。

5）试卷应按统一规格。

（2）测验的施行：在测验中，测验的施行是必须重视的环节。施行是否得当将对被试的成绩产生直接影响，因此，测验的施行要求按严格的规范进行。

（3）试卷的评定：试卷的评定要按标准答案评定，要尽量客观，要将分析评分、要点评分与综合评分结合起来。评阅试卷既要初评也要复评，确保评阅质量。对于重要的考试，在可能条件下，应尽量由两位或更多的评卷者参加工作，并要求评阅者独立评分，然后再计算其平均分,这样可弥补单独评阅而主观给分的偏差,而且还可检验评分结果的信度。试卷评定后还要分析试卷评阅情况,从中发现考生存在的问题,以便为教育教学工作提供依据。

五、良好医学临床教育测验的特征

测验是教育测量的主要工具,测验质量的好坏直接决定着教育测量的成功与否。在编制或选用测验时,要对其质量进行分析,判断其是否满足良好测验的特征。良好的测验应当具有以下基本特征。

(一)信度(可靠性)

信度是指可靠性或可靠的程度。测验的信度是指测验结果的可靠程度,即测验能否稳定反映被试的实际水平。好的测验,对同一批被试先后两次测试的结果应保持一致,否则,该测验的信度就不高。依据计算方法,可将信度分为再测信度、复本信度、内部一致性信度和评分者信度等。信度是良好测验的必要条件,但不是充分条件,测验只具有高信度还不行,还必须具有高效度。

(二)效度(有效性)

测验效度是指能测量出所要测量的特性的程度。效度是针对特定的目的而言的,比如,某测验欲反映被试的学习能力,但实际测验所反映出来的特性是被试的学习方式的情况,这种测验的效度就比较低。测验真正测到了要测的东西,则该测验的效度就高;否则,该测验的效度就低。因此,效度是测验最基本的条件,是良好测验应当具备的最基本的特征,也是反映测量质量高低的根本指标。

可以看出,效度总是与测验目的密切相关的。依据测验目的,可以把效度分为内容效度、构想效度和效标关联效度。内容效度是指测验内容与预定要测的内容之间的一致性程度,通常用在学业成就测验中;构想效度是指测验分数能够描述个人所具有的心理品质和能力的程度,主要适用于心理测验;效标关联效度是指测验分数与外在参照标准的相关程度,可以分为同时效度和预测效度,前者适用于以评定现状为目的的测验,后者适用于预测测验,目的在于研究该测验预测未来成就的预测程度。

(三)难度(难易性)

难度是就测验所有项目而言的,测验的难度是指项目的难易程度。测验包含多个项目,不同项目之间的难度是不一样的。

在教育测验中,不同类型的测验的难度要求是不一样的。常模参照测验的目的是尽可能地把握被试的个别差异,难度应接近中等水平,总的难度位趋近于 0.50,难度分布在 0.50±0.20 之间。目标参照测验的目的在于考察被试水平是否达到特定要求,难度就要依据特有的标准来确定。

难度也是良好测量的重要特征,测验项目的难度直接影响测验的信度、区分度。

(四)区分度(鉴别性)

区分度是对测验所含项目而言的,测验的区分度是指项目能区别不同水平的被试的程度。即是说,项目得分的高低与被试水平的高低是一致的,高水平的被试在该项目上的得分应是较高的,反之亦然。如果某项目不能反映出被试水平的差异,高水平的被试和低水平的被试在该项目所得分数并无差别,则说明该项目的区分度就比较低。如果某项目不仅不能反映出被试水平的差异,反而提供了一些相反的信息,即高水平的被试在该项目上所得分数较低,而低水平的被试在该项目上所得分数较高,则说明该项目完全没有区分度,且具有干扰破坏性。

要注意的是,项目的区分度与项目的难度是有关系的。测验项目要有区分度,则难度必须适中,难度较高或较低都易使项目的区分度降低。若测验的区分度较低,则影响到测验的效度。因此,区分度也是良好测量应具有的特征。

医学临床教育测量是医学临床教育评价的重要组成部分,是实施医学临床教育评价的有力工具,是医学临床教育统计的数据来源,在整个医学临床教育评测体系中有承上启下、关系评价成败的作用。并且,通过对教育测量过程中搜集到的数据的分析,同样可以对教育教学效果进行定量的分析,与教育评价的定性分析相辅相成、缺一不可。因此,作为医学临床教育活动的实施者,作为临床教师,把握好医学临床教育测量的目的、功能、编制测验的原则和一般方法,对于顺利实施、开展相关的教育评价至关重要,应当重视并积极探索、实践先进的测量方法、手段等,为教育统计提供可靠资料,更好地为医学临床教育评价服务。